増刊 レジデントノート

Vol.16-No.8

わずかな異常も見逃さない！
救急での頭部画像の読み方

解剖をふまえた読影の手順からMRI適応の判断まで

山田　惠／編

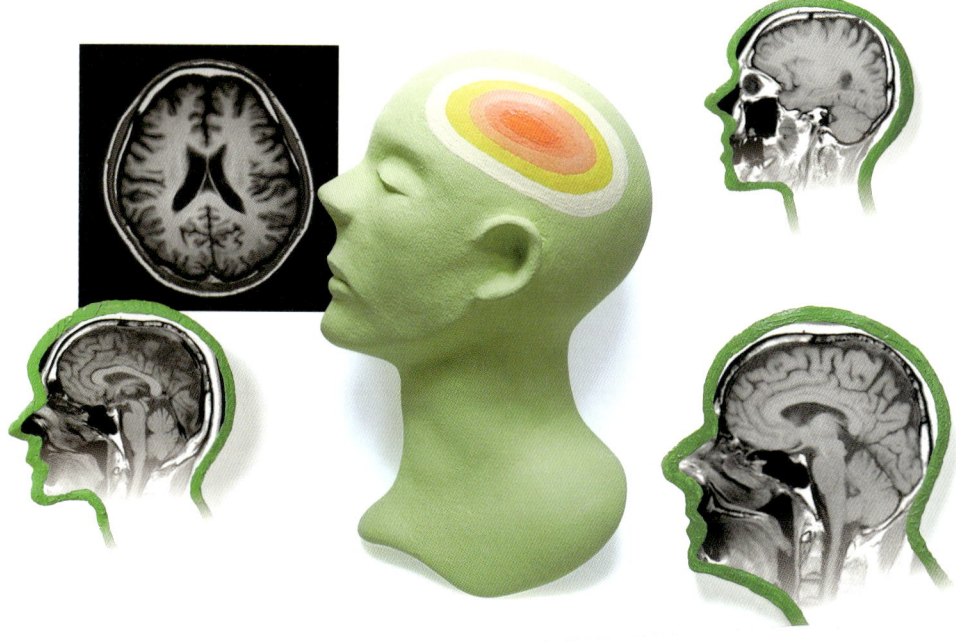

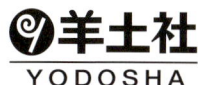
羊土社
YODOSHA

謹告

　本書に記載されている診断法・治療法に関しては，発行時点における最新の情報に基づき，正確を期するよう，著者ならびに出版社はそれぞれ最善の努力を払っております．しかし，医学，医療の進歩により，記載された内容が正確かつ完全ではなくなる場合もございます．

　したがって，実際の診断法・治療法で，熟知していない，あるいは汎用されていない新薬をはじめとする医薬品の使用，検査の実施および判読にあたっては，まず医薬品添付文書や機器および試薬の説明書で確認され，また診療技術に関しては十分考慮されたうえで，常に細心の注意を払われるようお願いいたします．

　本書記載の診断法・治療法・医薬品・検査法・疾患への適応などが，その後の医学研究ならびに医療の進歩により本書発行後に変更された場合，その診断法・治療法・医薬品・検査法・疾患への適応などによる不測の事故に対して，著者ならびに出版社はその責を負いかねますのでご了承ください．

序

　中枢神経系は直達外傷による損傷を避けるべく周囲を硬い骨で囲まれている．特に脳などは大後頭孔という500円玉より少し大きい程度の穴を除けば，そのほぼ全周を硬く覆われている．他の臓器であれば触ったり（触）たたいたり（打）聞いたり（聴）といった原始的手法で病変を体外から評価する方法があるわけだが，中枢神経の場合はこれらを使うわけにいかない．それを補うのが神経学的所見であり，これによって病変の局在診断をかなりの精度で達成可能だ．しかしながら，どのような手法にも盲点は存在する．例えば症状をきたさない"silent area"と呼ばれる部位の病変は評価のしようがない．このような観点から非侵襲的に体内を覗き見ることが可能な断層画像の登場は画期的なものであった．実際に米国で行われた臨床医へのアンケート調査では，過去四半世紀の医療におけるイノベーションのなかでCT・MRIが最もインパクトのあった技術として堂々の1位に選抜されている[1]．一方で撮影方法は次第に複雑化しており，これら検査を有効に使いこなすには熟練を要する．例えば，どの検査を選択し，どのようなオーダーを記載すべきか，といった点で初学者は迷うことだろう．さらに難しいのは画像の正しい解釈であろう．

オーダーの書き方

　検査オーダーの記載は担当医が患者のワークアップを開始するにあたって重要なスタートポイントの1つである．オーダーの書き方は本書で取り上げるすべての項目に共通する重要事項のためここで触れておきたい．一言で言えば「紹介状を書くように記載していただきたい」ということに尽きる．実は多くの医師が放射線科医に対して大きな誤解を抱いている．それはわれわれ放射線科医が患者の症状の記載がなくとも画像から独自の判断に至ることができる，といった幻である．その証拠に放射線科へ勉強にやってくるローテーターのなかには患者の主訴を確認することなく画像と格闘している人が少なからず存在する．「なぜ主訴をチェックしてないの？」と聞くと，「画像診断は主訴とは無関係に独立して完遂可能なものだと思っていました…」といった趣旨の返答が返ってくる．これは残念ながら大きな間違いである．可能な限り多くの情報を集め，主治医と共に悩む，というのが放射線科医の現実的な日々の姿だ．もし臨床情報なしでパターン認識のみにて判定が完結するのであれば画像診断は診療放射線技師の仕事であったとしても全然おかしくない．より複雑で高度な判断を要求されているがゆえに放射線科医が担当している訳だ．

検査選択に際して

　検査というものには正しい使用法というものがある．昨今はガイドラインというものが発達し，大抵の病気に対してはその指針を文書の中に見いだすことが可能である．例えば米国においてはappropriateness criteriaというものが存在し，特定の疾患に対し

て，どのような検査を行うのが適切か，ということを事細かに記載してある[2]．米国では医療におけるコスト意識というものが，かなりしっかりと浸透しており，わが国のように，何でもかんでも画像検査，という雰囲気は全くない．世界中のCTの約半分が日本に存在すると言われるぐらい，わが国において高額医療機器の密度が濃厚であり，その結果，これら検査が決して特殊なものではなくなってしまっている．これに呼応するようにして画像検査依存症の中堅医師が急増中である．最近聞いたコメントのなかで極端だと思ったものの1つは「脳卒中疑いであれば，まず診察前にMRI．診察はその後！」といったものである．このような方針は施設によっては効率的運用に繋がるのかもしれない．しかしトレーニング途上の医師は決してこれに同調してはいけない．病歴聴取や診察が医療のファーストステップであることは国境を越えて共通の文化であるべきだ．

検査の侵襲性を意識する

大部分の検査には侵襲性がある．例えばCTや核医学には被曝の問題が付きまとう．特に小児における使用は極力，使用を減らすべきである．というのもCTによる放射線被曝で悪性腫瘍のリスクが示されているからだ[3]．一方でMRIに関しては被曝がないのは事実だ．しかし検査に伴うリスクはゼロではなく，特に新生児や幼児では鎮静が必要なため，これによるリスクが存在する．またMRIの造影剤による副作用も存在する．例えば腎機能低下例においてはnephrogenic systemic fibrosisのリスクがあるので注意が必要である．造影剤使用に伴う脳への重金属沈着も最近指摘されている[4]．とにかく検査を計画する場合はリスク，ベネフィット，コストのすべてを勘案して選択をするべきである．

さいごに

本書は中枢神経の画像診断の最近の進歩を網羅的に概説することを試みたものである．特に対象は初学者の先生方であり，本書が明日からの臨床の一助になれば著者一同，幸甚に思う次第である．

2014年6月

京都府立医科大学放射線治療診断学

山田　惠

文献

1) Fuchs VR & Sox HC Jr：Physicians' views of the relative importance of thirty medical innovations. Health Aff (Millwood), 20：30-42, 2001
2) ACR Appropriateness Criteria® http://www.acr.org/Quality-Safety/Appropriateness-Criteria
3) Pearce MS, et al：Radiation exposure from CT scans in childhood and subsequent risk of leukaemia and brain tumours: a retrospective cohort study. Lancet, 380：499-505, 2012
4) Kanda T, et al：High signal intensity in the dentate nucleus and globus pallidus on unenhanced T1-weighted MR images: relationship with increasing cumulative dose of a gadolinium-based contrast material. Radiology, 270：834-841, 2014

増刊 レジデントノート
Vol.16-No.8

わずかな異常も見逃さない！
救急での頭部画像の読み方
解剖をふまえた読影の手順からMRI適応の判断まで

序 .... 山田　惠　3（1413）

Color Atlas .... 9（1419）

第1章　総論：頭部画像診断の基本

1.　頭部画像の読影の基本 .... 山田　惠　18（1428）
　　1. 左右比較が基本　2. 全体像をみる　3. ウインドウは必ず変える　4. 経時変化は必ずチェック
　　5. 下角は必ず見る　6.「診断」とは？　7. 鑑別の考え方と疫学　8. 網羅的に考える

2.　脳の正常画像解剖 .... 小西淳也　23（1433）
　　1. 大脳半球　2. 小脳　3. 脳幹

3.　脳室・脳槽の解剖 .... 村上　優，林田佳子，興梠征典　31（1441）
　　1. 髄液腔の解剖　2. 脳脊髄液の産生・循環・吸収

4.　脳血管解剖の基礎 .... 麦倉俊司，高橋昭喜　39（1449）
　　1. 頭蓋内動脈系　2. 頭蓋内静脈系

第2章　脳出血疑い

1. 脳動脈瘤破裂の断層画像所見 ……………………………坂本真一　51 (1461)
1. 見逃しなく読むための手順・考え方　2. 脳動脈瘤破裂の典型的な画像所見のポイント　3. 異常所見を見つける方法，コツ　4. こんな所見のこともある　5. MRIを撮る？ or 撮らない？
● Advanced Lecture：1. くも膜下出血（破裂脳動脈瘤）類似の所見を示す疾患　2. CT所見によるくも膜下出血のFisher分類

2. 脳動脈瘤のCTA/MRA ……………………………山元龍哉　61 (1471)
1. 検査方法　2. 見逃しなく読むための手順・考え方　3. 動脈瘤発見のポイント　4. 異常所見を見つける方法，コツ　5. こんな所見のこともある　6. MRIを撮る？ or 撮らない？　● Advanced Lecture：破裂瘤と未破裂瘤のdome neck aspect比の違い

3. 動脈解離 ……………………………横田　元　67 (1477)
1. 見逃しなく読むための手順・考え方　2. 動脈解離の典型的な画像所見のポイント　3. 異常所見を見つける方法，コツ　4. こんな所見のこともある　5. MRIを撮る？ 撮らない？　● Advanced Lecture：解離に伴う梗塞に対するt-PA使用の問題

4. 高血圧性脳出血およびその他の原因による脳出血
……………………………井上明星，北原　均　74 (1484)
1. 見逃しなく読むための手順・考え方　2. 高血圧性脳出血の典型的な画像所見　3. こんな場合は二次性脳出血も考える　● Advanced Lecture：アミロイドアンギオパチーの診断基準（Boston criteria）　● Advanced Lecture：血腫とCT値

第3章　脳梗塞疑い

1. 脳梗塞のエティオロジーおよび疫学……………………………永金義成　83 (1493)
1. 脳梗塞の代表的臨床病型　2. Branch atheromatous disease（BAD）

2. 脳梗塞のCT診断 ……………………………戸村則昭　90 (1500)
1. 脳梗塞の超早期CT所見　2. 塞栓性梗塞と血栓性梗塞の識別　3. 脳梗塞のCT所見の経過　4. 出血性脳梗塞　5. 脳静脈性梗塞　6. 脳梗塞におけるCTA，4D-CT，CT-perfusion
● Advanced Lecture

3. 脳梗塞のMRI診断 ……………………………高木　亮　101 (1511)
1. 見逃しなく読むための手順　2. 脳梗塞の典型的な画像所見のポイント　3. 異常所見を見つけるコツ　4. こんな所見のこともある　● Advanced Lecture：1. diffusion perfusion mismatch　2. intra-arterial signal　3. BPAS

4. 脳梗塞の自然経過 ……………………………………………渡邉嘉之 107 (1517)

1. 脳梗塞自然経過の画像所見のポイント　2. 異常所見を見つける方法，コツ　3. こんな所見のこともある　4. MRIを撮る？撮らない？　● Advanced Lecture：1. ワーラー変性　2. T2-shine-through effect

第4章　脳腫瘍疑い

1. 成人の原発性脳腫瘍 ……………………………………………金柿光憲 117 (1527)

1. 脳腫瘍診断の考え方と知っておくべきポイント　2. 代表的な脳腫瘍

2. 転移性脳腫瘍 ……………………………………………………明石敏昭 124 (1534)

1. 読影の手順　2. 転移性脳腫瘍の典型的な画像所見のポイント　3. こんな所見のこともある　4. 鑑別診断

3. 小児の脳腫瘍 ……………………………………………………外山芳弘 130 (1540)

1. 見逃しなく読むための手順・考え方　2. 典型的な画像所見のポイント　● Advanced Lecture：基底核発生の胚腫

第5章　外傷

1. 頭部外傷によるCTの適応について ………………………………早川克己 140 (1550)

1. 小児のCTによる被曝について　2. 頭部CTのガイドラインの必要性　3. 頭部CTのガイドラインの適応の実施状況　4. 親へのCTの被曝の説明

2. 頭部外傷におけるCT所見 ………………………………………村上佳菜子 145 (1555)

1. 頭部外傷の典型的な画像所見のポイント　2. 頭部外傷で手術が必要となるCT所見

3. 頭部外傷におけるMRIの適応について …………………………安池政志 152 (1562)

1. 頭部外傷におけるMRIの適応と撮像方法　2. CTでは見つけにくい外傷性病変　● Advanced Lecture：MRIによる意識障害の原因の検索

4. 頭部外傷における頸椎クリアランスCT …………………齋藤尚子，酒井　修 160 (1570)

1. 頭部外傷における頸椎クリアランスCT検査の適応　2. 頸椎CT検査の読影ポイント　3. 頸椎外傷の特徴　4. 頸椎損傷の代表的な画像所見　● Advanced Lecture：MRI検査が必要となる場合

5. 小児虐待の画像診断 ……………………………………………相田典子 169 (1579)

1. 見逃しなく読むための手順・考え方　2. AHTの典型的な画像所見のポイント　3. MRIはできるだけ早く撮る　4. こんな所見のときも

第6章　こんなときはMRI！〜でもときどきCT

1. 脳血管障害および外傷におけるMRIのアドバンテージ
……………………………………………………………鈴木卓也，中村尚生　176（1586）
1. 脳血管障害（+α）におけるMRIのアドバンテージ　2. 外傷におけるMRIのアドバンテージ

2. 小児における検査選択に関して ………………………………西村　陽　185（1595）
1. CT vs MRI　2. 小児のMRIの問題点　3. 小児のMRI検査時の鎮静に関する共同提言

3. CT技術の進歩 up to date ……………村山和宏，片田和広，外山　宏　189（1599）
1. CT技術の進歩　2. 320列エリアディテクターCTの使い方　● Advanced Lecture：dual energy CT（DECT）

第7章　知っておいて損はない疾患や事柄

1. 画像が診断に重要な中枢神経感染症………………………………山本麻子　197（1607）
1. 中枢神経感染症の典型的な画像所見のポイント　● Advanced Lecture：中心部低信号を伴う高信号病変

2. 中毒の中枢神経画像診断 ……………………………………………鹿戸将史　204（1614）
1. 見逃しなく読むための手順・考え方　2. 主な中毒性疾患の典型的な画像所見のポイント　3. 異常所見を見つけるコツ　4. こんな所見を示す場合もある　5. MRIを撮る？ or 撮らない？

● 索引 ………………………………………………………………………………… 209（1619）

● 執筆者一覧 ………………………………………………………………………… 212（1622）

Color Atlas

第2章2 (❶〜❹)

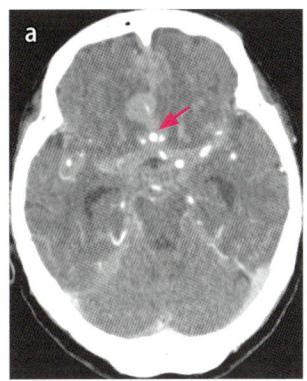 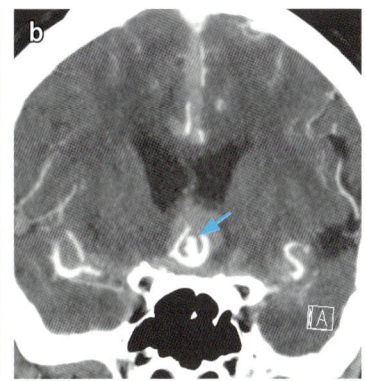 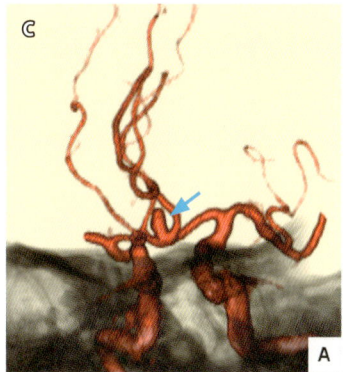

❶ **87歳女性 前交通動脈瘤**
a) 造影CTA原画像，b) 造影CTA partial MIP 冠状断像，c) 造影CTA VR像
a) ペンタゴン，前大脳縦裂に淡い高濃度のくも膜下出血を認め，動脈は造影剤により濃く造影されている．前交通動脈に動脈瘤を認める（→）．b, c) 動脈瘤は原画像よりもわかりやすく描出されている（→）．
(p. 63，図1参照)

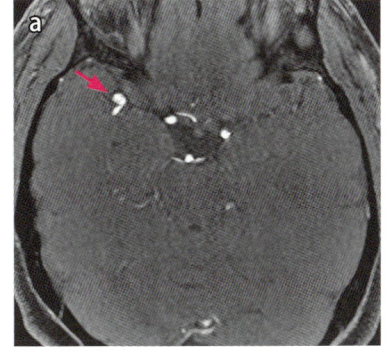 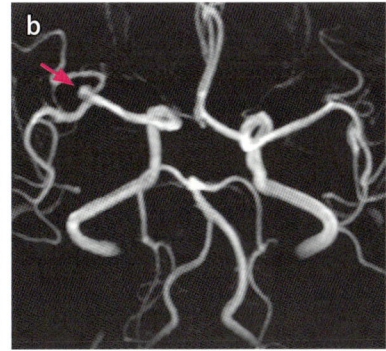 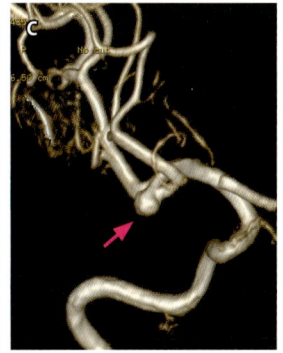

❷ **42歳女性 右中大脳動脈瘤**
a) MRA原画像，b) MRA MIP像，c) MRA VR像
a) めまいの精査で偶然右中大脳動脈瘤が発見された（→）．b, c) 右中大脳動脈の分岐部に存在する動脈瘤がわかりやすく描出されている（→）(p. 63，図2参照)

Color Atlas

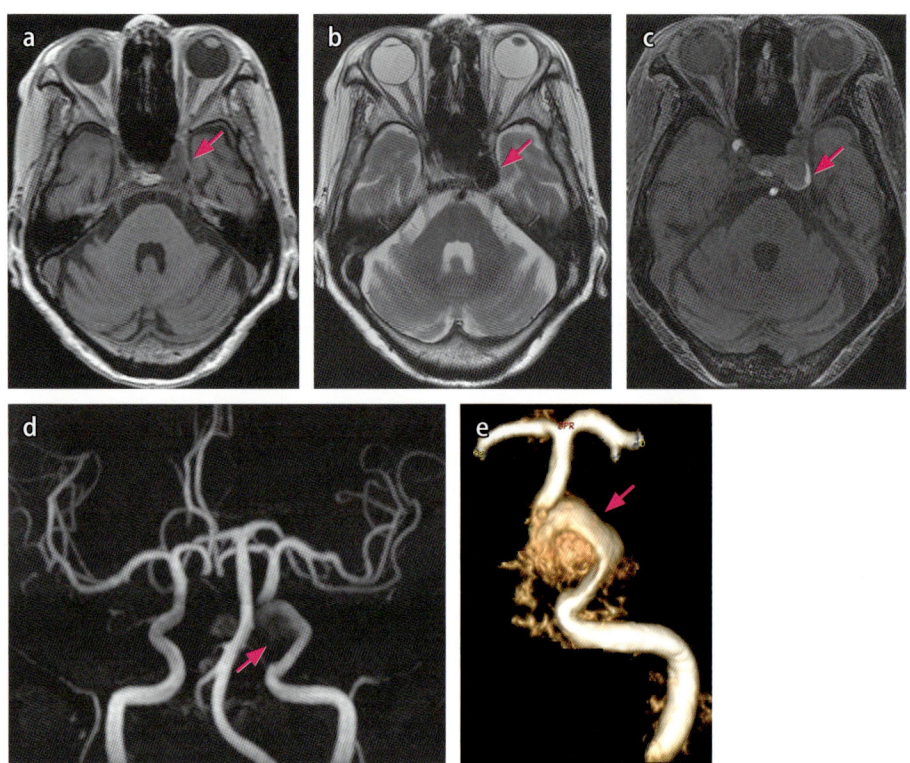

❸ 84歳女性 部分血栓化した左内頸動脈瘤
a）T1強調像, b）T2強調像, c）MRA原画像, d）MRA MIP像, e）MRA VR像
a, b：ふらつきの精査で左内頸動脈に血栓化を伴う動脈瘤が発見された．T1強調像では中等度の信号を呈し，T2強調像では低信号を呈している（➡）．c：原画像では辺縁が一部高信号を呈しており，上下の血管の辺縁に血流が保たれていることがわかる（➡）が，d：MIP像では動脈瘤の信号が低くわかりにくい（➡）．e：VR像では信号はやや不均一であるが動脈瘤が疑われる（p. 64, 図3参照）

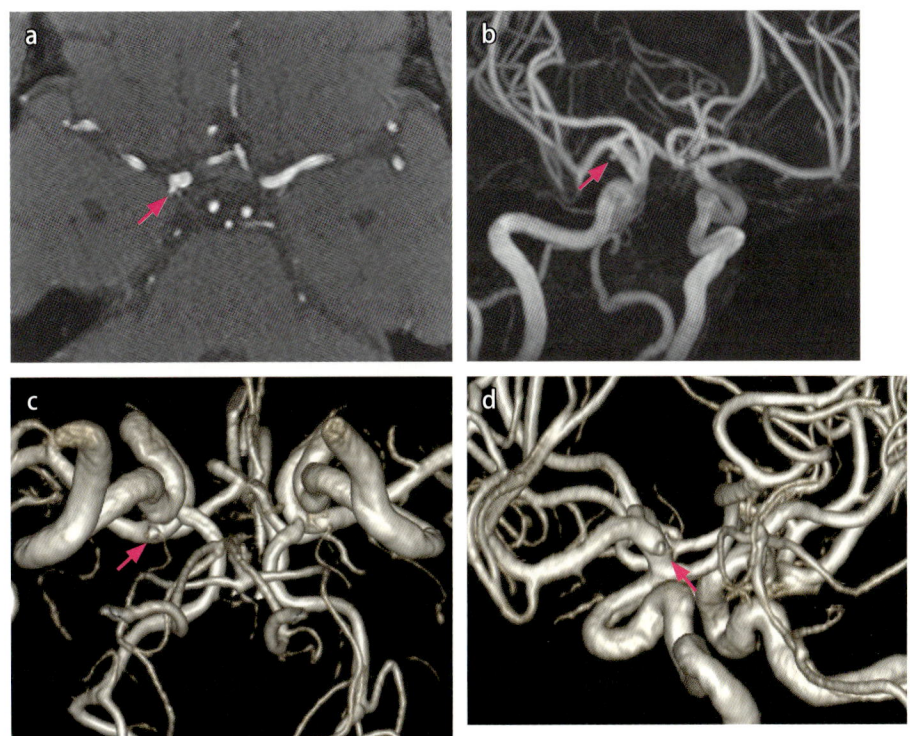

❹ 55歳女性 漏斗状血管拡張
a）MRA 原画像，b）MRA MIP 像，c）MRA VR 像，d）MRA VR 像
a，b）原画像やMIP像では右内頸動脈 – 後交通動脈分岐部付近に動脈瘤が存在するようにみえるが（➡），c，d）VR像で観察方向を変えることで，その先端から細い動脈が分枝しており（➡），漏斗状拡張であることがわかる（p. 65，図4参照）

Color Atlas

第3章2 ⑤

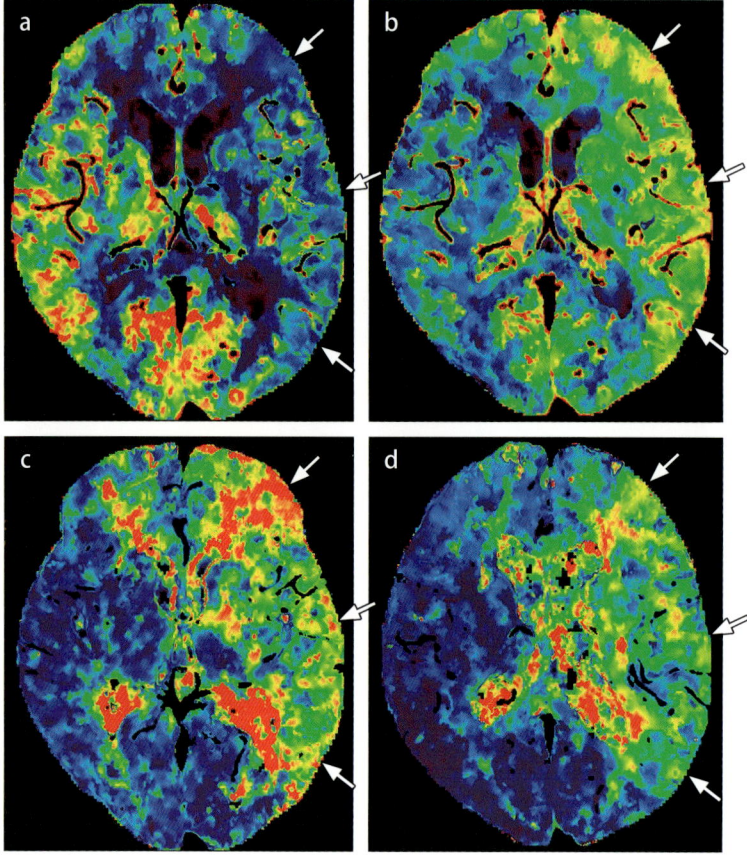

⑤ CT-perfusion
66歳，男性．視野狭窄で発症し，眼科で網膜中心動脈閉塞症の診断を受けた．
CT-perfusion（a〜d）では，左中大脳動脈領域で広く脳血流量の低下がみられ（a, ⇨），その部位で脳血液量は上昇し（b, ⇨），mean transit time（MTT, c）とtime to maximum（Tmax, d）が延長している（c, d：⇨）．
（p. 99，図8 C〜F参照）

第3章3 (6)

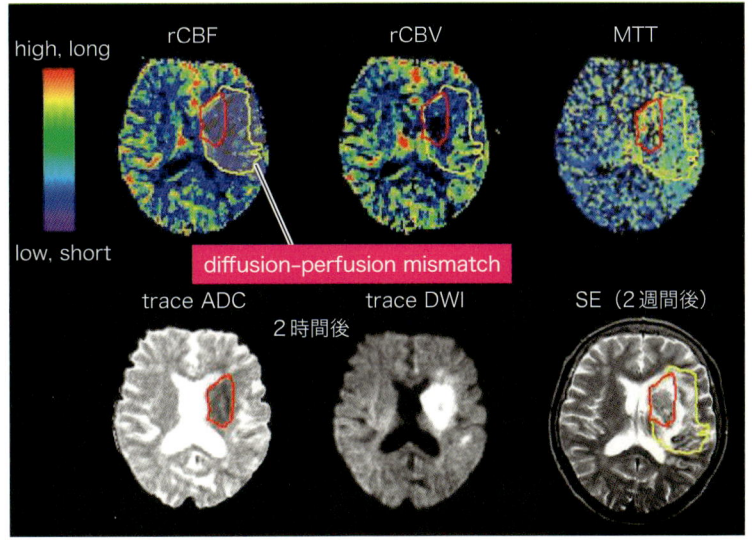

6 発症2時間の急性期脳梗塞
上段がMRP画像，下段がADC mapとDWI画像と2週間後のT2WI
急性期にDWIで指摘された梗塞巣が灌流画像の虚血領域と同じ範囲へと大きくなっている（p. 104, 図5参照）

第4章3 (7)

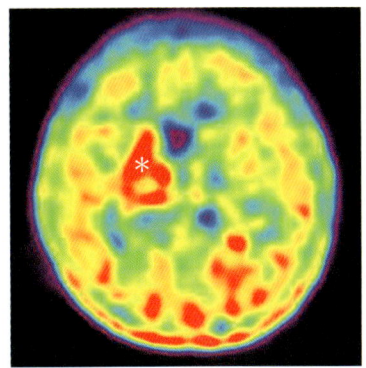

7 胚腫　9歳男児
7カ月前より，左上下肢に不全麻痺が出現し，徐々に悪化
メチオニンPET
造影T1強調像では異常増強効果を認めないが，メチオニンPETで強い集積を認める（✲）．生検により胚腫と診断された
（p. 139, 図11C参照）

第5章4 (8)

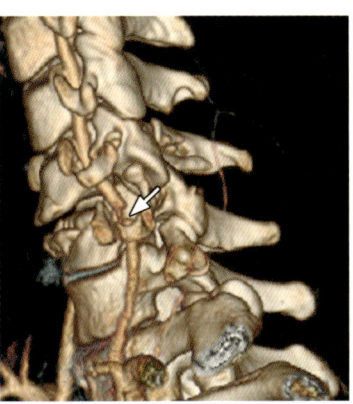

8 C5/6脱臼骨折，椎骨動脈損傷
40歳代男性，オートバイで走行中に10tトラックにより追突される
造影3D-CTAで，左椎骨動脈は横突孔骨折部で狭小化している（⇒）
（p. 166, 図10C参照）

Color Atlas

第6章3 (9〜11)

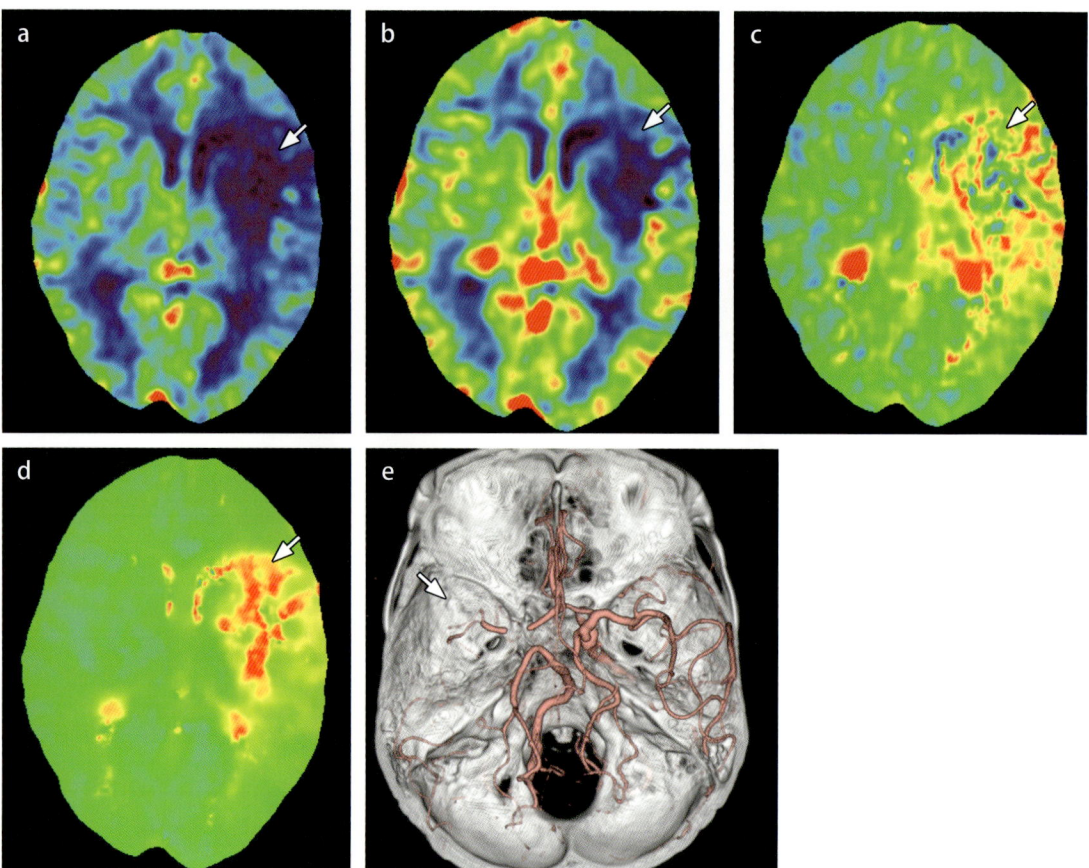

⑨ **急性期脳梗塞**
a〜d) CTP (CBF, CBV, MTT, TTP), e) single-phase CTA
左前頭葉〜頭頂葉にCBF低下，MTT，TTP延長領域を認める (a, c, d▷)．左前頭葉白質〜基底核部には限局性のCBV低下領域を認める (b▷)．Single-phase CTAでは左MCA (M1) の閉塞を認める (e▷)．
(p. 192, 図3 A〜E参照)

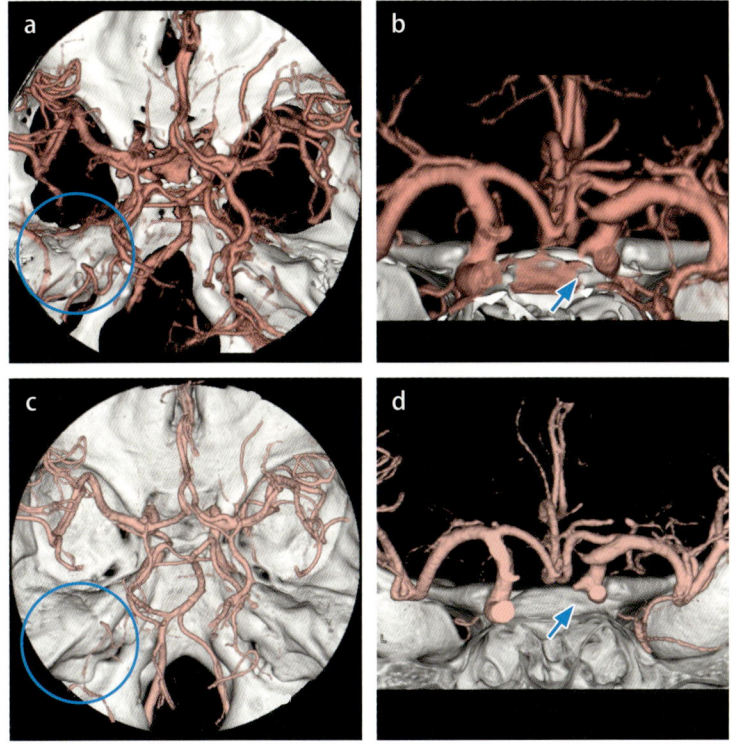

❿ 64列マルチスライスCTと320列エリアディテクターCTの比較
a, b）64列マルチスライスCTで撮影したCTA
c, d）320列エリアディテクターCTで撮影したCTA
右内頸動脈（C2-C3）に動脈瘤を認める（→）．320列エリアディテクターCTと比べ，64列マルチスライスCTでは同一範囲の撮影に約7〜8倍の時間を要するため，動脈瘤の診断には不要な静脈の描出が目立っている（○）
(p. 193, 図4 A, B, D, E参照)

Color Atlas

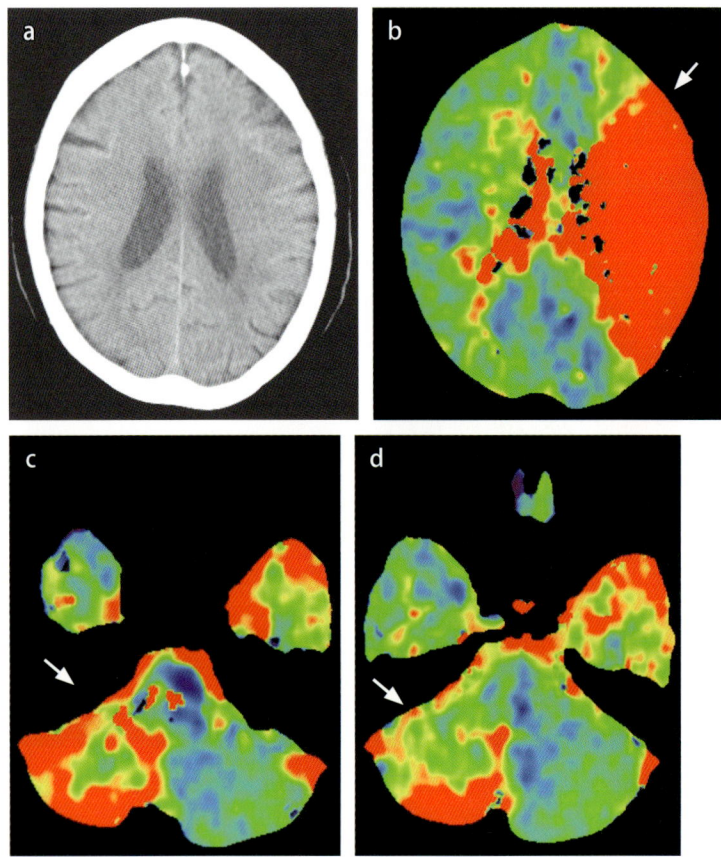

⓫ 急性期脳梗塞と early CT signs
a）単純CT，b）CTP-Tmax（側脳室体部レベル），c〜d）CTP-Tmax（後頭蓋窩レベル）
単純CTでは明らかな異常を指摘できず，early CT signsは明らかでない．CTPでは左大脳半球広範にTmax延長領域（b ⇨）を認めることから脳虚血性疾患と診断でき，灌流異常範囲もよくわかる．右小脳半球には，テント上の病変による対側小脳半球の一過性血流低下，crossed cerebellar diaschisis（CCD）を認める（c, d ⇨）
（p. 195，図6参照）

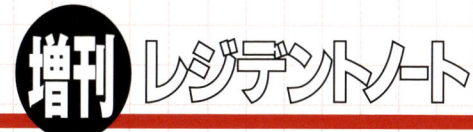

わずかな異常も見逃さない！
救急での頭部画像の読み方
解剖をふまえた読影の手順からMRI適応の判断まで

第1章　総論：頭部画像診断の基本

1. 頭部画像の読影の基本

山田　惠

Point
- 全体像を捉えるにはタイル表示での観察が有用
- ウインドウ幅およびレベルは変えながら観察する
- 下角の大きさは必ず観察する
- 前回（可能なら初回）と比較する
- 鑑別診断を考えるにあたっては疫学を意識する

はじめに

　読影のトレーニングを正式に受けた経験のある医師はそれほど多くはないと想像する．たとえ放射線科を何カ月間かローテートしたとしても，正式なトレーニングというレベルには中々到達しがたい．実はこの20年間における放射線科の業務量増加は他診療科を大きく凌駕して顕著とされている[1,2]．これに伴う放射線科医の負担増は教育の密度低下に繋がっている印象をもつ．拍車をかけたのがレポーティングシステムを含む電子化であり，これを契機にトレーニングの大部分がレポート添削に終始するようになった．それは，この方が圧倒的に教育にかかる手間が少ないからだ．

　筆者がトレーニングを受けた20数年前は先輩医師と一緒に写真の前に座って共に読影することが普通であった．そうすると先輩医師がどのような手順で読影し，どのような局面で間違いをおかし，またどうやってそこからリカバリーするか，といったプロセスをつぶさに体験することができたものだ．しかし，このようなマンツーマンの教育は現在ほとんど消滅しつつある．幸いなことに本学ではこれを細々と持続できているが全国的に見ても多数派ではないのが厳然たる現実だ．さて本稿においては読影の仕方の基本中の基本を述べてみたいと思うが，以前に『レジデントノート』本誌で解説した内容と重複があることはご了承いただきたい[3,4]．

1. 左右比較が基本

　脳は左右半球で異なる機能を有するので，これを常に意識しながら読影に臨む必要がある．例えば脳梗塞を見た場合，左半球と右半球のどちらが患者の日常生活により影響があるだろう？例えば，言語中枢をつかさどる左半球に生じた梗塞は患者にとってダメージが大きいだろう．この

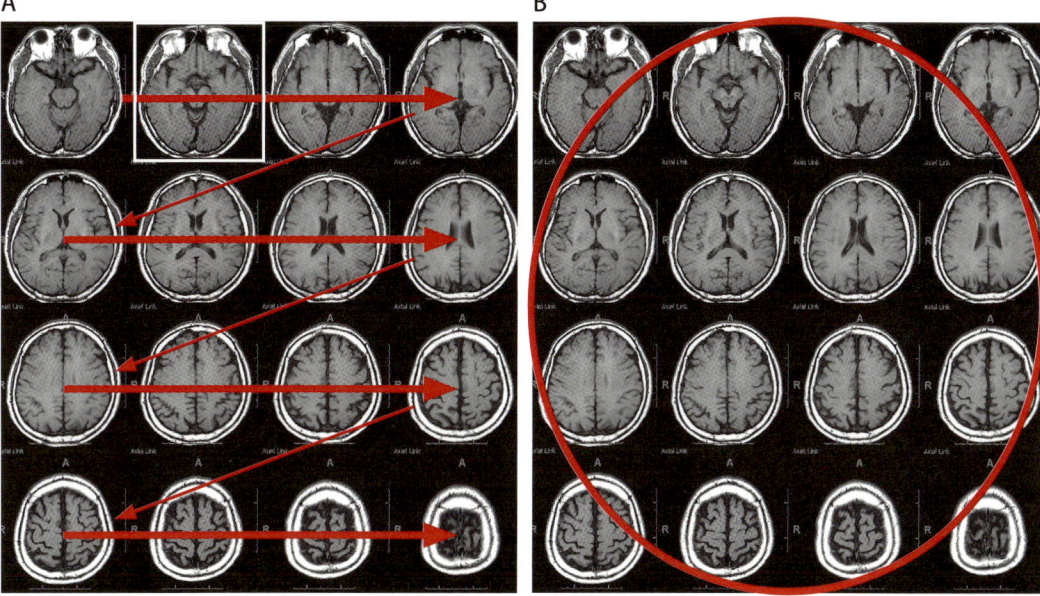

図1　タイル表示
健常人（68歳）の頭部MRIを呈示しタイル表示上での視線移動を2種類示す．A）は解剖学的構造物を1枚1枚追いかけながら読影するときの視線移動．B）は全体像を捉えるときの視野である．後者の手法では特定の部位を観察するのでなく画面の全体的印象を捉えることに専念する

ように病変の存在する場所に関しては意識しながら読影する必要がある．しかし一方で「形態」という観点だけで考えた場合，脳の形が概ね左右対称であることは福音である．なぜなら左右を丹念に比較すれば多くの異常を捉えることが可能だからだ．しかし，それに頼りきると見えないことが沢山ある．例えば正中部の病変は，対称性に頼りきってしまうと目に入ってこない．また左右対称性に分布する病変は非対称の物と比して認知されにくい傾向にあるので注意が必要だ．

2. 全体像をみる

　全体像としての脳の形状や体積を把握することは読影における重要な作業の1つである．特に**経時変化**をみるには部分ごとの比較よりも全体像の把握が重要である．最近一般的となっているのは**ページング***1で行う読影法だが，これだと1枚1枚の画像の詳細は見えたとしても全体像を把握するには不足である．可能な限り客観的な評価をするには画面上の表示方法は重要であり，筆者は「**タイル表示**」を使っている．タイル表示とは図1に示したような方法である（この図では4×4）．その利点は「**一覧性**」にあり，**頭部全体を一度に見渡す**ことが可能だ．俯瞰像を見ているイメージだ．ただしこの手法は画像の数が20枚程度である頭部以外では威力が半減する．なぜなら腹部や胸部ではいくらタイル表示にしても一画面にすべての画像を収めることが困難だからだ．
　ここで視線移動に関して少し述べたい．タイルで読影する際の視線移動には大きく分けて2種類存在する．ひとコマずつ順番に追いかけていく方法（図1 A）と全体像をいっぺんに見る方法だ（図1 B）．全体像把握には後者を使う．ひとコマずつ追いかける手法はページングに置換され

つつあるので最近は必ずしも重要とは言えなくなっている．しかし他院のフィルムなどをタイルで観察しなければいけない局面もあると思われるので，慣れておくに越したことはない．

＊1 ページング：1枚の画像を大きく表示してパラパラ漫画を観察する要領で頭尾方向に追跡するという読影手法をさす．この手法の利点としては解剖学的構造の連続性をとらえ易いことであり初学者には好まれる．

3. ウインドウは必ず変える

モニターに映し出される画像は放射線技師がウインドウ・レベルやウインドウ幅を調整したうえでPACS＊2にデータを流したものである．しかし，これが読影にあたって最適のウインドウ設定とは限らない．画像ごとに自分の好みで微調整をする必要がある．特に頭部CTのようにコントラスト分解能に乏しい画像を扱うときはウインドウを最適なものにして観察することが最低限必要である．皮髄境界を見るときはウインドウ幅を狭くし，硬膜下血腫を探すときはウインドウ幅を広くするのが定石である．

＊2 PACS：picture archiving and communication system．画像保存通信システムの略称

4. 経時変化は必ずチェック

前回の画像があるときは，これと必ず比較しなくてはいけない．なぜなら経時変化が最も信用度が高い情報だからだ．受診歴の長い患者において，可能な限り，昔にさかのぼって古い画像と比較するのがコツである．例えば昨年の画像との比較では変化なし，と判定しても，10年前の画像と比べると経年変化が瞬時に視認できることは，しばしば経験する．

5. 下角は必ず見る

水頭症や脳萎縮の判定において，必ず確認しなければいけないのが**下角の大きさ**である（図2）．図中に矢印で示されるように，健常人の水平断画像では，側脳室下角はかぎ型の「線」として検知される．これが「面」として見えた場合は開大があると考える必要がある．ただし下角開大自体は非特異的所見であり，Alzheimer病を含む変性疾患や水頭症などさまざまな病態においてみられる．必要に応じて冠状断画像を参照しながら判断を下す必要がある．

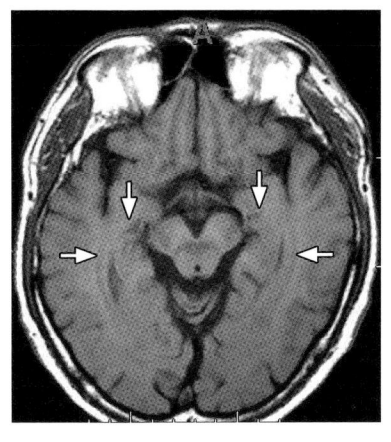

図2　正常の下角
図1の最上列のT1強調画像を拡大したものを図2に示す．健常人において下角はスリット状の構造物であるため水平断画像上は部分容積効果（partial volume averaging）で細い線としてのみ認知可能である（⇨）

6. 「診断」とは？

　病気は実に千差万別だが，「診断」という大きなくくりを用いて患者を分類し体系付けることが臨床医学の基礎を成している．しかし，その分類（診断）が絶対的真理か否かは全く別の話だ．例えば筆者が日常的に遭遇する典型的なジレンマは以下のようなシナリオだ．すなわち，認知症を有する患者のMRIを見てAlzheimer病（AD）か正常圧水頭症（NPH）を判断することを迫られている場面をご想像いただきたい．周知のごとく両疾患の画像所見には大きな重複が存在する．ADと思われる典型的な側頭葉萎縮を有する症例でも，水頭症が合併しているように見える症例は数多く存在する．逆も真であり，NPHの典型と思われるような症例でも側頭葉に萎縮がみられる症例はしばしば遭遇する．このようなオーバーラップが存在することを承知のうえで評価を下し，あえて言えばどちらに近いか，という二値化の作業が「診断」という行為である．すなわちこのプロセスが「恣意的なカテゴリー化」であり，不完全のものであることを常に意識する必要がある．

7. 鑑別の考え方と疫学

　一般論として画像所見から単一の確実な診断に至ることは，上記のような理由から，まずあり得ない．**必ず複数の可能性を考え，鑑別を挙げるのが医学における定石となっている**．たとえ診断が1つに決まっているように見える状況下でも，あえて鑑別を考えるという行為は，自身の思考を弁証法的に検証する訓練として重要だ．

　鑑別のなかから最も正解に近そうな診断に絞るにあたって，**最大のコツは疫学を知ることである**．医学生であった頃は網羅的に病気を記憶することに時間の大部分を費やしたものだ．それに没頭するあまり「**頻度**」についての学習は，どうしても二の次となる．ところが現実の臨床ではこの頻度が支配的だ．頻度は座学のみでは身には付きにくく，経験がとても重要となる．所属する施設が違えば頻度も変化するからだ．鑑別診断を挙げる場合はcommon diseaseから，とよく言われるのも疫学が支配的であることを反映したものである．

8. 網羅的に考える

「鑑別は何ですか？」という問いかけに対して答に窮する若手医師が我が国には非常に多い．アメリカのレジデントはこの点，非常にこなれており「待ってました！」とばかりにスラスラと答え始めるものだ．こういう問いかけに対応するコツとしては**病気のカテゴリーを思い返して，その順番に考える習慣をつけることだ**．カテゴリーは学生のときに使用した病理学の教科書を思い浮かべればよい．典型的な本では以下のように項目立てをしているはずだ．すなわち①先天性疾患，②感染症，③腫瘍性病変，④外傷，⑤血管性病変…，といった具合だ．例えば脳出血を有する高齢者を見た場合，最も頻度の高い高血圧性脳出血を念頭に置きつつも，他のカテゴリーにも考えを巡らせるわけだ．具体的にいえば血管奇形（先天性疾患），感染性動脈瘤（感染症），glioblastoma（腫瘍），といった具合だ．

おわりに

本稿においては画像診断における基礎中の基礎を概説した．本稿で記載した事柄を実践するに際して臨床の現場で何回か痛い目にあわなければ真の意味で体得することは困難かもしれない．しかし少なくともここで学んだことが多少でも記憶の隅に残っていれば，成長の助けには繋がると想像する．座学よりも実践が重要なので，是非とも現場にでて読影端末に向かい，上に述べたコツを試してもらえればと思う．また頼りになる指導者としての放射線科医を探して交友関係を是非とも築いていただきたい．直接意見を聞きに行くのが最も有効な学習方法である．

文献・参考文献

1) Brenner DJ & Hall EJ：Computed tomography –an increasing source of radiation exposure. N Engl J Med, 357：2277-2284, 2007
2) Nakajima Y, et al：Radiologist supply and workload：international comparison：Working Group of Japanese College of Radiology. Radiat Med, 8：455-465, 2008
3) 山田恵：頭部CT・MRIへのアプローチ①「基礎編」–検査オーダーの骨から読影の基本まで．レジデントノート, 15：1882-1888, 2013
4) 山田恵：頭部CT・MRIへのアプローチ②「応用編」–画像診断のコツと鑑別の考え方．レジデントノート, 15：2271-2278, 2013
5) Pearce MS, et al：Radiation exposure from CT scans in childhood and subsequent risk of leukaemia and brain tumours：a retrospective cohort study. Lancet, 380：499-505, 2012

プロフィール

山田　恵（Kei Yamada）
京都府立医科大学放射線治療診断学
京都府立医科大学を1989年に卒業後，同大学の放射線科に入局．その後に聖マリアンナ医科大学に2年間国内留学．このときにアメリカで研修を受けた多くの先輩医師に触発されECFMGの勉強を開始．ライセンス取得後はロチェスター大学でクリニカルフェローを2年間経験，その後にハーバード大学に移籍．帰国後は15年間にわたり大学病院におけるアメリカ型のspoon feedingの教育が再現できるように環境の整備に努めてきた．教育に重点を置いた教室であり，放射線科医を目指す人は是非とも一度ご訪問を．

| 第1章 | 総論：頭部画像診断の基本 |

2. 脳の正常画像解剖

小西淳也

> ● Point ●
> ・軸位断像における正常解剖を理解し，頭の中で三次元的に解釈する
> ・臨床的には機能局在が重要であり，正常画像と合わせて理解する

はじめに

　脳は小さな臓器にもかかわらずたくさんの機能を有している．つまり肉眼解剖学的には前頭葉，頭頂葉，側頭葉，後頭葉などに大きく分けられ，局所では灰白質と白質に分けられるにすぎない．しかし大脳皮質（灰白質）には非常に多数の機能が局在しBrodmann皮質47野としても知られており，また大脳髄質（白質）についても機能の異なった多数の線維路から構成されている．これらは通常のCT・MRIでは機能をみることはできないが，正常解剖を知ることによって推測することができる．

　なお，画像解剖を理解しやすくするためにMRIのT1強調画像を用いている．本稿で理解することはCTでも同様である．

1. 大脳半球（図1，2）

1 脳葉の分離

　大脳は大脳縦裂によって左右の大脳半球に分離される．さらに大脳半球は前頭葉，頭頂葉，側頭葉，後頭葉に大きく分けられる．脳葉を分ける脳溝は葉間溝と呼ばれ，外側溝（シルビウス裂），中心溝（ローランド裂），頭頂後頭溝が存在する．

1）外側溝（シルビウス裂）（図1A～E）
　大脳半球の外側部で最も目立つ溝である．前方は前枝と上行枝に分かれ，後方は後枝と呼ばれる．これらにより前頭葉，頭頂葉が側頭葉から分けられる．

2）中心溝（ローランド裂）（図1E～I）
　大脳半球の外側面には多数の脳溝が存在するが，そのなかで正中を縦走する最も目立つ溝である．これにより前頭葉と頭頂葉が分けられる．

3）頭頂後頭溝（図1D～F，図2B）
　大脳半球内側面の後方にある溝で，これにより頭頂葉と後頭葉が分けられる．

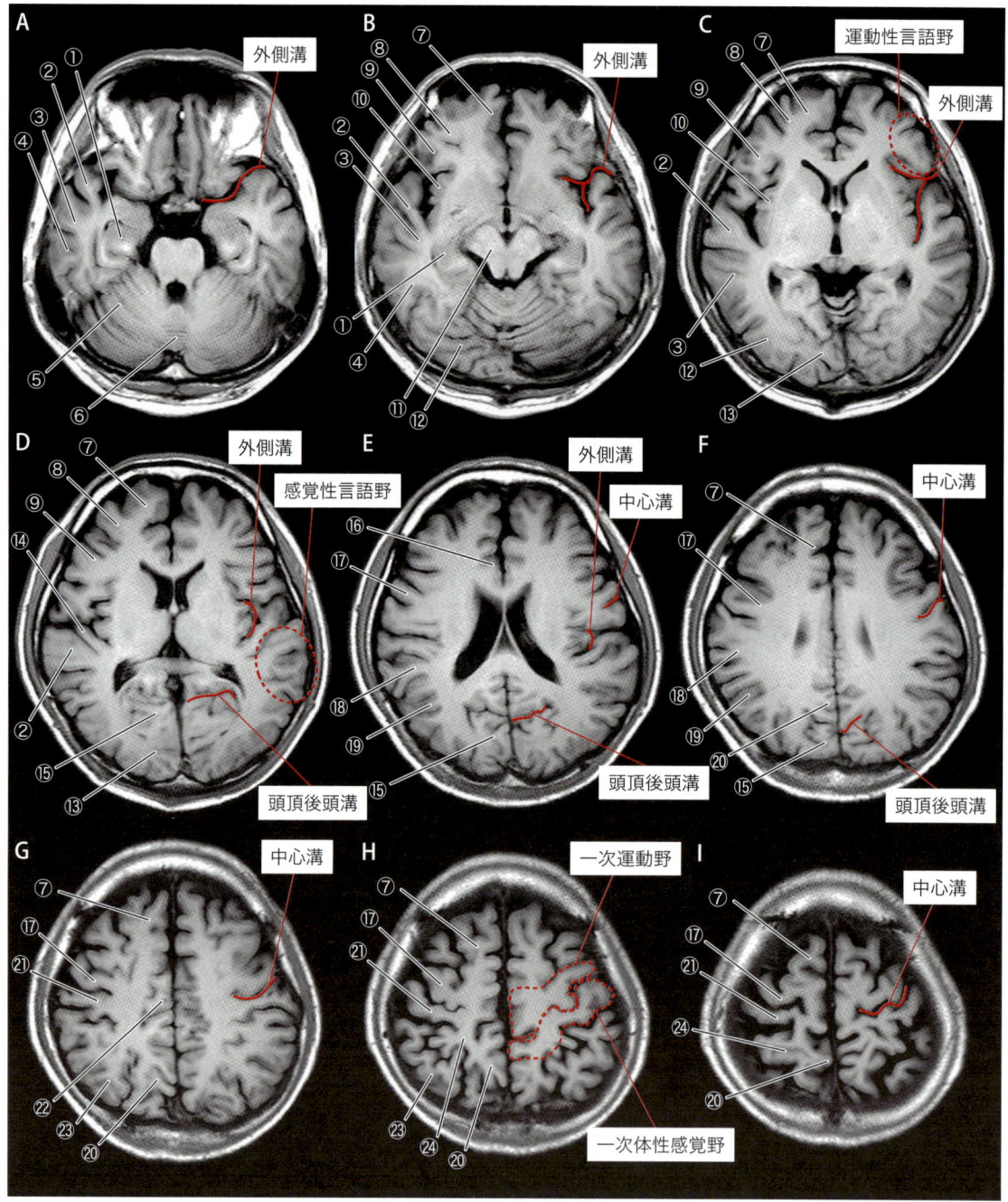

図1 大脳の正常解剖 T1強調画像（軸位断像）
①海馬・海馬傍回 ②上側頭回 ③中側頭回 ④下側頭回 ⑤小脳半球 ⑥小脳虫部 ⑦上前頭回
⑧中前頭回 ⑨下前頭回 ⑩島 ⑪中脳 ⑫後頭葉 ⑬舌状回 ⑭Heschl回 ⑮楔部 ⑯帯状回
⑰中心前回 ⑱縁上回 ⑲角回 ⑳楔前部 ㉑中心後回 ㉒中心傍小葉 ㉓下頭頂小葉 ㉔上頭頂小葉

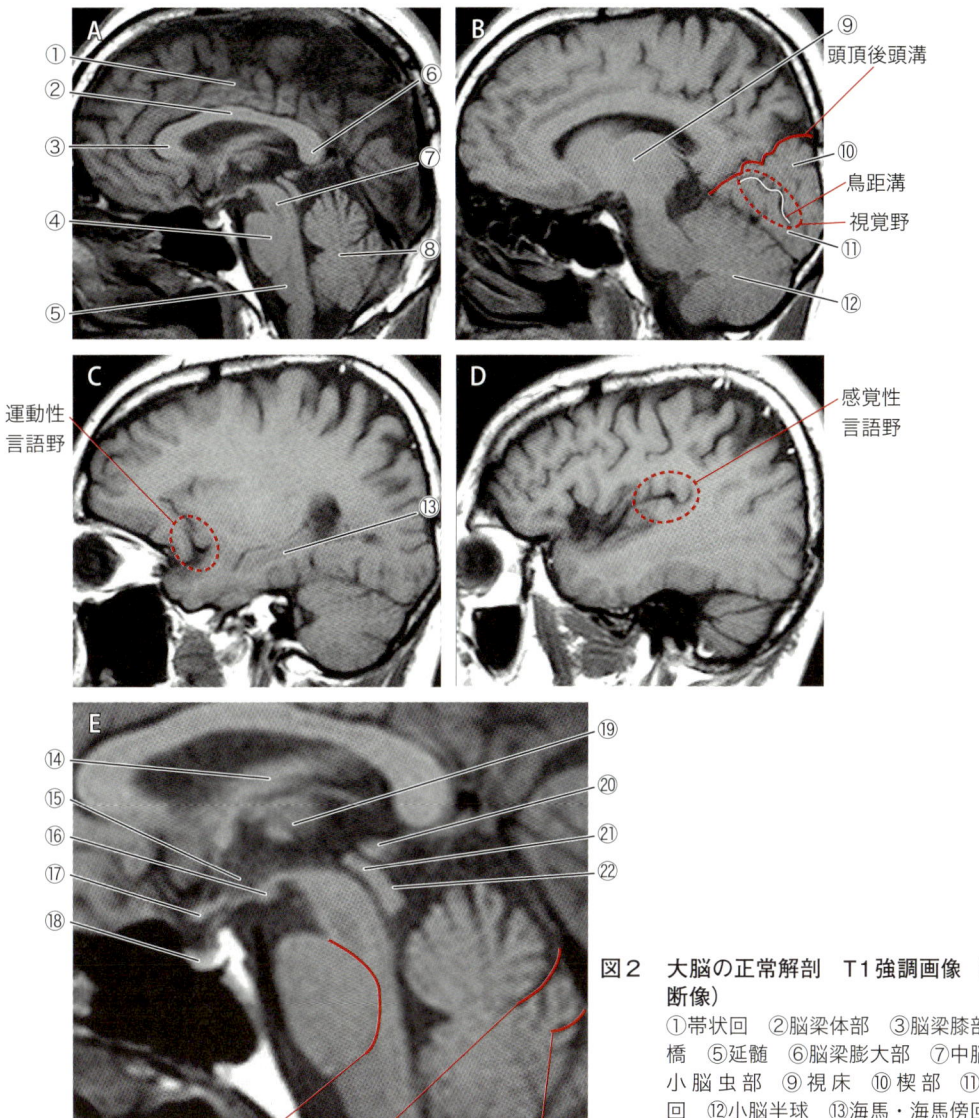

図2 大脳の正常解剖 T1強調画像（矢状断像）
①帯状回 ②脳梁体部 ③脳梁膝部 ④橋 ⑤延髄 ⑥脳梁膨大部 ⑦中脳 ⑧小脳虫部 ⑨視床 ⑩楔部 ⑪舌状回 ⑫小脳半球 ⑬海馬・海馬傍回 ⑭脳弓 ⑮視床下部 ⑯乳頭体 ⑰視交叉 ⑱下垂体 ⑲視床間橋 ⑳松果体 ㉑上丘 ㉒下丘

※大脳半球外側面では，頭頂葉と後頭葉を分ける葉間溝は存在せず，側頭葉と後頭葉を分ける葉間溝も存在しないので想像線で分離する．つまり外側溝後端から後方へ伸びる想像線，外側溝後端から後頭前切痕に達する想像線で分ける．

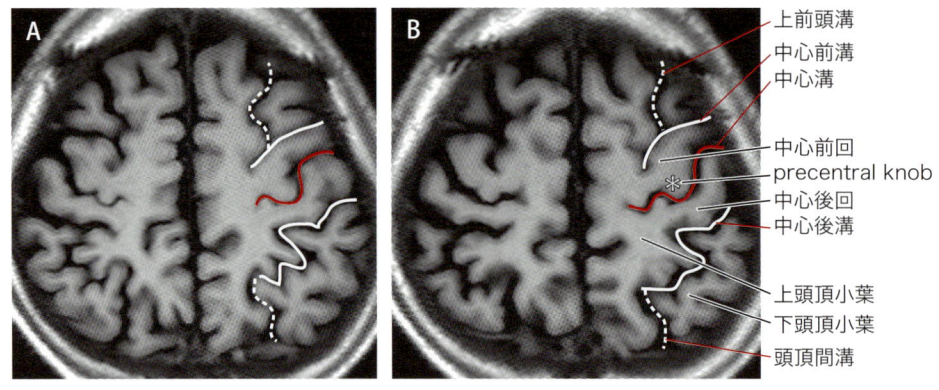

図3 中心溝の同定

> ※**中心溝の同定**（図3）
> 中心溝の同定の仕方にはいくつかあるが，頭頂部の軸位断像で同定するのが実践的である．まず，脳の前半部分で前後方向に走行する目立った溝を探す．これが上前頭溝である．この溝は後方で中心前溝に合流する．したがってその後ろの溝が中心溝となる．さらに中心溝は前後の溝と合流しないことや，中心前回の一部に後方凸の形態（precentral knobと呼ばれる）がみられればさらに確実である．このように頭頂部で中心溝を同定し，尾側へたどっていく．

2 脳葉の解剖と機能

ここでは，それぞれの脳葉の解剖と皮質機能についてみていく．皮質機能はたくさんあるが，特に重要な運動野，感覚野，視覚野，言語野については，その存在部位を推測できるようにしておくべきである．

1）前頭葉

前頭葉の外側面では，中心溝の前に中心前回がある．この部分に**一次運動野**が存在する（図1 G, H）．さらにその前に上・中・下前頭回がある．中心前回のすぐ前，つまり上・中前頭回の後部が**運動前野**に相当し，**錐体外路系の中枢**である．内側面では，脳梁を覆うように帯状回がある．また上前頭回の後ろに中心傍小葉の前部があり，一次運動野の一部を構成する．下面では，下前頭回が眼窩部，三角部，弁蓋部に分けられる．優位半球の下前頭回の後部に**運動性言語野**（ブローカ野）が存在する（図1 C, 図2 C）．

2）頭頂葉

頭頂葉の外側面では，中心溝の後ろに中心後回がある．この部分に**一次体性感覚野**が存在する（図1 H, I）．さらにその後ろに上・下頭頂小葉があり，この部分には**頭頂連合野**が存在し，この部分が障害されると失認や失行が生じる．下頭頂小葉には，外側溝の上端を取り囲む縁上回と，上側頭溝の上端を取り囲む角回が含まれる．内側面では，中心傍小葉の後部（前部は前頭葉に含まれる）があり，その後ろに楔前部がある．

3）側頭葉

側頭葉の外側面では，上・中・下側頭回がある．上側頭回の後部には横側頭回（Heschl回）があり，**聴覚野**が存在する．また優位半球では上側頭回の後部から頭頂葉の角回にかけて**感覚性言**

語野（ウェルニッケ野）がある（図1D，図2D）．内側下部には海馬傍回があり，後上方で帯状回，後下方で舌状回に続く．海馬傍回の上に**海馬**がある．

4）後頭葉

後頭葉の内側面では鳥距溝によって上方の楔部と下方の舌状回に分けられる（図2B）．この鳥距溝の周囲の皮質に**視覚野**が存在する．下面では，後頭側頭溝によって外側・内側後頭側頭回に分けられる．外側面には外側後頭回がある．

5）辺縁葉・島葉

脳葉の分類に辺縁葉や島葉を含むことがある．辺縁葉には帯状回，海馬傍回が含まれる．島葉は外側溝の深部で，前頭葉，頭頂葉，側頭葉に覆われている部分をいう．

3 大脳白質

左右の大脳半球を結ぶのが**交連線維**，一側の大脳半球の異なる領域を結ぶのが**連合線維**，大脳皮質と視床，脳幹を結ぶのが**投射線維**である．共通の機能をもつ線維の束を**路**（tract）と呼ぶ．大脳白質は多数の線維路から構成されているが，通常のCT・MRIではみることはできないので，解剖構造から推測する．ここでは，投射線維で重要な**皮質脊髄路（錐体路）**と，最も大きな交連線維である**脳梁**についてみていく．

1）放線冠・内包と皮質脊髄路（錐体路）

投射線維のほとんどは内包を走行する．内包は軸位断像で"くの字"の形にみられる．前方のレンズ核と尾状核との間を前脚，"くの字"の屈曲する部分を膝部，レンズ核と視床との間を後脚と呼ぶ．内包から上方で，側脳室体部近傍の部分を放線冠という（図4）．各脳葉からの投射線維が放線状に走行するのでこう呼ばれる．皮質脊髄路は一次運動野や運動前野などに発する線維からなる．これらは放線冠の中央部を走行し，内包の後脚で収束して皮質脊髄路として走行する．さらに中脳の大脳脚，橋底部，延髄錐体を走行し，錐体交叉で交叉して多くは対側を下行する．

2）脳梁

脳梁は左右の大脳皮質を結ぶ最も大きな交連線維である．後部は膨らんでおり膨大部と呼ばれる．その前方の水平な部分を体部（または幹）といい，前端で屈曲する部分を膝部と呼ぶ（図2A）．脳梁膝部から膨大部に向かって順に，前頭前野，運動前野，一次運動野，一次感覚野，頭頂葉皮質，後頭葉および側頭葉皮質を連絡する線維が走行している．

4 大脳半球深部の解剖（図4）

大脳半球深部には大脳基底核を中心とする重要な構造が集合している．**被殻**と**淡蒼球**は隣接しており，合わせて**レンズ核**と呼ばれる．また**線条体**は被殻と**尾状核**を指す用語として使われるが，これは被殻と尾状核は構造的に同じで，前端部で融合しているためである．大脳基底核は大脳半球の深部にある灰白質の塊で，尾状核，被殻，淡蒼球，前障，視床下核，扁桃体，中脳の黒質などの集まりを指す．基底核は錐体外路系を構成し，骨格筋の緊張を反射的・無意識的に調整する役割をもっている．

1）尾状核

尾状核として側脳室前角に接して認められる部分（尾状核頭部）が目立つが，そこから側脳室に沿って後方・下方へ"C字"の形にのびており，体部，尾部と呼ばれる．

2）被殻

尾状核の外側で，レンズ核の外側部分を形成する．内側の淡蒼球とは外側髄板で分けられる．

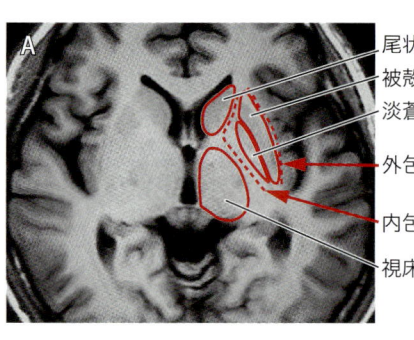

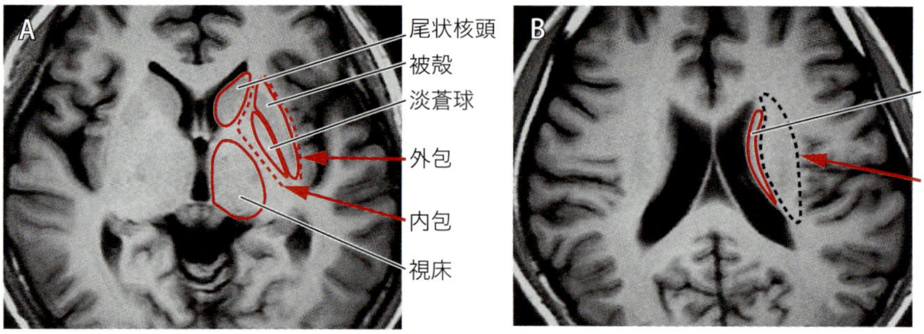

図4　大脳深部の正常解剖

被殻外側は外包で境され，さらに外側に向かって前障，最外包が存在する．

3）淡蒼球

レンズ核の内側部分である．内側髄板により外節と内節に分けられるが，通常の画像で分離することは難しい．また内包後脚によって視床と分けられる．

4）視床

大脳半球内側の卵形の灰白質で，内包後脚と第三脳室壁との間に存在する．前方部の視床間橋により左右の視床が連結している（図2E参照）．種々の視床核を含み，感覚系および運動系の情報の中継基地として働く．

2. 小脳（図5）

1 小脳皮質

小脳は左右の小脳半球と中央部の虫部からなる（図5A, B）．小脳皮質は細かい小脳溝によって多数の小脳回（folia）を形成する．さらに小脳は比較的深い小脳溝により解剖学的に区分される．第一裂，水平裂が画像上でも明確にみられる（図2E参照）．

2 小脳核

小脳深部には灰白質の塊があり小脳核と呼ばれ，小脳から出力線維を出す．小脳核には脳幹側から順に室頂核，球状核，栓状核，歯状核が並ぶ．通常のCT・MRIでは同定が難しい．

3 小脳脚

小脳には3つの小脳脚があり，小脳と外部とを連絡している．上小脳脚には小脳核からの出力線維が走行し，中脳および視床と連絡する（図5C）．中小脳脚は橋腕とも呼ばれる太い構造で，橋からの入力線維を受ける．下小脳脚は脊髄および延髄からの入力線維を受ける（図5B）．

3. 脳幹

脳幹は小さい構造にもかかわらず，たくさんの神経核や線維束が密集している．しかし通常の

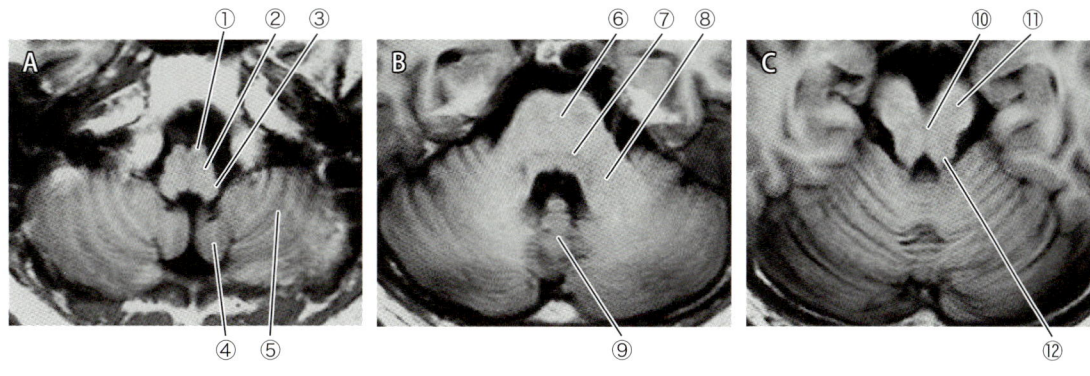

図5　小脳・脳幹の正常解剖
①錐体　②延髄　③下小脳脚　④小脳扁桃　⑤小脳半球　⑥橋　⑦内側毛帯　⑧中小脳脚　⑨小脳虫部　⑩中脳　⑪大脳脚　⑫上小脳脚

CT・MRIでは内部構造の区別は難しい．

1 中脳

軸位断像では"ハート型"を呈する（図5C）．腹側部には大脳脚があり皮質脊髄路などの投射線維が走行する．またMRIは生理的な鉄沈着に鋭敏であり，黒質や赤核の同定が可能である．中脳水道より背側の部分は中脳蓋と呼ばれ，上丘と下丘に分けられる（図2E参照）．上丘は運動性視覚反射の中枢で，下丘は聴覚を中継する．

2 橋

軸位断像では"台形型"を呈する（図5B）．橋は内側毛帯により腹側の橋底部と橋被蓋に分けられ，MRIの矢状断像にて同定可能である．橋底部には皮質脊髄路が走行する．橋被蓋には顔面神経核，外転神経核，内耳神経核などの神経核や，内側縦束などが存在する．

3 延髄

脳幹の下部で脊髄に連なる．軸位断像では"山型"を呈する（図5A）．腹側には左右1対の隆起があり錐体と呼ばれる．この部分を皮質脊髄路が走行し，延髄下端（錐体交叉）でほとんどが交叉し，対側の延髄側索を下行する．延髄下部の背側には後索核があり，触圧覚，深部覚などを中継する．

おわりに

冒頭でも述べたが，脳の場合は特に解剖と合わせて機能も知っておかなければ臨床的に役に立たない．画像を単に眺めるのではなく，神経所見に関連する部分から読影していくことになるからである．

文献・参考文献

1) 「カラー図解 神経解剖学講義ノート」(寺島俊雄/著), 金芳堂, 2011

プロフィール

小西淳也(Junya Konishi)
神戸大学大学院医学研究科医療システム学分野
1997年に神戸大学医学部を卒業し,放射線科で画像診断学を学びました.2002年から中枢神経画像診断を専門とし,学生や研修医,新人放射線科医の教育に力を注いでいます.

| 第1章　総論：頭部画像診断の基本

3. 脳室・脳槽の解剖

村上　優，林田佳子，興梠征典

> **Point**
> ・脳室・くも膜下腔（脳槽・脳溝・脳裂）の解剖学的な構造を把握し，CT・MRI像で正しく同定できるようになる
> ・脳脊髄液の産生・循環・吸収の流れについて理解する

はじめに

　髄液腔とは脳脊髄液で満たされた空隙の総称である．髄液腔の中で脳脊髄液に満たされた脳内の内髄液腔を脳室と呼び，立体的に複雑な解剖をもった構造をとる．また脳表に接する外髄液腔を，くも膜下腔と呼ぶ．くも膜下腔において広く，ある一定の形態を示すものを特に脳槽とよび，脳表の溝は脳溝と呼ばれる．脳溝のうち，特に深いものは脳裂と呼ばれる．脳室・くも膜下腔は第四脳室のところで互いに交通している．

　脳室・くも膜下腔の解剖の知識を身につけておくことは，くも膜下出血に代表される髄液腔に異常を示す病変の正確な診断を下すために不可欠な解剖知識である．

1. 髄液腔の解剖

1 脳室

　脳室は，髄液腔に神経組織が露出しないように脳室上衣細胞で覆われている．左右の**側脳室**，**室間孔（Monro孔）**，**第三脳室**，**中脳水道**，**第四脳室**で形成される．第四脳室から**正中孔（Magendi孔）**，**外側孔（Luschka孔）**を介し脳槽に連続し，また下端では脊髄の中心管に連続している（図1）．

1）側脳室

　側脳室は，左右大脳半球に1つずつあり，Monro孔によって第三脳室と交通する．

　側脳室は体部，三角部，前角，後角，下角に大別される．前角，体部は透明中隔によって左右に隔たれる．

　　A. 前角
　　　Monro孔の前方に位置し，上壁に脳梁，側−下壁に尾状核を有する．
　　B. 体部
　　　Monro孔後方から視床後縁に位置し，上壁は脳梁，下壁は視床背側からなる．

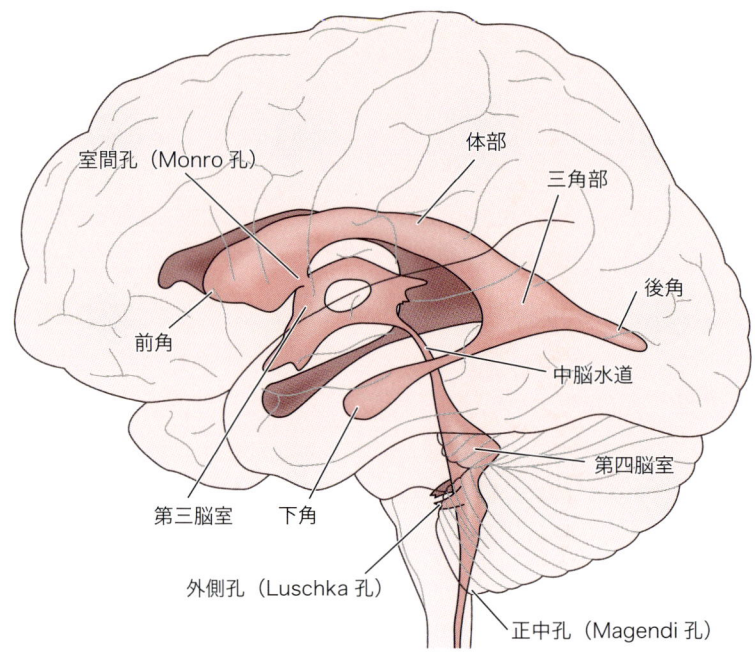

図1　脳室の解剖図

C．三角部
下角，後角が合流し広くなった部分．脈絡叢が多く存在する．

D．後角
三角部から後頭葉内側に向かい後方に伸びる部分．

E．下角
三角部から側頭葉内へ前下方に細く伸びた部分．上壁は尾状核尾部．下壁は内〜外側の順に，脈絡叢，海馬采，海馬，側副隆起がある．

2）室間孔（Monro孔）
左右側脳室と第三脳室をつないでおり，冠状断像では2つのMonro孔と第三脳室がY字形を呈している（図10参照）．

3）第三脳室
正中にあるスリット状，垂直状の腔．前方でMonro孔により両側側脳室と交通し，尾側では中脳水道に続く．視床間癒着による視床間橋（本当の交通ではない）がみられる．前壁は終板，前交連からなり，側壁は視床からなる．上壁は脳弓体，第三脳室脈絡組織を有し，下壁は前方から順に，視交叉陥凹，漏斗状陥凹，灰白隆起，乳頭体があり，後方には松果体上陥凹，松果体陥凹，後交連がある．

4）中脳水道
第三脳室と第四脳室とをつなぐ細い管．前方に中脳被蓋，背側に中脳蓋がある．

5）第四脳室
脳幹の背側，小脳の腹側に位置する菱形の腔．脳幹側の壁を底，小脳側を蓋と呼ぶ．第四脳室蓋はテント状で，その頂点は室頂，上方に上髄帆が，下方に下髄帆が位置する．第四脳室にある3つの孔によって外髄液腔と交通する．正中下端には正中孔（Magendi孔）があり，大槽，下縁

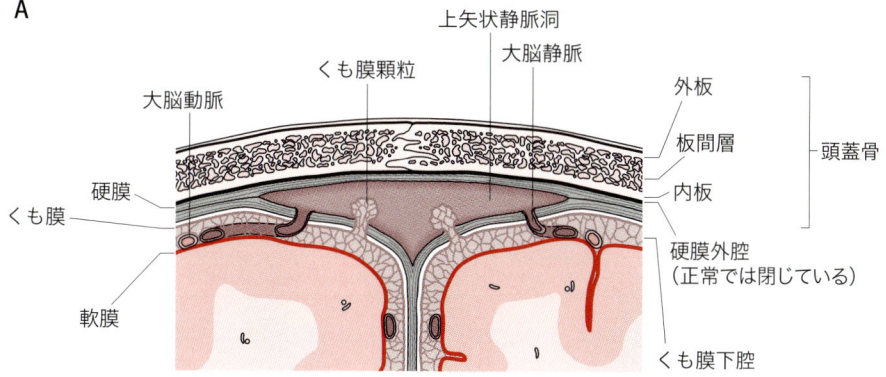

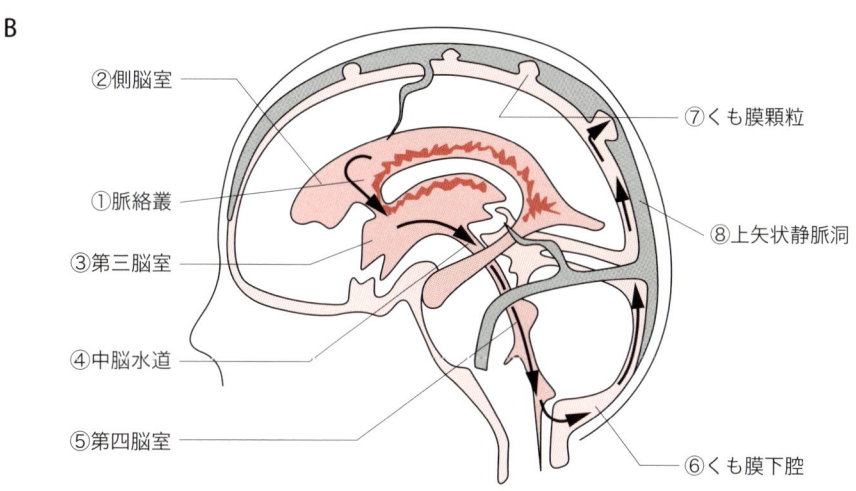

図2 くも膜下腔の構造と髄液の循環
①脈絡叢，②側脳室，③第三脳室，④中脳水道，⑤第四脳室，⑥くも膜下腔，⑦くも膜顆粒，⑧上矢状静脈洞
文献4より一部改変

は脊髄中心管に連続する．第四脳室外側陥凹の外側端には1対の外側孔（Luschka孔）があり，小脳橋角槽に連続する．

2 くも膜下腔

 脳表に接する髄液腔を**くも膜下腔**と呼び，脳槽や脳溝，脳裂からなる．

 薄い軟膜が脳溝の中まで入り込み脳組織をぴったりと直接包み込む．軟膜の外側にくも膜があり，この間腔がくも膜下腔である．くも膜下腔には動脈や脳表を走行する静脈，脳神経が走行している．

 CT，MRIでは通常くも膜下腔を形成する軟膜，髄膜を同定することは困難であり，同定できた場合は異常と考えなければならない．

1）脳槽

 くも膜下腔において広く，ある一定の形態を示すものを特に脳槽と呼ぶ．

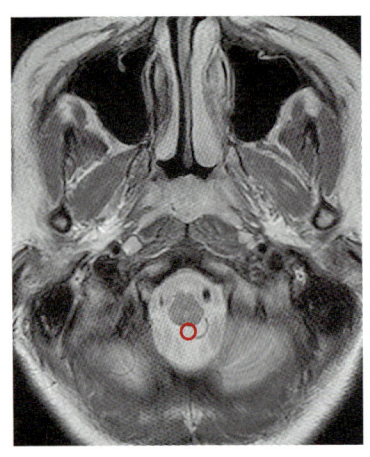

図3　正常頭部（解剖）MRI T2強調像①
大槽　（○）

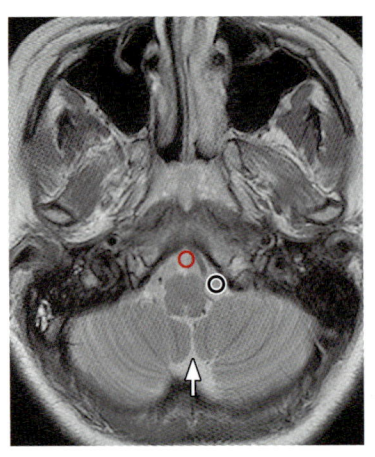

図4　正常頭部（解剖）MRI T2強調像②
正中孔（Magendi 孔, ⇨）
延髄前槽　（○）
小脳延髄槽　（○）

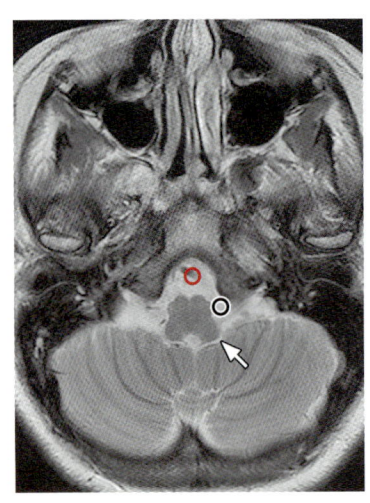

図5　正常頭部（解剖）MRI T2強調像③
外側孔（Luschka 孔, ⇨）
延髄前槽　（○）
小脳延髄槽　（○）

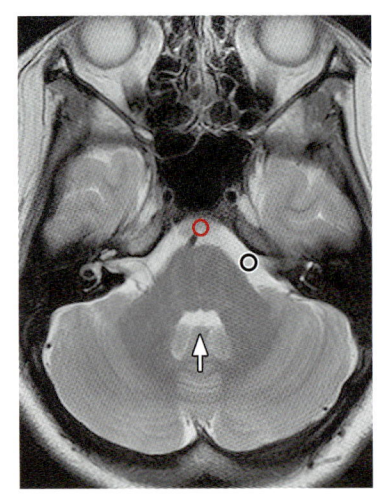

図6　正常頭部（解剖）MRI T2強調像④
第四脳室　（⇨）
橋前槽　（○）
小脳橋角槽　（○）

A. 鞍上槽（図7）

　　下垂体の上方のくも膜下腔．漏斗状陥凹，視交叉，Willis動脈輪が存在する．

B. 脚間槽（図7）

　　両側の大脳脚間にあるくも膜下腔で，前方はリリキスト膜で鞍上槽と境界されている．第3脳神経（動眼神経），脳底動脈，後視床穿通枝が存在する．

C. 迂回槽（図7）

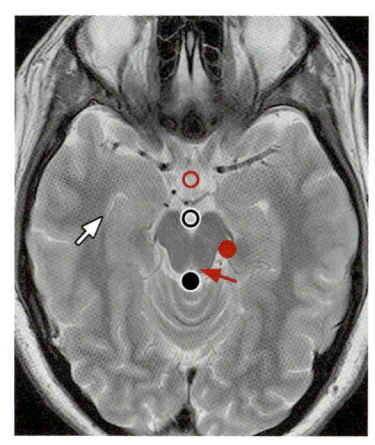 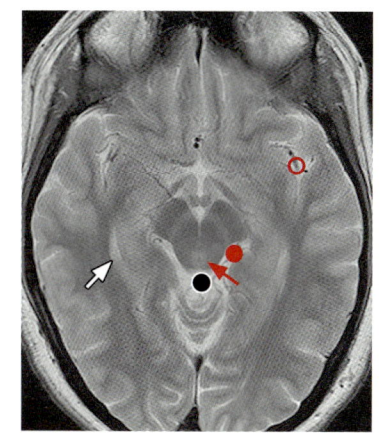

図7　正常頭部（解剖）MRI T2強調像⑤
中脳水道（→）
側脳室下角（⇨）
鞍上槽（○）
脚間槽（○）
迂回槽（●）
四丘体槽（●）

図8　正常頭部（解剖）MRI T2強調像⑥
中脳水道（→）
側脳室下角（⇨）
シルビウス裂（○）
迂回槽（●）
四丘体槽（●）

　大脳脚周囲のくも膜下腔で鞍上槽や四丘体槽と交通している．第4脳神経（滑車神経），後大脳動脈P2区と分枝，上小脳動脈，基底静脈が存在する．

D．**四丘体槽**（図7）

　脳梁膨大部の下に位置し松果体や被蓋の背側のくも膜下腔．前方では中間帆槽に連続する．松果体，第4脳神経（滑車神経），後大脳動脈P3区，内，外側脈絡膜動脈，ガレン大静脈とその支流が存在する．

E．**中間帆槽（中間帆腔）**（図10）

　第三脳室上方に位置するくも膜下腔で後方は四丘体槽と交通する．2層の脈絡膜から形成される．内大脳静脈と内側後脈絡叢動脈が存在する．

F．**橋前槽**（図6）

　斜台上方と橋前方に囲まれたくも膜下腔．
　脳底動脈，前下小脳動脈，第5，6脳神経（三叉神経，外転神経）が存在する．

G．**延髄前槽**（図4，5）

　斜台下方と延髄に囲まれたくも膜下腔．後方は大槽と連続する．椎骨動脈，前脊髄動脈，後下小脳動脈，第12脳神経（舌下神経）が存在する．

H．**上小脳槽**（図9）

　小脳テント下面と小脳上面に位置するくも膜下腔．
　上下小脳動脈分枝，上虫部静脈，中心前小脳静脈が存在する．

I．**大槽**（図3）

　小脳の背側下方にあり，延髄背面と後頭間に存在するくも膜下腔．正中孔（Magendi孔）を介して第四脳室と交通する．
　小脳扁桃，後下小脳動脈の扁桃半球枝が存在する．

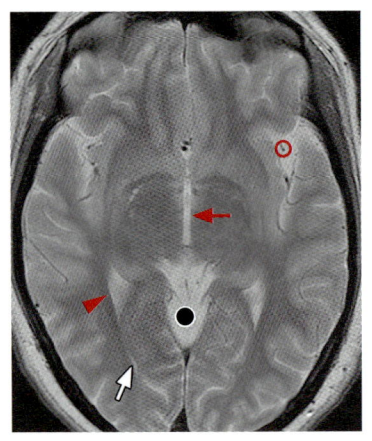
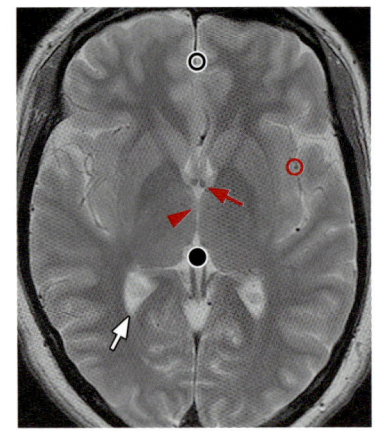

図9 正常頭部（解剖）MRI T2強調像⑦
第三脳室（→）
側脳室後角（⇨）
側脳室三角部（▶）
シルビウス裂（○）
上小脳槽（●）

図10 正常頭部（解剖）MRI T2強調像⑧
第三脳室（▶）
室間孔（Monro孔，→）
側脳室三角部（⇨）
シルビウス裂（◎）
大脳縦裂（○）
中間帆槽（●）

J．小脳橋角槽（図6）

橋前側壁と小脳，側頭骨錐体部間に位置するくも膜下腔．蝸牛水管により内耳の骨迷路と連結している．第5，7，8脳神経（三叉神経，顔面神経，聴神経），前下小脳動脈，錐体静脈が存在する．

2）脳裂

脳溝のうち，特に深いものは**脳裂**と呼ばれる．

A．大脳縦裂（図10，11）

両側大脳半球を分ける深い溝である．
大脳縦裂内には大脳鎌，下矢状静脈洞と前大脳動脈とその分枝を含んでいる．

B．シルビウス裂（外側溝）（図9，10）

大脳半球外側にあり，側頭葉前端から後上外側に向かって走る深い溝である．前頭葉，側頭葉，後頭葉を境界している．大脳の発達とともに島周囲の皮質が盛り上がり，弁蓋部が形成され島が覆われてしまうがその間隙がシルビウス裂である．中大脳動脈と浅中大脳静脈が走行している．

2. 脳脊髄液の産生・循環・吸収

脳室を満たす髄液は，各脳室に存在する血管に富む**脈絡叢**と呼ばれる組織で産生される．脈絡叢は側脳室三角部に多く存在している．0.35〜0.4 mL/分で1日約500 mL産生される．脳室内で産生された髄液は側脳室→第三脳室→中脳水道→第四脳室と循環し，次いで，第四脳室正中孔および外側孔を通って外髄液腔であるくも膜下腔へ流出する．脈絡叢で産生された髄液の大部分は，上矢状静脈洞付近の静脈洞に突出しているくも膜顆粒を通り，静脈血に排出される（図2 B）．

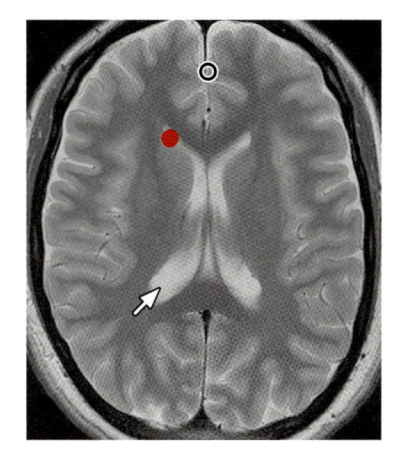

図11 正常頭部（解剖）MRI T2強調像⑨
側脳室体部　（⇨）
大脳縦裂　　（○）
側脳室前角　（●）

●ピットフォール

水頭症について

水頭症とは，脳脊髄液（髄液）が脳室内またはくも膜下腔に過剰に貯留した状態のことである．脳室内に過剰貯留した場合を内水頭症，大脳表面に過剰貯留した場合を外水頭症という．原因によりいくつかの水頭症に分類される（注意；教科書により分類が多少異なる）．

- 非交通性水頭症：内髄液腔のどこかで狭窄・閉塞が生じ閉塞部位より前の脳室系が拡大する
- 交通性水頭症：外髄液腔のどこかで髄液の通過障害・吸収障害が生じすべての脳室が均等に拡大する
- 分泌過剰性水頭症：髄液が過剰に産生されることにより水頭症となる（脈絡叢乳頭腫）
- 正常圧水頭症：髄液圧は正常であるにもかかわらず脳室系の拡大があり，認知症・失禁・歩行障害がみられる

●専門家のクリニカルパール

内視鏡的第三脳室開窓術（endoscopic third ventriculostomy）

神経内視鏡を使用して第三脳室に達し，第三脳室の底部を開窓し，脳室内の髄液がくも膜下腔に流れるようにする治療である．詳しくは成書を参考のこと．

おわりに

　脳室・脳槽の解剖と機能について解説した．日常診断において脳室，脳槽に異常をきたす症例にしばしば遭遇するであろう．脳室，脳槽の異常が何によるものか，画像を紐解く参考となれば幸いである．

文献・参考文献

1) 「脳神経外科学　改訂11版」(太田富雄, 松谷雅生/編), 金芳堂, 2012
2) 「解剖学講義　改訂3版」(伊藤隆, 高野廣子/編), 南山堂, 2012
3) 「Osborn's：Brain Imaging, Pathology, and Anatomy」(Osborn AG), Lippincott Williams & Wilkins, 2013
4) 「グレイ解剖学」(Richard L. D et al, 塩田浩平 ほか訳), エルゼビア・ジャパン, pp 782-786, 2007

プロフィール

村上　優（Yu Murakami）
産業医科大学放射線科　助教
Neuro領域では読影の他, 脳血管内治療専門医としてCASや脳動脈瘤のcoilingなども行っています.

林田佳子（Yoshiko Hayashida）
産業医科大学放射線科　講師

興梠征典（Yukunori Korogi）
産業医科大学放射線科　教授

第1章 総論：頭部画像診断の基本

4. 脳血管解剖の基礎

麦倉俊司，高橋昭喜

Point

- 脳動脈間の解剖と支配域の概略：皮質動脈と脳底穿通動脈
- 脳動脈間の主な側副血行路：Willis動脈輪と脳軟髄膜血管吻合
- 脳動脈瘤の好発部位
  ①前交通動脈，②内頸動脈-後交通動脈分岐部，③中大脳動脈

はじめに

中枢神経疾患，特に脳血管障害の診断にはCT・MRIが有用であるが，その所見の拾い上げ，病態の把握には脳血管の解剖の理解が必須である．

1. 頭蓋内動脈系

1 前方循環（内頸動脈系）と後方循環（椎骨脳底動脈系）

脳実質を栄養する動脈は，左右の**内頸動脈**（internal carotid artery：ICA）と**椎骨動脈**（vertebral artery：VA）からなり，後者は合流して**脳底動脈**（basilar artery：BA）となる（図1，表1）．これらの血管からは，脳底部でさらに主幹動脈が分岐する．内頸動脈から一対の**前大脳動脈**（anterior cerebral artery：ACA）と**中大脳動脈**（middle cerebral artery：MCA），脳底動脈からは一対の**後大脳動脈**（posterior cerebralartery：PCA）が分岐して大脳を灌流する．内頸動脈からの主幹分枝動脈を前方循環，椎骨脳底動脈からの主幹分枝を後方循環と呼ぶ．脳底槽レベルの水平断microangiogramを示す（図2）．

2 Willis動脈輪（circle of Willis）（図3）と皮質動脈（図4，5）

頭蓋内主幹動脈は脳底部で，両側前大脳動脈間の**前交通動脈**（anterior communicating artery：ACoA），内頸動脈末端部より分岐する**後交通動脈**（posterior communicating artery：PCoA）によって吻合しており，**Willis動脈輪**（circle of Willis）と呼ばれる．Willis動脈輪の発達には個体差がある．

またWillis動脈輪は脳動脈瘤の好発する部位である．

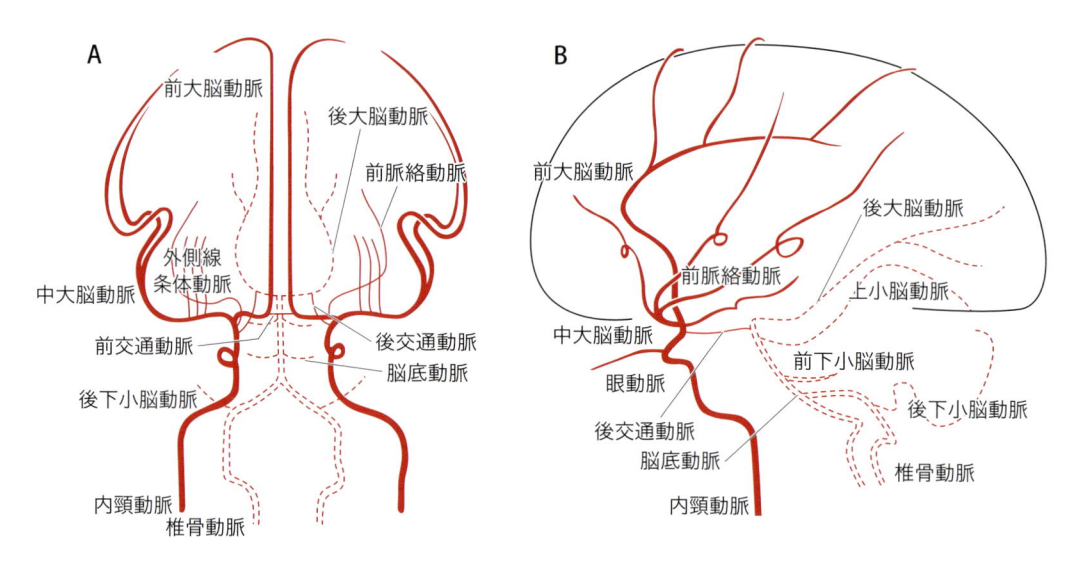

図1 脳の血管支配
A）正面像，B）側面像
前方循環（内頸動脈，前大脳動脈，中大脳動脈）は赤の実線で，後方循環（椎骨動脈，脳底動脈，後大脳動脈および小脳の血管）は赤の破線で示してある
文献1より転載

表1 前方循環（内頸動脈系）と後方循環（椎骨脳底動脈系）とその主幹動脈

①前方循環	
・内頸動脈	
・前大脳動脈	→内側線条体動脈（穿通枝）
・中大脳動脈	→外側線条体動脈（穿通枝）
②後方循環	
・椎骨動脈	→後下小脳動脈
・脳底動脈	→前下小脳動脈
	→上小脳動脈
	→橋枝（穿通枝）
・後大脳動脈	→視床動脈群（穿通枝）

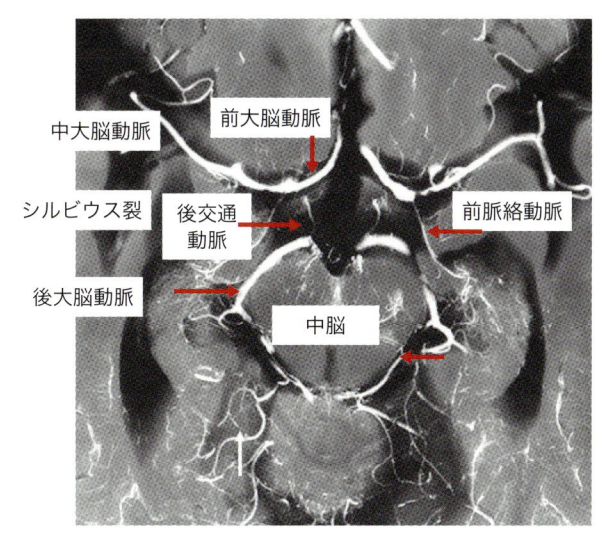

図2　脳底槽レベルの水平断 microangiogram
文献1より転載

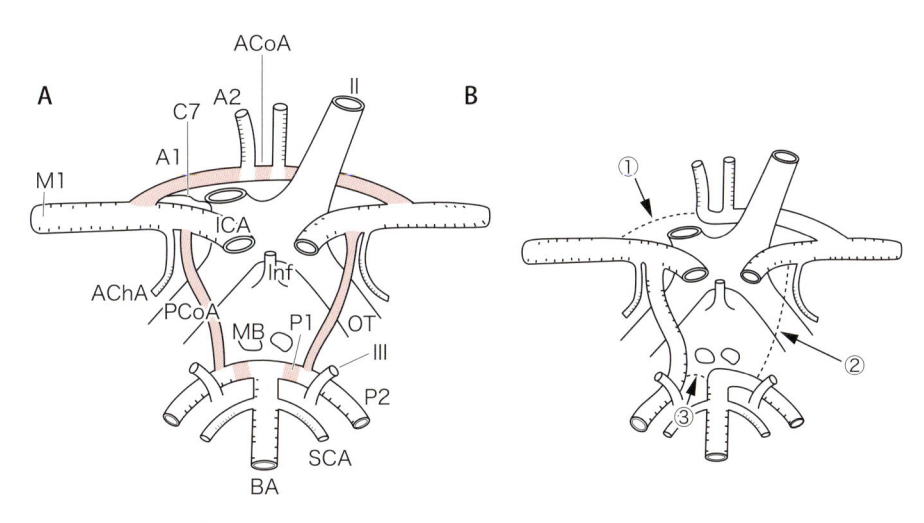

図3　Willis動脈輪
A）図の赤色部分は正常でも低形成であることがある
B）Willis動脈輪のうち，②前・後交通動脈，③後大脳動脈近位部や①前大脳動脈水平部（A1 portion）はしばしば低形成である
Ⅱ：視神経，Ⅲ：動眼神経
A1：前交通動脈水平部，A2：前大脳動脈脳梁下部，AChA：前脈絡動脈，ACoA：前交通動脈，BA：脳底動脈，C1：内頸動脈C1部，ICA：内頸動脈，M1：中大脳動脈水平部，MB：乳頭体，OT：視索，P1：後大脳動脈交通前部，P2：後大脳動脈大脳脚部，PCoA：後交通動脈，SCA：上小脳動脈
文献1より転載

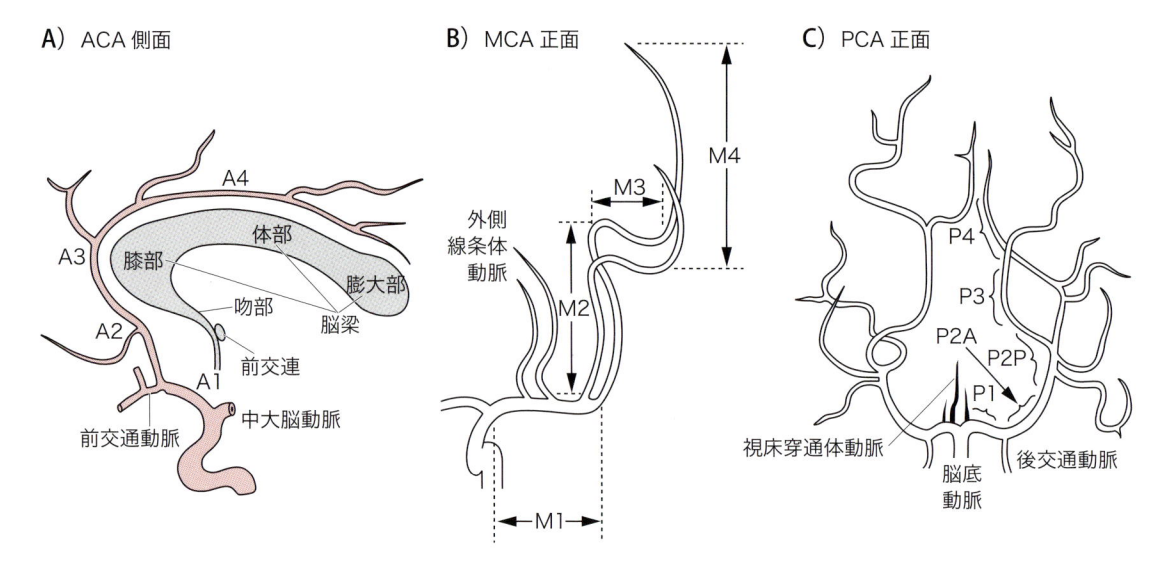

図4 ACA，MCA，PCAの走行と区分
A）ACAの走行と区分　ACA側面
A1：水平部：内頸動脈の終末部から視交叉の上方を水平に走行する部分．遠位端で前交通動脈によって対側の前大脳動脈と吻合する
A2：脳梁下部：水平部から終板槽内を前上方に向かう部分
A3：脳梁前部：脳梁膝部の前を後上方に回る部分
A4：脳梁上部：脳梁体部後上を後方へ走行する部分
B）MCAの走行と区分
M1：中大脳動脈水平部：内頸動脈からの起始部より水平にシルビウス谷を外走する部分
M2：中大脳動脈島部：島皮質最下部で複数枝に分枝し，島表面を上行する部分
M3：中大脳動脈弁蓋部：島表面から離れて弁蓋部を縁取るように外走し，シルビウス裂から脳表に出てくるまでの部分
M4：中大脳動脈皮質部：シルビウス裂を出た後，大脳半球外側の皮質に分布する部分
C）PCAの走行と区分　PCA正面
P1：交通前部：後大脳動脈起始部から後交通動脈との合流部
P2A：脚部：後交通動脈との合流部から中脳と海馬の間で脚槽内を走行して大脳脚後縁までの部分
P2P：迂回槽部：迂回槽内を後走する部分
P3：四丘体部：四丘体槽内を後内方に走行する部分
P4：皮質部：脳幹周囲の脳槽を離れて，外後方に走行する皮質枝部分
文献2より引用

　前大脳動脈の皮質枝は一側大脳半球のうち前頭葉，頭頂葉の内側域を灌流し，中大脳動脈はシルビウス裂を中心に大脳半球外側域を広汎に灌流する．一方，後大脳動脈は脳幹を回り込んで後方に向かいながら，側頭葉内下面および後頭葉内側域を灌流する（図4〜7）．これら主幹動脈の区域を示す（図4）．

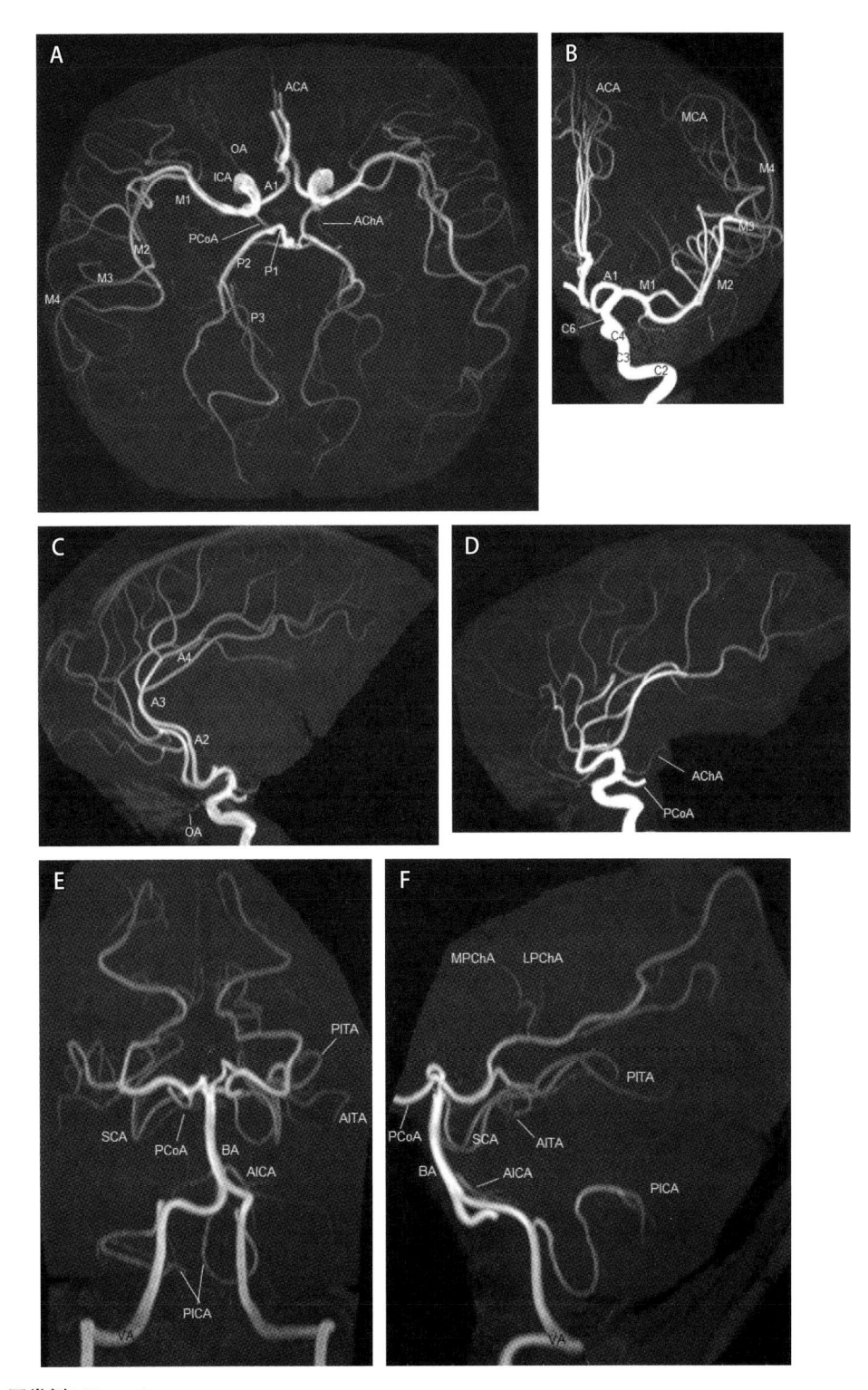

図5 正常例MR angiogram
ACA：前大脳動脈，ACoA：前交通動脈，AChA：前脈絡動脈，BA：脳底動脈，ICA：内頸動脈，
AICA：前下小脳動脈，PCA：後大脳動脈，PCoA：後交通動脈，PICA：後下小脳動脈，MCA：中大脳動脈，
MPChA：内側後脈絡動脈，LPChA：外側後脈絡動脈，SCA：上小脳動脈
文献3より転載

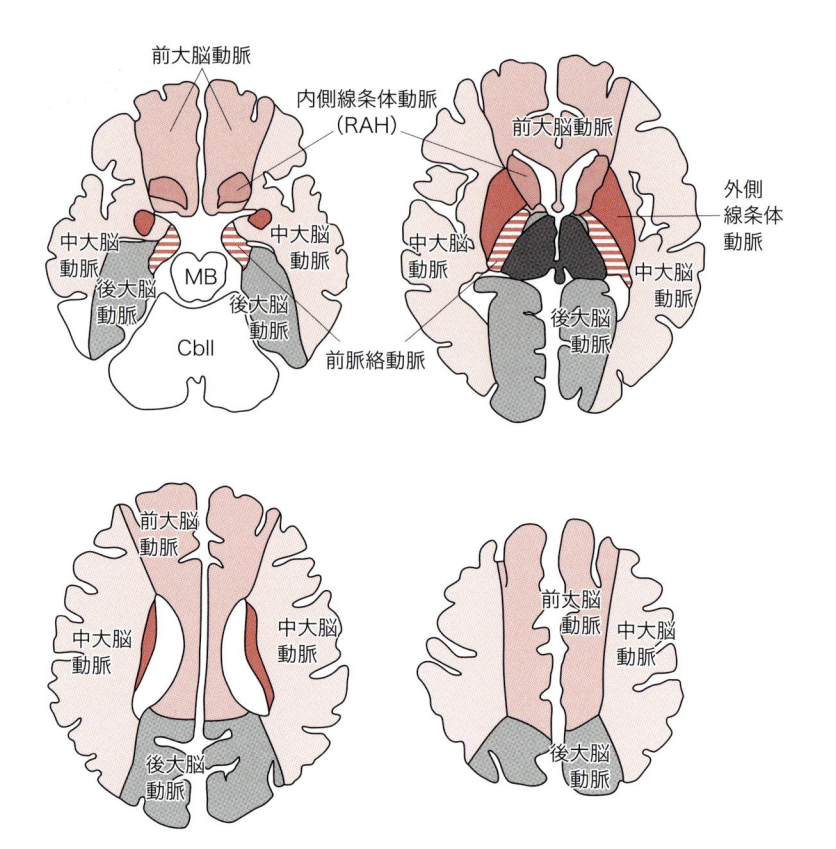

図6　主幹動脈の血管支配
RAH：Heubner 反回動脈
文献1より転載

3 主幹動脈血管支配（図6）と脳軟髄膜血管吻合（図7）

　大脳動脈皮質枝は末梢で互いに吻合しており，脳軟髄膜血管吻合（leptomeingeal anastomosis：LMA）と呼ばれる．通常は機能していないが，血管の中枢側に閉塞機転が生じると，逆行性に閉塞血管の末梢側分枝を還流する**側副血行路として機能**する．この発達の程度は脳梗塞の範囲に大きく影響を与える．

4 脳動脈瘤の好発部位（図8）

　90％が前方循環に生じる．好発部位として，①前交通動脈（ACoA）②内頸動脈（ICA）と後交通動脈の分岐部（PCoA）の分岐部，③中大脳動脈（MCA）水平部遠位部の主分岐部，の3カ所が重要である．後方循環には約10％が生じ，脳底動脈（BA）先端部，椎骨動脈（VA）と後下小脳動脈（PICA）分岐部が多い．ACAの遠方部や後方循環の動脈瘤は見落としやすいので注意を要する．

5 脳底穿通動脈（図9）

　基底核や，視床領域には小梗塞や脳出血が多発する．脳底穿通動脈の解剖を知ることによってそれらの病変がどの血管の支配域の病変かをある程度判断できる．**図9A**は脳底穿通動脈の側面

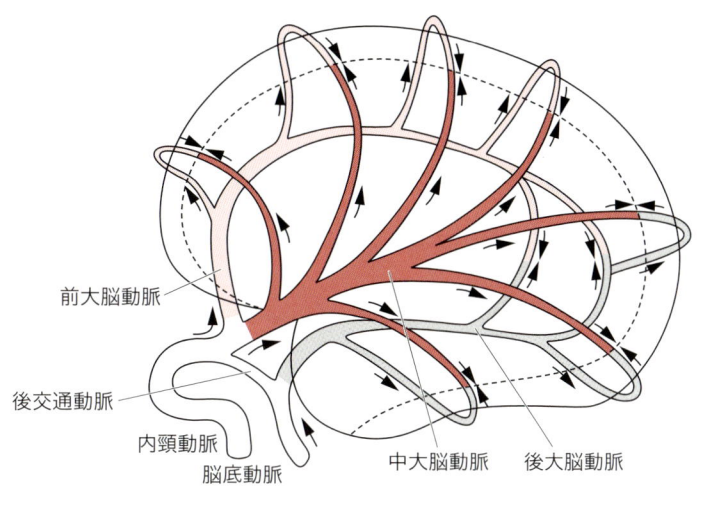

図7 前，中，後大脳動脈皮質枝間の脳軟髄膜吻合
破線部で前大脳動脈−中大脳動脈および中大脳動脈−後大脳動脈皮質枝が互いに吻合している
文献4を参考に作成

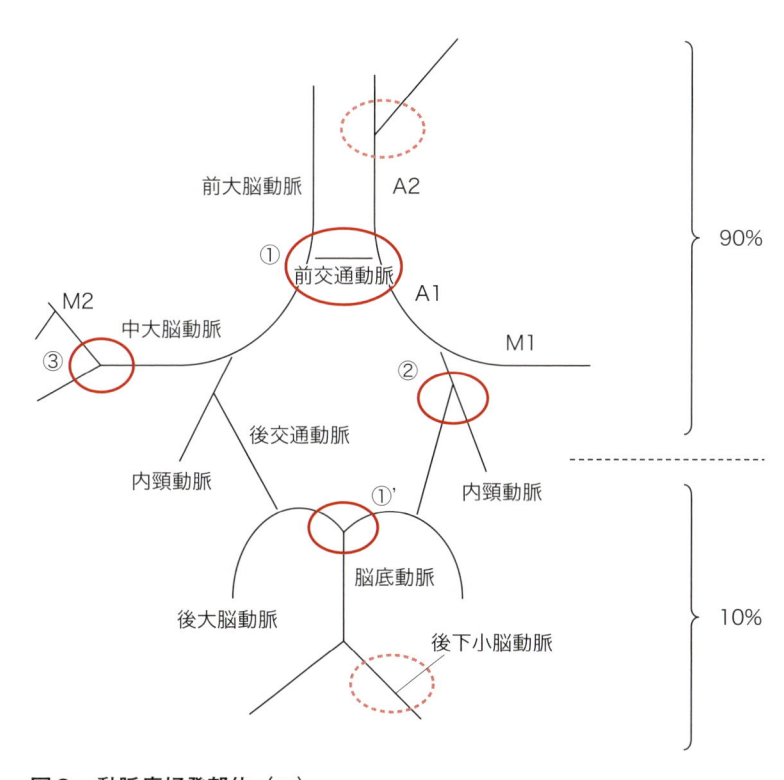

図8 動脈瘤好発部位（◯）
〈前方循環（90％）の好発部位（3カ所）〉
①前交通動脈（ACoA），②内頸動脈（ICA）と後交通動脈の分岐部（PCoA）の分岐部，③中大脳動脈（MCA）水平部遠位の主分岐部
〈後方循環（10％）の好発部位（2カ所）〉
①' 脳底動脈（BA）先端部，②' 椎骨動脈（VA）と後下小脳動脈（PICA）分岐部である
＊ACAの遠位部や後方循環の動脈瘤（⬭）は見落としやすいので注意を要する

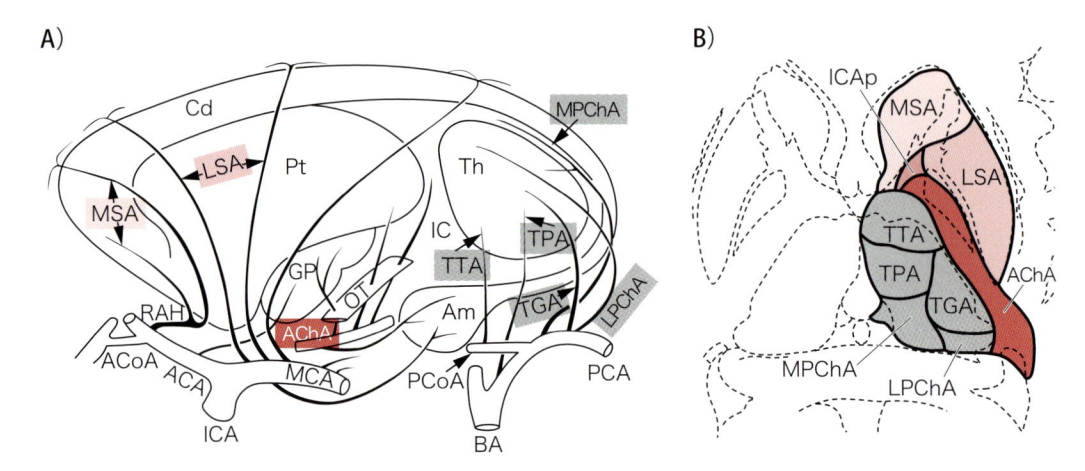

図9 基底核，視床域の血管支配
ACA：前大脳動脈，AChA：前脈絡動脈，ACoA：前交通動脈，Am：扁桃体，BA：脳底動脈，
Cd：尾状核，Gp：globus pallidus，ICA：内頸動脈，ICAp：内頸動脈の穿通枝，MCA：中大脳動脈，
OT：視索，PCA：後大脳動脈，PCoA：後交通動脈，Pt：被殻，Th：視床，TPA：視床穿通動脈，
TTA：視床灰白隆起動脈，LPChA：外側後脈絡動脈，MPChA：内側後脈絡動脈，
MSA：内側線条体動脈，TGA：視床膝状体動脈，RAH：Heubner反回動脈，IC：内包
A）文献5を参考に作成，B）文献6より引用

から見た模式図であり，図9Bはその支配域の概要を，通常の横断面上に示したものである．大脳深部の灰白質領域のうち前方の基底核領域は前・中大脳動脈の線条体動脈群によって，後方の視床領域は後方循環からの一連の視床動脈群によって栄養される．そしてこの両支配域間に前脈絡動脈域が弓状に入り込んでいる．

1）線条体動脈群（striate arterial group）（図9）

① **内側線条体動脈（medial striate arteries：MSA）**：前大脳動脈近位部（A1 portion）から生ずるMSAは，視床下部前部，前交連の内側1/3，時に尾状核，被殻，淡蒼球の前下端に分布する．前大脳動脈の前交通動脈分岐部近傍から起始し，特徴的なrecurrent course（反回走行）をとって前穿通野に達する血管があり，Heubner反回動脈（recurrent artery of Heubner：RAH）と呼ばれる．

② **外側線条体動脈（lateral striate arteries：LSA）**：中大脳動脈の水平部（M1）より数本のLSAが分岐し，前穿通野より脳内に穿通して，尾状核，被殻，淡蒼球外節の一部，無名質，前交連外側部などを栄養する．本血管は末梢では側脳室体部の上外方の白質域まで到達する脳表からの髄質動脈との境界領域をなす．

2）前脈絡動脈（anterior choroidal artery：AChA）（図9）

前脈絡動脈は，後交通動脈の末梢かつ主分岐部の近位で，内頸動脈後面より起始して後内方に向かい，視索の下面に至って，おおむねそれに沿って側頭葉鉤の内上縁を走行する．そして外側膝状体付近で外方に向かい，脈絡裂を通って側脳室下角内に入り，脈絡叢内に分布する．その走行中に種々の分枝を出し，以下の領域を栄養する．

　① 側頭葉内側面：側頭葉鉤，扁桃体後内側部
　② 視覚路：視索，外側膝状体前外側半，視放線起始部
　③ 基底核領域：内包後脚，淡蒼球内側部，尾状核尾部
　④ 間脳：視床下核，視床外側腹側核の表層部

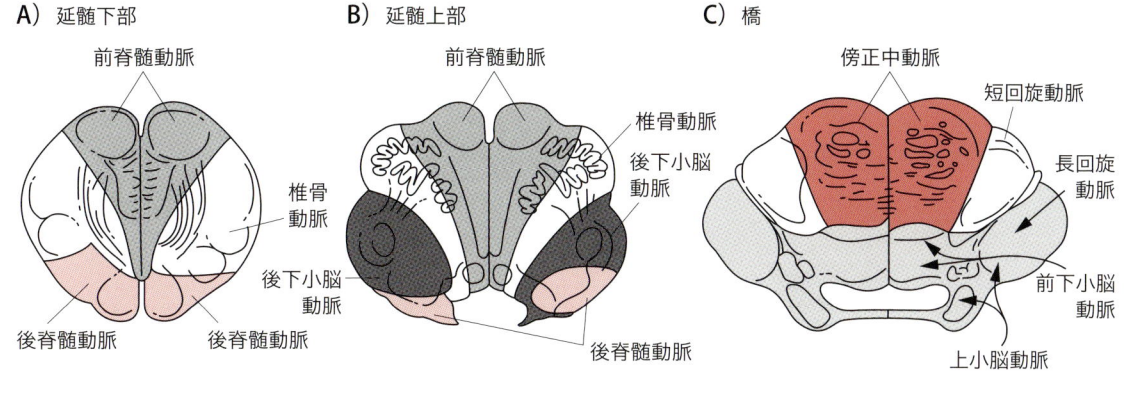

図10 脳幹の動脈分布の模式図
文献1より転載

⑤ 中脳：大脳脚上部の一部（中1/3），中脳黒質の一部

3）視床動脈群（thalamic arterial group）

視床動脈群は後交通動脈，後大脳動脈から起始する一連の穿通動脈群であるが，図9はその血管支配の概要を示している．

① **視床灰白隆起動脈（thalamotuberal arteries：TTA）**：後交通動脈から起始して乳頭体（mammillary body）の前方で灰白隆起（tuber cinereum）から穿通して視床下部後部，視床前極部を栄養する．
② **視床穿通動脈（thalamoperforate arteries：TPA）**：後交通動脈との吻合前の後大脳動脈の最近位部（precommunicating segment：P1）から起始して脚間窩の後穿通野から穿通し，赤核の前上端，視床下部後端を経て，第三脳室壁に沿って視床内側域に至り，視床傍正中部から外上方に分布する．
③ **視床膝状体動脈（thalamogeniculate arteries：TGA）**：後大脳動脈のambient segmentから起始して内側・外側膝状体間より穿通し，後端部を除いて視床後外側域を栄養する．
④ **内側後脈絡動脈（medial posterior choroidal artery：MPChA）**：視床後面〜背面の内側域を栄養する．
⑤ **外側後脈絡動脈（lateral posterior choroidal artery：LPChA）**：視床枕〜視床背面の外側域に分布し，視床枕の大きな部分，内側核群と前核群の背側部を上方から栄養する．これらの内側・外側後脈絡動脈域単独での梗塞は稀であるが，他動脈との間に豊富な吻合があるためと考えられている．

6 脳幹の血管支配（図10）

鎖骨下動脈から分岐した両側の椎骨動脈は延髄の前外側で大後頭孔を通って頭蓋内に入り，橋延髄移行部で両者が合して脳底動脈となる．脳底動脈から多数の小動脈が分岐して，脳幹を直接栄養する．これらの脳幹の動脈は傍正中動脈（paramedian artery：PMA），短回旋動脈（short circumferential artery：SCfA），長回旋動脈（long circumferential artery：LCfA）の3群に大別される（図10）．

図11 小脳の血管支配域
文献1より転載

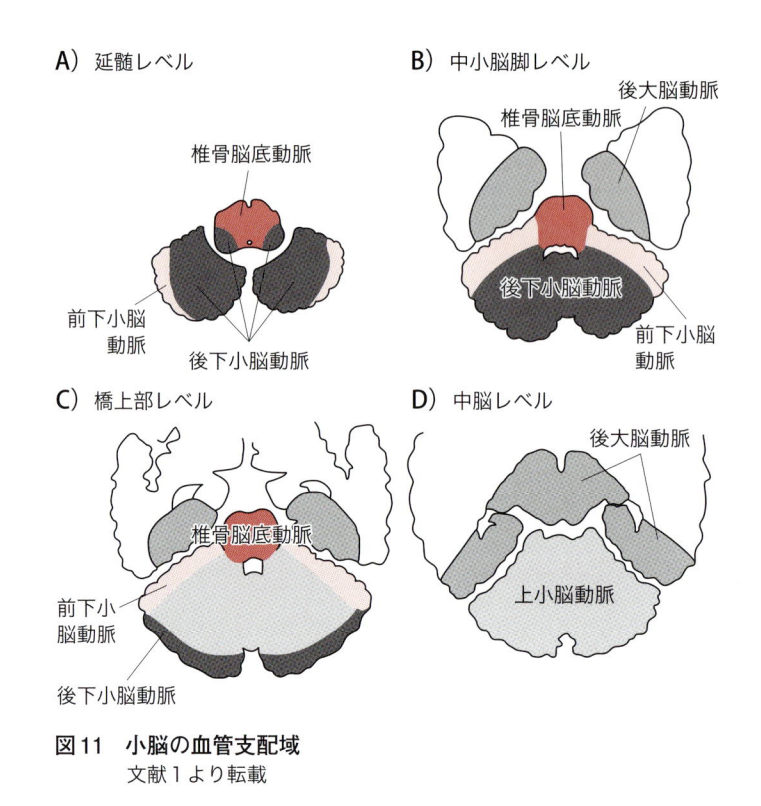

7 小脳の血管支配（図11）

　脳底動脈への移行直前の椎骨動脈より後下小脳動脈が分岐して延髄の外側部および小脳下面を栄養する．また，脳底動脈近位部からは，前下小脳動脈が起始して橋，中小脳脚，小脳前面の一部を灌流し，脳底動脈遠位部からは上小脳動脈が起始して，橋，小脳上面を灌流する．後下小脳動脈および上小脳動脈の末梢の分枝は，虫部枝（vermian branch）と半球枝（hemispheric branch）とに大別される．これらの小脳動脈の末梢枝間にも，大脳の動脈と同様の脳軟髄膜血管吻合があり，側副血行路として機能しうる．図11に小脳の血管支配の模式図を示した．

2. 頭蓋内静脈系（図12）

　頭蓋内の静脈還流は脳静脈と硬膜静脈洞による．脳静脈は表在静脈と深部静脈に分けられる．

1 表在静脈（superficial cerebral vein）

　主に皮質および皮質下白質からの髄質静脈（medullary vein）の血液を集める．
　① 上大脳静脈群：大脳半球外側面を下方から上方に走行する
　② 下大脳静脈群：大脳半球外側面の下半部を走行する
　③ 浅中大脳静脈：シルビウス裂の表面を後上方から前下方に向かい，海綿静脈洞に注ぐ

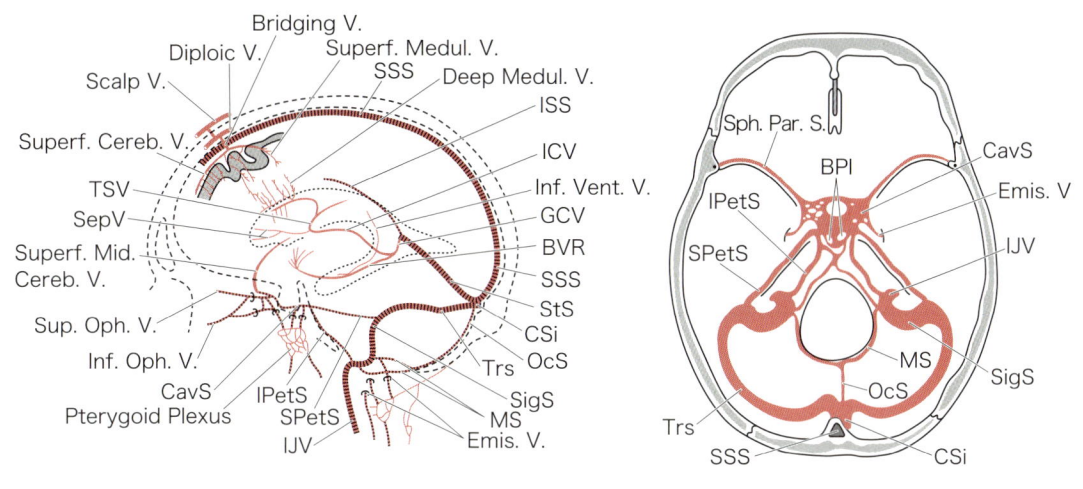

図12 頭蓋内静脈系
BPl：脳底静脈叢，Bridging V.：架橋静脈，BVR：脳底静脈，CavS：海綿静脈洞，
Deep Medul. V.：深髄質静脈，Emis. V.：導出静脈，GCV：Galen大静脈，Inf. Oph. V.：下眼静脈，
Int. Jug. V.：内頸静脈，IPS：下錐体静脈洞，Inf. Vent. V.：下脳室静脈，ICV：内大脳静脈，
ISS：下矢状静脈洞，MS：辺縁洞，OS：後頭静脈洞，Pterygoid Plexus：翼突筋静脈叢，
Scalp V.：頭皮の静脈，Sept. V.：透明中隔静脈，SPS：上錐体静脈洞，SigS：S状静脈洞，
SSS：上矢状静脈洞，Superf. Cereb. V.：浅大脳静脈，Superf. Medul. V.：浅髄質静脈，
Superf. Mid. Cereb. V.：浅中大脳静脈，Sup. Oph. V.：上眼静脈，StS：直静脈洞，
Torcular Herophili：静脈洞交会，TS：横静脈洞，TSV：視床線条体静脈
文献7を参考に作成

2 深部静脈（deep cerebral vein）

1）上衣下静脈（subependymal vein）と内大脳静脈（internal cerebral vein）

大脳白質からの深部髄質静脈は深部に向かい，側脳室壁にある上衣下静脈に流入する．上衣下静脈のうち透明中隔静脈（septal vein）は，前角の前内壁〜透明中隔に沿って後方に走り，モンロー孔付近で内大脳静脈に流入する．左右の内大脳静脈は，モンロー孔後上縁に始まる．ついで中間帆槽内を上方凸の弧を描きながら，基本的に正中を後走し，脳梁膨大部下方で左右が合流してGalen大静脈となる．Galen大静脈は脳梁膨大部の後縁を回って下矢状静脈洞と直静脈洞の移行部に流入する．

2）脳底静脈（basal cerebral vein of Rosenthal）

前穿通野の下面で，前頭葉の内側底部や大脳基底核の静脈，深中大脳静脈（deep middle cerebral vein）が合流して始まる．視索に沿って中脳を回り，外方かつ下方凸の緩やかな弧を描きながら後方に進んで，その走行中に海馬，視床，中脳および後頭葉の内側面などから血流を受ける．そしてGalen大静脈，または内大脳静脈，直静脈洞のいずれかに注ぐ．

3）硬膜静脈洞（dural sinus）と頭蓋外への還流

頭蓋内静脈血の大部分は最終的に，硬膜，大脳鎌，小脳テントの中にある硬膜静脈洞に還流する）．正中の大脳鎌上下縁に上矢状静脈洞（superior sagittal sinus：SSS），下矢状静脈洞（inferior sagittal sinus：ISS）があり，下矢状静脈洞は大脳鎌−小脳テント接合部の前端で直静脈洞（straight sinus：StS）に移行する．ここはGalen大静脈が合流するところでもある．直静脈洞は後下方に走行して上矢状静脈洞の後下端すなわち静脈洞交会〔confluens sinuum（torcular

Herophili）〕に合流する．静脈洞交会から左右横方向に二分して横静脈洞（transverse sinus：TS）となり，錐体骨縁に達したところでS状静脈洞（sigmoid sinus：SigS）に移行し，頸静脈孔から内頸静脈（internal jugular vein：Int. Jug V.）として頭蓋外に出る．

　トルコ鞍の両側にある海綿静脈洞（cavernous sinus：CavS）は上下の眼静脈，蝶形骨縁にある蝶形頭頂静脈洞，uncal veinなどを受け，後方で上錐体静脈同や下錐体静脈同に注ぐ．頭蓋外への静脈還流は，主に頸静脈孔を通る内頸静脈を介して行われる．

文献・参考文献

1) 「脳MRI 1．正常解剖 第2版」（高橋昭喜／編），秀潤社，2005
2) 高橋昭喜，日向野修一：脳血管：テント下動脈の解剖．「脳脊髄血管造影マニュアル」（宮坂和男／編），pp. 38-98，南江堂，1997
3) 「Neurovascular Imaging：MRI & Microangiography」（Takahashi S ed），Springer，2011
4) 「Cerebral Circulation and Stroke」（Zulch KJ ed），Springer Verlag，P116，1971
5) Aitken HF：Diagram of the arterial circulation of the basal ganglia. New Engl J Med, 199：1084, 1928
6) 高橋昭喜：大脳脳底部穿通枝領域の脳梗塞．Neurosurgeons，9：22-39，1990
7) 「Radiologic Anatomy of the Brain」（Huang YP ed），Springer Verlag，1976

プロフィール

麦倉俊司（Shunji Mugikura）
東北大学病院放射線診断科

高橋昭喜（Shoki Takahashi）
東北大学病院放射線診断科

第2章　脳出血疑い

1. 脳動脈瘤破裂の断層画像所見

坂本真一

● Point ●

- 救急医療の現場において，頭痛の原因検索のための第一選択とされるべき検査は頭部CTである．MRIは制約が多く，対象症例の慎重な選択と撮影準備が必要となる
- くも膜下出血は，必ずしもCT画像で高吸収を示さないことに注意が必要である
- 脳動脈瘤破裂に起因しないくも膜下出血や，くも膜下出血類似所見を呈する疾患は存在する．ただしこれらは，破裂脳動脈瘤を完全に否定することでしか診断できないことを肝に銘じる

はじめに

　脳動脈瘤破裂によるくも膜下出血の我が国における頻度は年間10万人あたり12〜15人程度とされているが[1]，頭痛を主訴として来院あるいは搬送されるために，専門にかかわらず日常臨床で遭遇する機会は稀ではない．10〜25％は病院に到着する前に死亡し，適切な治療が施されたとしても20〜25％が入院後に死亡もしくは後遺症をきたす重篤な疾患であるが[1]，初診時CTでの見逃しは，さらに致命的な死亡率が70〜90％とされる動脈瘤再破裂につながることになり[2]，画像診断が果たす役割は大きく責任は重い．

　これらをふまえて本稿では，主にプライマリ・ケアや救急医療に携わる初期研修医を対象として，脳動脈瘤破裂の代表的な断層画像としてCT画像を中心に提示し，見逃しを回避するための画像診断に必要な"コツ"について解説する．

1. 見逃しなく読むための手順・考え方

1 脳槽解剖の把握

　脳動脈瘤が好発する脳主幹動脈およびその分岐部は脳槽内に存在する．頭蓋内にはくも膜により境界された複数の脳槽が存在するが，CT画像から「個々の脳槽」を的確に指摘できなければ，くも膜下出血の診断は困難になる（1章-3参照）．

2 脳動脈瘤好発部位の理解

　脳動脈瘤には好発部位が存在する．**好発部位周囲を慎重に観察することも，CT診断には必要で**

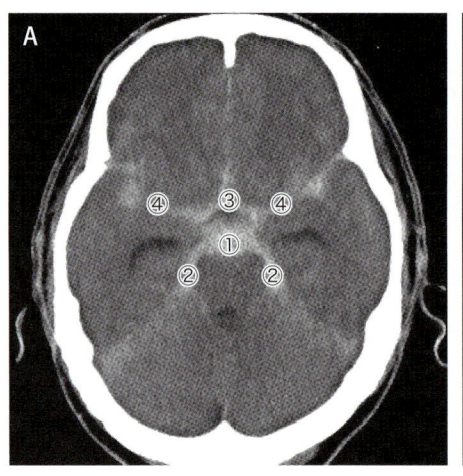

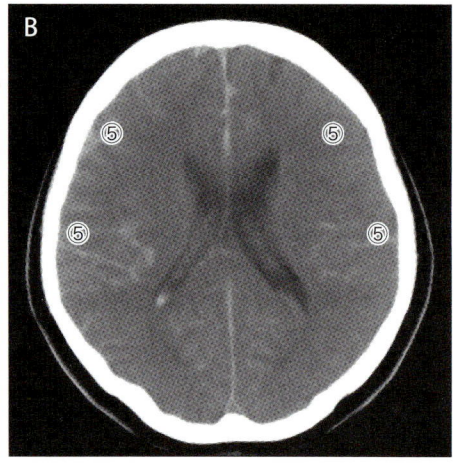

図1　脳動脈瘤破裂によるくも膜下出血の典型的頭部CT画像
脳底槽（橋前槽①〜迂回槽②，鞍上槽③，シルビウス谷④など）に，左右対称に五角形（ペンタゴン）の高吸収域が認められる．A）高吸収域はシルビウス裂および大脳縦裂に進展している．両側大脳半球脳溝（くも膜下腔⑤）にもびまん性に高吸収域が認められる．B）脳室は軽度拡大している

ある（1章-4参照）．

3 血腫吸収値の解釈

　くも膜下血腫の吸収値は血腫量，動脈瘤破裂からの時間経過（髄液循環による洗い出し），ヘモグロビン量やヘマトクリット値に影響されるために，さまざまである[3]．臨床情報と画像所見を照らし合わせて総合的に判断する必要がある．

2. 脳動脈瘤破裂の典型的な画像所見のポイント

　典型的な急性期くも膜下出血は，脳槽や脳溝に沿った高吸収域として描出される（図1）．脳動脈瘤は脳底部の動脈に好発するために，破裂すると血腫は鞍上槽，橋前槽〜迂回槽，シルビウス谷などの脳底槽からシルビウス裂，大脳縦裂に拡がることになり，**ペンタゴンと呼ばれる五角形の高吸収域**を形成する（図1A）．しかしながら，血腫の分布は，破裂動脈瘤の局在，血腫の量，破裂の方向などに影響されるために，完全なペンタゴンを形成しないことも多いことに注意が必要である．

3. 異常所見を見つける方法，コツ

1 対称性の確認

　頭部画像診断の基本は左右対称性を確認することから始まる．頭部の断層画像は左右の傾きのない軸位断で撮影されている場合は，ほぼ左右対称に内部構造（脳室，脳槽など）が描出されて

いる．左右非対称な画像には異常所見が含まれていることが多い．くも膜下出血においても，動脈瘤周囲の脳槽の血腫が多いことが一般的であり，血腫の分布から動脈瘤局在を推測することも可能である．

2 髄液と脳実質の吸収値のコントラスト

正常頭部CTにおいて脳実質，髄液のCT値（HU：Hounsfield unit）は離れており，視覚的に評価することは比較的容易である（脳実質20〜40HU，髄液：0〜5HU）．**読影時にはこの脳槽・脳室内の髄液と脳実質のコントラストを特に注意深く観察するように心がける必要がある．**もし髄液と脳実質のコントラストが不明瞭な場合には，髄液の吸収値が上昇していることが多く，くも膜下血腫の存在が疑われる．しかし，稀に後述する偽性くも膜下出血のように脳実質の吸収値が低下することで相対的に脳槽が高吸収に見えることもある．**血腫を吸収値（高吸収）のみで評価することは，慎むべきである．**

3 付随所見

くも膜下血腫の描出が不明瞭な場合には，付随所見を探索することで，破裂脳動脈瘤を疑うことが可能なことがある．

くも膜下出血には急性期や慢性期において水頭症の所見を呈することがある．異常な脳室拡大（脳槽と比較して脳室が大きい）は血腫による脳脊髄液の循環障害を示唆している．また，急性期〜亜急性期にかけての血管攣縮が引き起こす脳梗塞も，くも膜下出血の重要なサインのひとつである．

4. こんな所見のこともある

多くの教科書において，くも膜下出血の画像として脳底槽（ペンタゴン）が比較的均一に高吸収を示す画像が提示されている（図1）．しかし，下記に示すような非典型的な画像を示す症例も決して稀ではない．

1 脳底槽（ペンタゴン）に血腫が目立たない

1）大脳間裂に限局したくも膜下血腫（前大脳動脈瘤破裂）（図2）

前大脳動脈遠位部の動脈瘤は脳底槽に存在しないために，ペンタゴンに血腫を確認できないことがある．

2）後頭蓋窩に限局したくも膜下血腫（椎骨動脈瘤破裂）（図3）

椎骨動脈，脳底動脈近位部の動脈瘤は脳底槽に存在しないために，ペンタゴンに血腫を確認できないことがある．

2 くも膜下腔以外の部位に血腫が認められる

1）脳室内穿破（前交通動脈瘤破裂）（図4）

前交通動脈瘤などの脳室に近接した部位の動脈瘤は，破裂の方向により脳室内に血腫を作る．ただし一般には，くも膜下腔にも血腫が認められる．

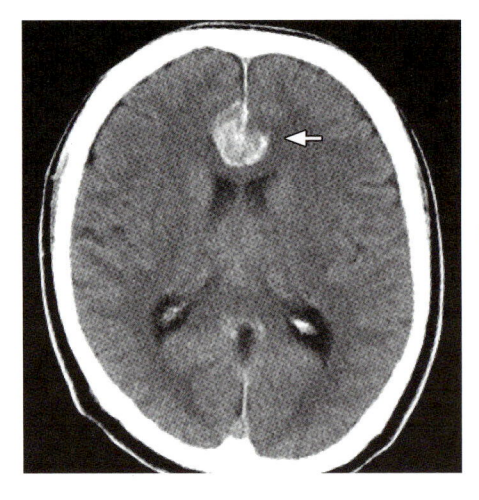

図2 非典型例：大脳間裂に限局したくも膜下血腫（前大脳動脈瘤破裂）
51歳男性．頭痛で救急搬送された．頭部単純CTで，大脳間裂に限局した高吸収域が認められた（⇨）．脳血管撮影にて前大脳動脈末梢部（A2）に脳動脈瘤が認められた

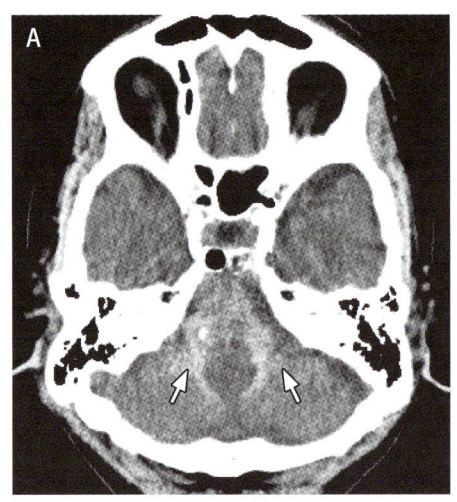

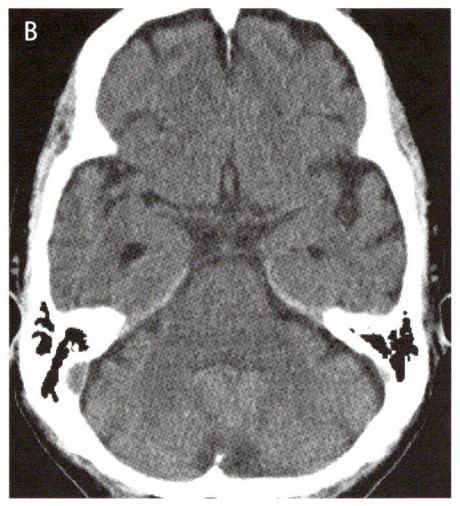

図3 非典型例：後頭蓋窩に限局したくも膜下血腫（椎骨動脈瘤破裂）
89歳女性．入浴中に意識喪失．
頭部単純CTで延髄周囲に高吸収域を認め（A⇨），くも膜下出血と診断された．脳底槽を含めたその他の脳槽に，明らかな高吸収域は認められない（B）．脳血管撮影にて左椎骨動脈後下小脳動脈分岐部に脳動脈瘤が認められた

2）脳内血腫（中大脳動脈分岐部動脈瘤破裂）（図5）

　脳実質に接した脳動脈瘤が破裂した場合には，脳内血腫をきたすことがある．**中大脳動脈瘤の破裂例では，時に被殻出血類似の所見を呈する**．ただし純粋な脳内血腫であることは稀であり，くも膜下腔にも血腫を認めるのが普通である．

■3 MRIで認められるくも膜下出血瘢痕

○ 脳表ヘモジデリン沈着症（superficial siderosis）（図6）

　くも膜下出血の後に，ヘモジデリンが脳軟膜下や脳神経に沿って沈着することがあり，脳表ヘモジデリン沈着症（superficial siderosis）と呼ばれる[4]．MRIではT2強調像特にT2*強調像が

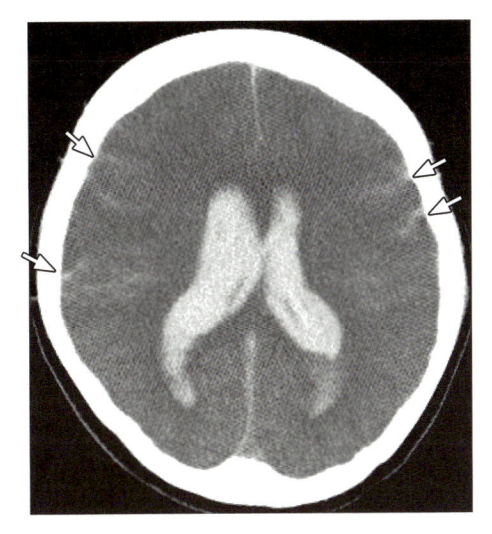

図4 非典型例：脳室内穿破（前交通動脈瘤破裂）
51歳女性．気分不良の訴えの後，心肺停止で発見．頭部単純CTで両側側脳室に高吸収域を認め，脳室内血腫と考えられる．両側大脳脳表に接するくも膜下腔にも血腫を示唆する高吸収域が認められる（⇨）．脳血管撮影にて前交通動脈に脳動脈瘤が認められた

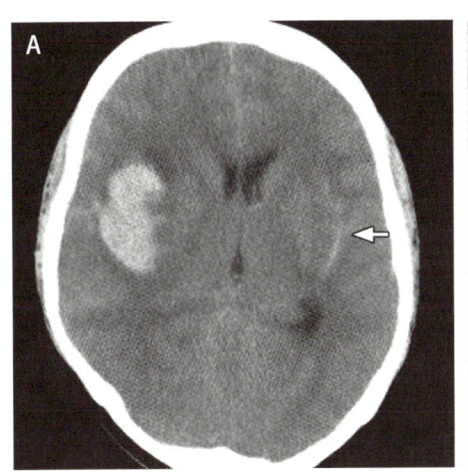

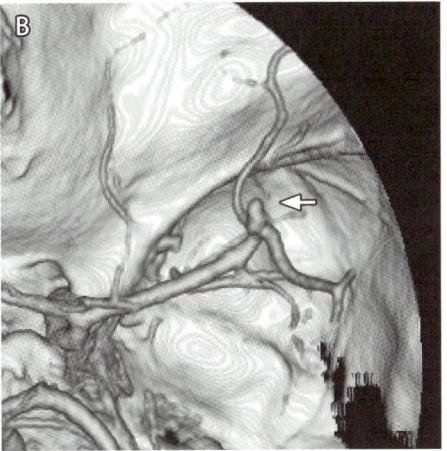

図5 非典型例：脳内血腫（中大脳動脈分岐部動脈瘤破裂）
34歳女性．倒れているところを発見された．左片麻痺あり．頭部単純CTで，右被殻外側に血腫が認められる（A）．両側大脳半球脳溝の描出は不明瞭で，左シルビウス裂末梢にくも膜下出血と考えられる高吸収域が認められた（A⇨）．頭部CTA（CT angiography）で，右中大脳動脈分岐部に上向きの動脈瘤が認められた（B⇨）．動脈瘤破裂による脳内血腫およびくも膜下出血と考えられた

有用である．出血の原因はさまざまであるが，**MRIでこの所見がみられた場合には，脳動脈瘤の検索は必須である．**

5. MRIを撮る？ or 撮らない？

一般的には，くも膜下出血の診断はCTで十分である．MRIによるくも膜下出血の描出は通常のT1強調像やT2強調像だけではCTより劣る．しかしFLAIRでは，**CTで血腫の吸収値が低下し高吸収が不明瞭となる亜急性期のくも膜下出血の診断に有用であり**（図7），出血後4日～2週間

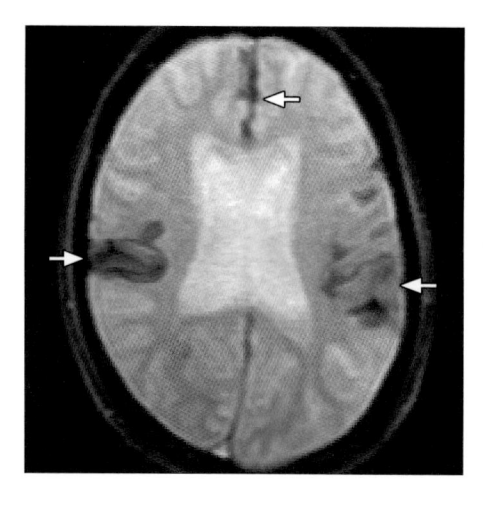

図6 脳表ヘモジデリン沈着症
66歳女性．めまいの精査で異常を指摘された．
MRI T2*強調像で両側シルビウス裂，大脳間裂面などに低信号を認める（⇨）．
CTA（CT angiography）で右内頸動脈サイフォン部に動脈瘤が認められた

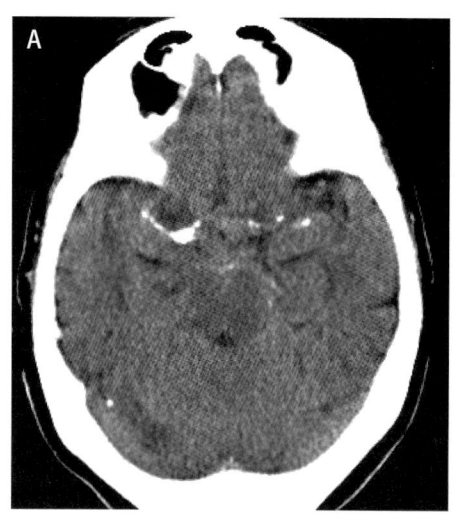

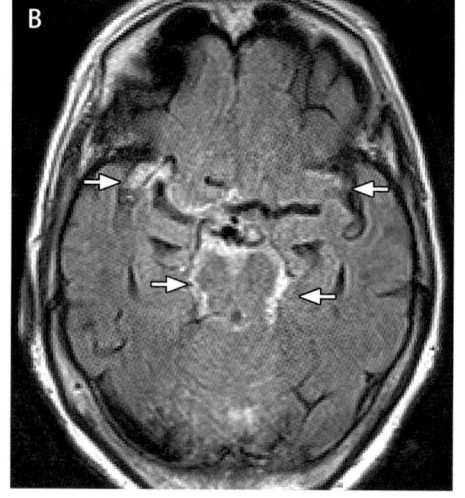

図7 亜急性期のくも膜下出血
82歳女性．自宅で倒れているところを発見された．来院時，失語症様の症状が認められた．
頭部単純CTでは脳底槽の描出が不明瞭である（A）．頭部MRI FLAIRにて，脳底槽に高信号を認め（⇨），くも膜下出血と診断された（B）．
脳血管撮影にて，右内頸動脈後交通動脈分岐部に動脈瘤が認められた．
（馬場記念病院放射線科　山田哲也先生の御厚意による）

の検出率は87〜100％であったとされる[5,6]．MRIは，CTではアーチファクトが強く評価が難しい後頭蓋窩のくも膜下出血の検出にも有利である．またMRIは，通常の頭部CTでは評価困難な脳血管攣縮やそれに伴う脳梗塞を同時に評価可能であるという特徴を有している．

ただし，MRI撮影には体内金属などの禁忌事項，挿管チューブや点滴ルートなどを含む患者に付随する医療機器，再出血時の対処などの制約が多く，事前の準備を含めた慎重な施行が求められる．

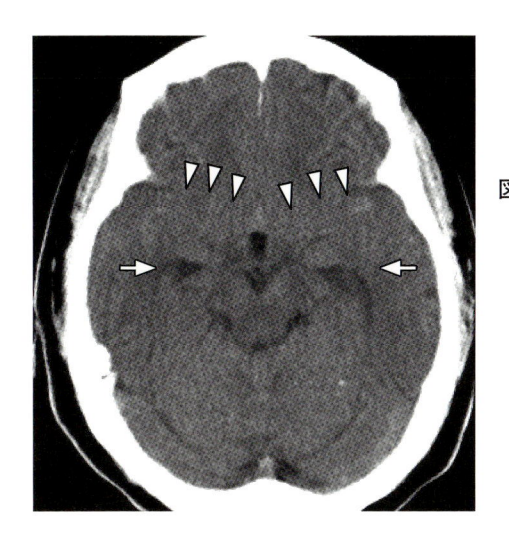

図8　minor leak（小出血）
70歳女性．数日前からの頭痛を主訴として，外来受診．鞍上槽および両側シルビウス谷〜シルビウス裂の描出が不明瞭である（▷）．第3脳室および側脳室の拡大も認められ，水頭症が疑われる（⇨）．脳血管撮影にて，前交通動脈に微小動脈瘤が確認された．
（馬場記念病院放射線科　山田哲也先生の御厚意による）

● ピットフォール

典型的なくも膜下出血（大出血）の症状発現の前に，sentinel headache，minor leak，warning leakと呼ばれる頭痛（小出血）を生じることがある[7]．大出血の前2週間以内に起こり，ピークは24時間以内にある．小出血の55％はCTでの診断が不可能とされ，動脈瘤の増大や動脈壁内出血などのくも膜下出血を伴わない症例も存在するが，CTを注意深く観察すれば，診断可能な症例も存在する（図8）．偏頭痛などと誤診しないように注意が必要である．

● 専門家のクリニカルパール

くも膜下出血と確定診断するために血性髄液の証明は必要だろうか？　例えば脳腫瘍であれば，手術による摘出組織の病理所見から，最終的な診断名が決定される．しかし，**くも膜下出血は可能な限りCTやMRI所見のみで診断すべき疾患である．画像所見からくも膜下出血が明らかな場合には，決して腰椎穿刺での髄液採取を試みてはいけない**．頭蓋内圧が亢進した状態での腰椎穿刺は，脳ヘルニアを惹起する危険性があり，また穿刺の刺激は動脈瘤再破裂の誘因にもなりえるからである．

Advanced Lecture

1 くも膜下出血（破裂脳動脈瘤）類似の所見を示す疾患

下記に示すような，脳動脈瘤破裂によるくも膜下出血類似の所見を示す疾患が存在することを知っておくことも，正確なくも膜下出血診断の一助となる．ただし，これらの疾患にも常に脳動脈瘤が潜んでいる可能性があることを念頭に置くべきである（**類似所見が認められた場合でも，脳動脈瘤検索の努力を惜しんではいけない**）．

1）中脳周囲くも膜下出血（perimesencephalic subarachnoid hemorrhage）（図9）

血腫は比較的限局的に分布し，脳幹腹側の脳槽を主体に認められる．通常，血腫のシルビウス

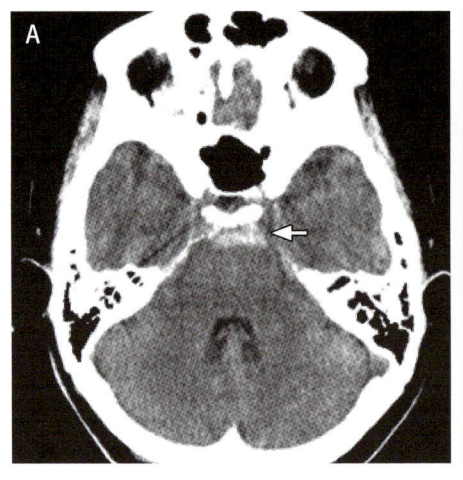

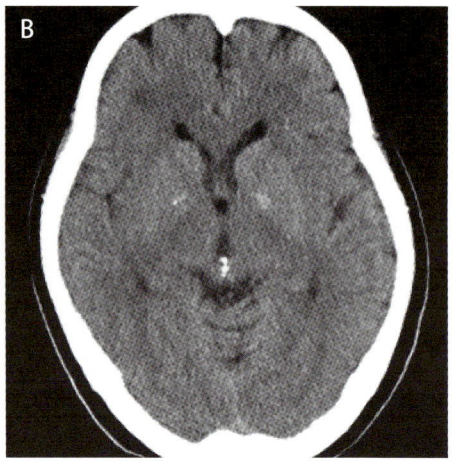

図9 中脳周囲くも膜下出血
63歳女性．軽度の頭痛で外来受診．
頭部単純CTで橋前槽に高吸収域を認め，くも膜下出血と考えられたが（A⇨），その他の脳槽に明らかな異常所見は認められなかった（B）．水頭症の所見も認められない．
CTA（CT angiography）および複数回の脳血管撮影を施行されたが，脳動脈瘤は認められなかった．
（馬場記念病院放射線科　山田哲也先生の御厚意による）

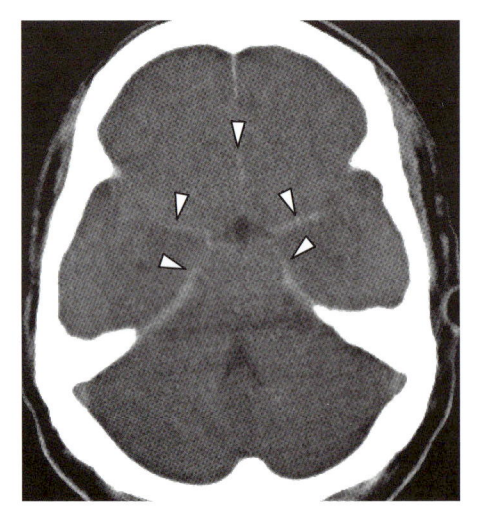

図10 偽性くも膜下出血
85歳女性．縊頸状態で発見された．来院時，心肺停止．
脳実質と比較して脳底槽は高吸収を示し，ペンタゴンを形成している（▷）

裂や半球間裂への進展は認められない．原因は完全には解明されていないが，後方循環の穿通動脈からの出血や静脈性の出血が推測されている[8]．血管攣縮の頻度は低く，急性期に水頭症が認められても多くは自然寛解する．再出血は認められず，長期予後も良好であり，神経学的後遺症を残すこともほとんどない．

2）偽性くも膜下出血（pseudo-subarachnoid hemorrhage）（図10）

心肺停止の蘇生後などに生じる低酸素性脳症の患者の単純CTで，急性〜亜急性の脳腫脹が強い時期に，出血がないにもかかわらず脳底槽やシルビウス裂が高吸収を呈し，くも膜下出血のように見えることがあり偽性くも膜下出血と呼ばれる．これは低酸素性脳症によりびまん性に低吸

表　CTによるくも膜下出血のFisher分類

Group 1	出血なし
Group 2	びまん性あるいはいずれの部分でも1mm未満の薄い出血
Group 3	限局性の血腫かつ/あるいは1mm以上の厚い出血
Group 4	脳内血腫あるいは脳室内血腫を認める

文献10) より引用

収化した脳実質に対して，脳浮腫のため狭小化した脳底槽やシルビウス裂内の血管が相対的に高吸収に見えるためと考えられている[9]．

❷ CT所見によるくも膜下出血のFisher分類（表）

くも膜下出血の重症度分類として，Fisher分類がよく用いられる．血腫の量と局在を基準として定められた分類法であり，脳血管攣縮発生の危険度推測に役立つとされる[10]．

おわりに

　脳動脈瘤破裂は今日の救急医療における最も重篤な疾患の1つである．CTを主とする断層画像が診断のkeyであるが，脳動脈瘤破裂に伴うくも膜下出血の所見には，一般的な教科書には提示されていない多くのバリエーションが存在する．本稿で提示したようなさまざまな画像所見に習熟することが，初診時における正確な診断を可能にし，患者の予後の改善につながると考えている．

文献・参考文献

1) 日向野修一：くも膜下出血と脳動脈瘤．「脳MRI 3　血管障害・腫瘍・感染症・他」（高橋昭喜/編著），pp110-143，秀潤社，2010
2) 飯原弘二：§2脳動脈瘤　1．破裂脳動脈瘤　G．治療方針．「脳神経外科学改訂11版」（太田富雄/総編集），pp827-848，金芳堂，2012
3) 井田正博：くも膜下出血．「よくわかる脳MRI第3版」（青木茂樹，他/編著），pp 300-301，秀潤社，2012
4) Gomori JM, et al：High-field MR imaging of superficial siderosis of the central nervous system. J Comput Assist Tomogr, 9：972-975, 1985
5) Mitchell P, et al：Detection of subarachnoid haemorrhage with magnetic resonance imaging. J Neurol Neurosurg Psychiatry, 70：205-211, 2001
6) Noguchi K, et al：Subacute and chronic subarachnoid hemorrhage：diagnosis with fluid-attenuated inversion-recovery MR imaging. Radiology, 203：257-262, 1997
7) de Falco FA：Sentinel headache. Neurol Sci, Suppl 3：S215-S217, 2004
8) Kawamura S & Yasui N：Clinical and long-term follow-up study in patients with spontaneous subarachnoid haemorrhage of unknown aetiology. Acta Neurochir（Wien），106：110-114, 1990
9) Yuzawa H, et al：Pseudo-subarachnoid hemorrhage found in patients with postresuscitation encephalopathy：characteristics of CT findings and clinical importance. AJNR Am J Neuroradiol, 29：1544-1549, 2008
10) Fisher CM, et al：Relation of cerebral vasospasm to subarachnoid hemorrhage visualized by computerized tomographic scanning.　Neurosurgery, 6：1-9, 1980

もっと学びたい人のために

1) 「頭部CT徹底診断」（御供政紀/著），医学書院，1992
   ↑頭部CT画像専門の名著です．残念ながら，絶版になっています．今後，同様の教科書は出版されない可能性が高いと思います．
2) Microneurosurgery：Volume 1 （Mahmut Yasargil），Thieme Publishing Group，1984
   ↑脳槽の微小解剖が詳述された名著であり，脳神経外科医の必読書です．Figureを見るだけでも，脳槽の理解が深まります．

プロフィール

坂本真一（Shinichi Sakamoto）
大阪市立大学大学院医学研究科放射線診断学・IVR学／放射線腫瘍学　講師
医学博士，放射線診断専門医，脳神経外科専門医
神経放射線診断を専門にする放射線科医ですが，脳神経外科医としても約100例の脳動脈瘤の執刀経験があります．
破裂脳動脈瘤は，初診時の的確な診断が予後に大きく影響する重篤な疾患です．頭部CT診断は，専門分野に関係なくすべての診療科の医師が習得すべき技能であると考えています．

第2章 脳出血疑い

2. 脳動脈瘤のCTA/MRA

山元龍哉

●Point●

- CTA（CT angiography）は緊急時の脳動脈瘤の治療（外科手術や血管内治療）を行ううえでの情報を低侵襲的に短時間に得るために有用である
- MRA（MR angiography）はCTAよりさらに低侵襲的であるため，未破裂脳動脈瘤のスクリーニング検査として汎用されている
- 依頼する側としては，CTAやMRAの検査の方法，検査に要する時間，撮影後の画像処理の時間などを把握しておくことも重要である

はじめに

近年マルチスライスCTの普及によって，より広い範囲をより早くより薄く撮影することが可能になり，さまざまな画像情報が得られるようになった．脳動脈瘤の手術前評価には，脳血管造影検査が欠かせなかったが，撮影機器の進歩によりCTAがそれに取って代わろうとしている．一方，MRAでは脳動脈瘤の大きさが5 mm以上であれば診断可能であり，従来の脳血管撮影に近い検出率に加えて低侵襲であるため，脳ドックにおけるスクリーニングとして汎用されている．本稿では，脳動脈瘤のCTA，MRA検査および読影の注意点について概説する．

1. 検査方法

1 CTA

CTAは**高い空間分解能，石灰化病変の検出能，乱流によるアーチファクトがない点**において優れている．また，撮影時間が短く，くも膜下出血の緊急患者にも対応しやすい．しかし，MRAと異なり**造影剤の使用が必要**で，**ヨードアレルギーや腎不全の患者では原則として施行できない**．脳動脈を初回に通過する造影剤を画像化するため**撮影タイミングが重要**で，検査失敗の可能性があり，また脳血管造影よりは少ないものの**被曝**は避けられない．

当院における頭部CTAの撮影条件は以下のとおりである．

- 撮影条件はスライス厚1 mm，120 kV，電流は自動変化，撮影範囲は大動脈弓〜頭蓋内である．
- 右肘静脈に22 G針で静脈ルートを確保し，350 mgI/mLの非イオン性ヨード造影剤を用いて体重あたり450 mgI/kg相当を約3 mL/sの速度で22秒間注入し，撮影タイミングの決定にはボー

ラストラッキング法を用いている．
・造影剤注入開始10秒後より，1秒間隔でモニタリングスキャンを行い，総頸動脈のCT値が50 HUに達したところで3秒後に頸部から頭蓋内へ撮影を開始し，実際の撮影時間は7～8秒である．
・画像作成は，ワークステーションを使用して，最大値投影（maximum intensity projection：MIP）法またはvolume rendering（VR）法により画像を再構成している．これらの再構成に要する時間は30分ほどであるが，CTA画像作成専従技師の有無や検査の混み具合も関連してくるので施設によりまちまちである．

2 MRA

MRAは，time of flight（TOF）法が主な撮像法となる．TOF法MRAは撮像範囲外から流入する血流が撮像面で高信号を呈する流入効果を用いて，血管の信号を最大にすると同時に，周囲組織の信号をできるだけ抑制することにより，高いコントラストを得る撮像法である．**造影剤を使用せずに血管を描出できるため，スクリーニングに適している**．三次元データを取得しているので，CTA同様に画像処理としてMIP像が作成されるが，VR像を作成することも可能である．

当院での実際の撮像時間は約3分30秒であり，MRA以外の画像をどこまで撮像するかによるが，実際の検査時間は20～30分，画像再構成時間は10～15分である．

2. 見逃しなく読むための手順・考え方

動脈瘤の検出には，MIP像で，任意の角度から見た血管像を確認したのち，別項（1章-4）に記載された好発部位を確認する．**約90％が前方循環系に生じることを念頭に置き見逃さないように注意して読影する**．

3. 動脈瘤発見のポイント

1 くも膜下出血患者の脳動脈瘤を検索する場合

動脈瘤を探すための検査なので見逃すことはない．治療のために場所を確認する必要があり，主にCTAが施行される（図1）．実際には，脳の動脈の一部がふくれてこぶのようになった部位を画像で探すだけであるが，わかりにくいこともある．また，動脈瘤を1つ見つけると安心してしまうが，多発することもあるので，細心の注意が必要である．

2 スクリーニング検査で未破裂脳動脈瘤が発見される場合

主に脳ドックなど頭部MRIの検査の際，MRAで偶然発見される（図2）．この場合は，動脈瘤が存在することを疑っておらず，何人も陰性所見が続く検査のなかに動脈瘤が紛れているので，慣れないと見逃す可能性が高い．

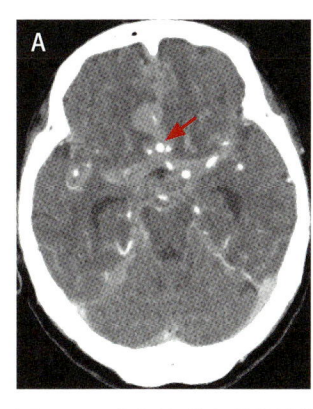

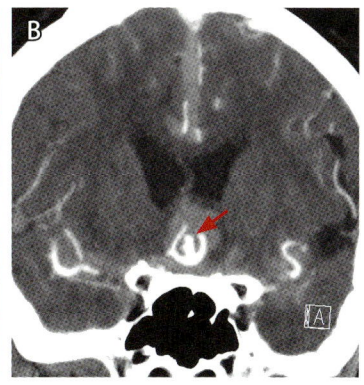

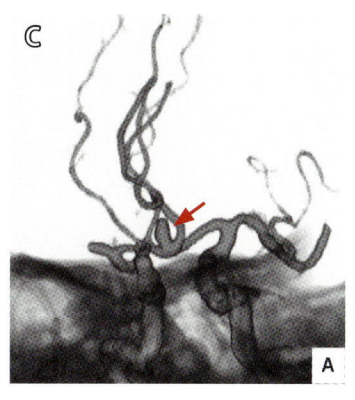

図1　87歳女性　前交通動脈瘤
A）造影CTA原画像，B）造影CTA partial MIP冠状断像，C）造影CTA VR像
A）ペンタゴン，前大脳縦裂に淡い高濃度のくも膜下出血を認め，動脈は造影剤により濃く造影されている．前交通動脈に動脈瘤を認める（→）．B，C）動脈瘤は原画像よりもわかりやすく描出されている（→）
Color Atlas①参照

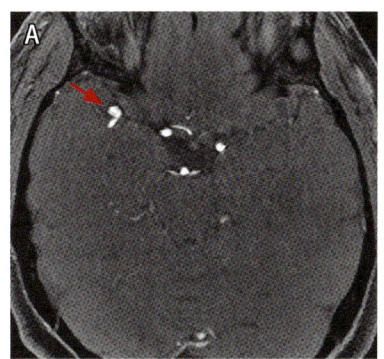

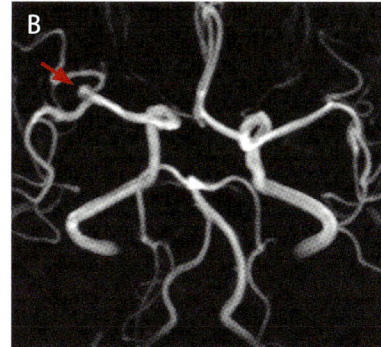

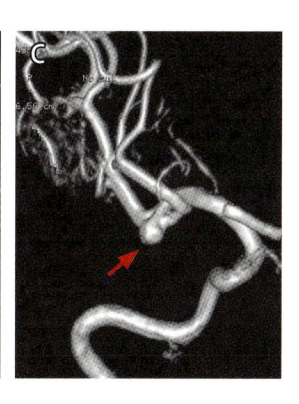

図2　42歳女性　右中大脳動脈瘤
A）MRA原画像，B）MRA MIP像，C）MRA VR像
A）めまいの精査で偶然右中大脳動脈瘤が発見された（→）．B，C）右中大脳動脈の分岐部に存在する動脈瘤がわかりやすく描出されている（→）
Color Atlas②参照

4. 異常所見を見つける方法，コツ

　MIP像やVR像は，血管全体を見渡しやすいので，これだけで動脈瘤の有無を判断しがちになるが，**必ず原画像を連続する横断面として上下に追いかけて参照すべきである**．さらに他の画像があれば，単純CTで血管の石灰化の有無やMRA以外のMRI画像も必ず参照する必要がある．TOF法で得られた原画像で細い血管が認識されても，血流信号が弱いと，画像処理後のMIP像やVR像では描出できないことがある．また，CTA，MRAに限らず，**MIP像やVR像作成時に，外頸動脈系や静脈を消して作成する**ので，実際に動脈瘤以外に偶然写りこんでいるかもしれない血管の病変が消されてしまうこともあるため，必ず原画像を確認しないといけない．

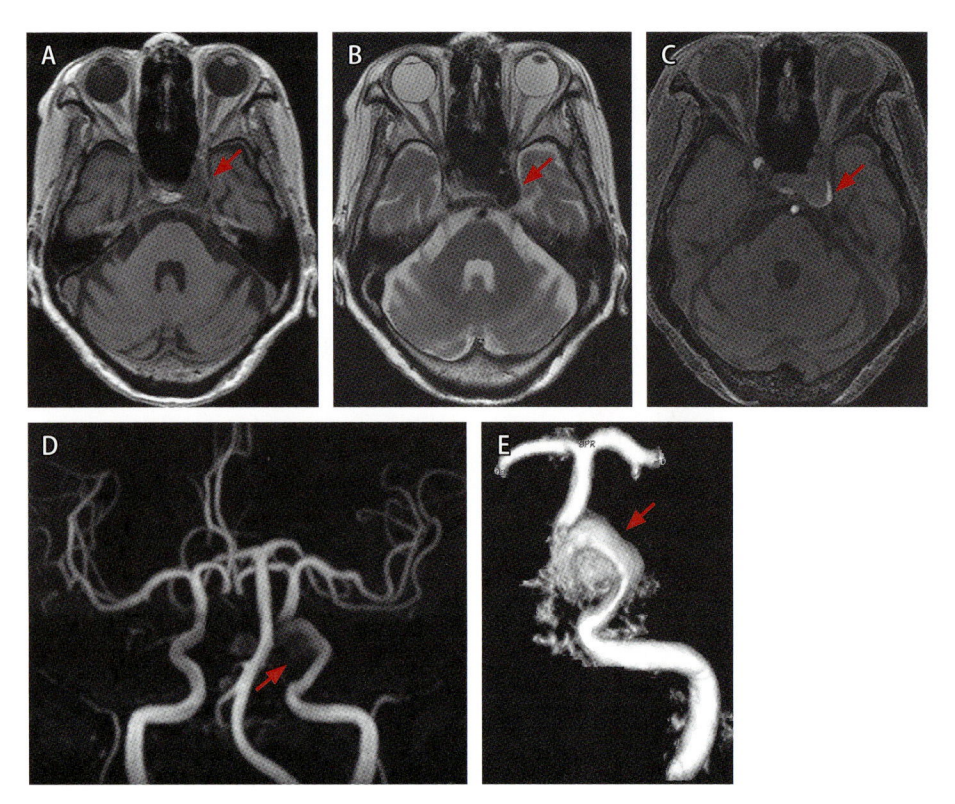

図3　84歳女性　部分血栓化した左内頸動脈瘤
A）T1強調像，B）T2強調像，C）MRA原画像，D）MRA MIP像，E）MRA VR像
A，B：ふらつきの精査で左内頸動脈に血栓化を伴う動脈瘤が発見された．T1強調像では中等度の信号を呈し，T2強調像では低信号を呈している（➡）．C：原画像では辺縁が一部高信号を呈しており，上下の血管の辺縁に血流が保たれていることがわかる（➡）が，D：MIP像では動脈瘤の信号が低くわかりにくい（➡）．E：VR像では信号はやや不均一であるが動脈瘤が疑われる
Color Atlas③参照

5. こんな所見のこともある

　くも膜下出血が前大脳縦裂優位に分布する場合には，前大脳動脈遠位部発生の動脈瘤を想定して脳梁上部までを撮影範囲としないと検出できない．

　巨大動脈瘤の定義は直径25 mm以上のものとされているが，MRIでは**流速によって信号が異なる**．T1，T2強調像ともに流速が速い場合は無信号，遅い場合は高信号，乱流を生じていれば高低混在する不均一な信号となる．脳実質内の出血では，T1，T2強調像ともにメトヘモグロビン（亜急性期）であれば高信号，ヘモジデリン（慢性期）であれば低信号，混在すれば不均一な信号となることが基本となるが，流れのある血管の中で部分的に血栓化する場合には（図3），血栓化と再開通が繰り返されるので，脳実質内の出血のように単純ではなく，血栓化の程度で信号はまちまちとなり，新旧の血栓が層状にみられたり複雑に混在したりする．こうして，巨大動脈瘤は血栓化や瘤内血流状態が影響して複雑な画像所見を呈し，**海綿状血管腫，脳腫瘍**などと**鑑別が必要**となる．

　動脈瘤と鑑別が必要なものとして，**漏斗状血管拡張**がある（図4）．Poolらによる脳血管造影上の内頸動脈－後交通動脈分岐部の漏斗状拡張の定義は，先端に後交通動脈を認め，最大径が3

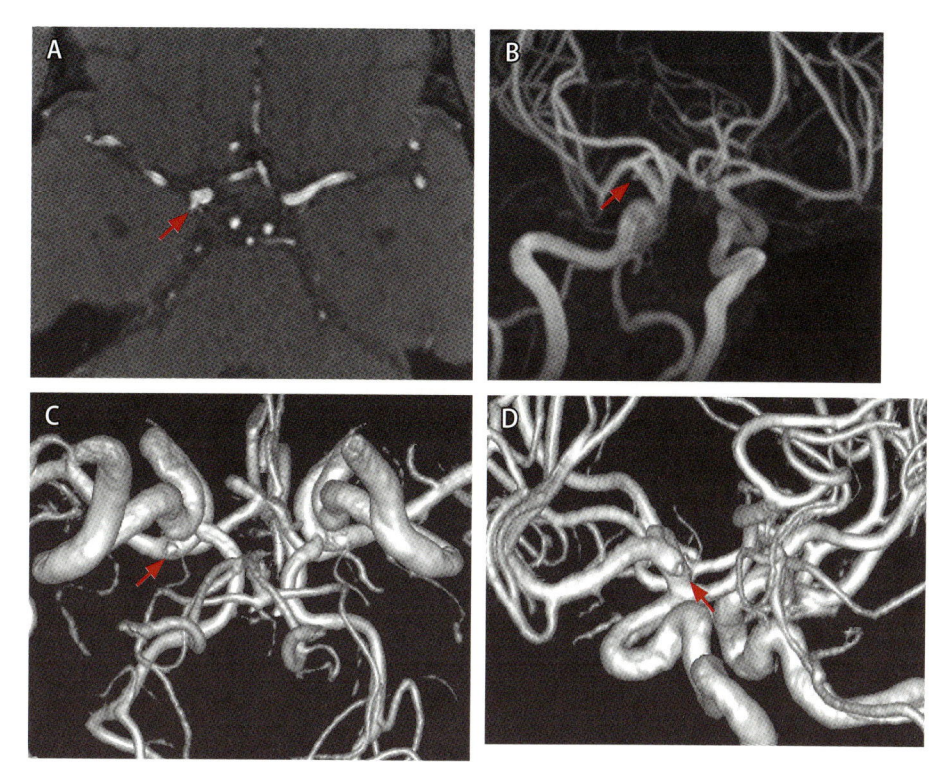

図4 55歳女性 漏斗状血管拡張
A）MRA 原画像，B）MRA MIP像，C）MRA VR像，D）MRA VR像
A，B）原画像やMIP像では右内頸動脈-後交通動脈分岐部付近に動脈瘤が存在するようにみえるが（➡），C，D）VR像で観察方向を変えることで，その先端から細い動脈が分枝しており（➡），漏斗状拡張であることがわかる
Color Atlas④参照

mm以下で，動脈瘤としての頸部をもたず，形が円形または円錐形で囊状や不整形を呈さないものとされている．

●ピットフォール

血腫以外にも，蝶形骨洞の貯留囊胞や下垂体後葉など，T1強調像で高信号の構造はMRAでも高信号として映り込む．また，左右の内頸動脈や椎骨脳底動脈系のどの動脈からの血流が優位かといった血行動態に関しては，CTAやMRAでは評価できない．

6. MRIを撮る？ or 撮らない？

くも膜下出血を見たとき動脈瘤の精査のためにMRAの撮像で確認するかどうか？
　時間外にはMRI検査室への立ち入りに慣れていないスタッフが患者搬送をしてくることが予想され，慣れないスタッフ自身が金属持ち込みの危険因子になりうる．もちろん，点滴がつながれ，挿管されているかもしれない状態の悪い患者の金属の確認をして，MRI非対応の物品が患者に接

続されていないかも確認しないといけない.さらにMRIの検査時間も長くかかることを考えると,**CTAで精査を行うべきであろう**.しかし施設により事情も異なるので,各施設内,各部門間での取り決めをしておかないと迅速な対応ができずに適切な治療が遅れてしまうことになる.

Advanced Lecture

■ 破裂瘤と未破裂瘤のdome neck aspect比の違い

動脈瘤の高さを動脈瘤頸部の幅で除したものを **dome neck aspect比** と呼ぶ.くも膜下出血症例で多発動脈瘤を認めた75例を対象として,破裂瘤と未破裂瘤のaspect比を比較すると,破裂瘤のaspect比(平均2.7)は未破裂瘤(平均1.8)に比べて有意に大きかったという報告がある[1].

おわりに

CTA/MRAの撮影法・特性をよく理解したうえで,脳動脈瘤の評価に慣れ親しんでいただければ幸いである.

文献・参考文献

1) Nader-Sepahi A, et al:Is aspect ratio a reliable predictor of intracranial aneurysm rupture ? Neurosurgery,54:1343-1347;discussion 1347-1348, 2004

プロフィール

山元龍哉(Tatsuya Yamamoto)
福井大学医学部病態解析医学講座放射線医学領域
当院での画像診断の研修に興味をお持ちの方はhttp://www.med.u-fukui.ac.jp/HOUSYA/を覗いてみてください.2014年版都道府県別幸福度ランキングで1位に輝いた福井県で一緒に仕事をしてみませんか.

第2章 脳出血疑い

3. 動脈解離

横田 元

● Point

- 動脈解離は虚血・出血あるいはその両方を起こしうる
- 虚血発症の場合はMRI，出血発症の場合はCTAや血管造影で診断する
- 繰り返し検査をし，経時変化を追うことが重要である

はじめに

　動脈解離は虚血・出血あるいはその両者を起こしうる病態である．偽腔の拡大による内腔狭窄あるいは狭窄部に血栓を形成することによって末梢に虚血が生じる（図1）．また，解離性動脈瘤を形成し，くも膜下出血を生じる．これらの病態が，若年でも起きうるという点も重要である．治療方針決定のために早期診断を行いたいところであるが，実際は容易ではないこともしばしばある．解離部位によって頭蓋外と頭蓋内に分けられるが，ここでは本邦で大多数を占める頭蓋内動脈解離について記載する．

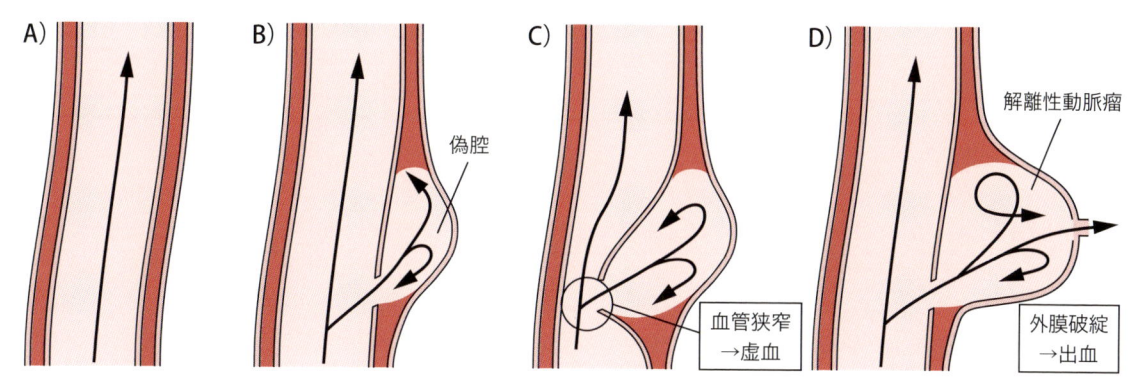

図1　動脈解離の模式図
A）正常の動脈．B）内膜が破綻し血管壁が解離することで，偽腔が形成される．C）偽腔が内腔側に拡大した場合は血管狭窄をきたし，虚血症状を引き起こす．D）偽腔が外側に拡張した場合は解離性動脈瘤となる．外膜が破綻した場合は出血を起こす

1. 見逃しなく読むための手順・考え方

動脈解離に特異的な臨床症状はないが，**頭痛を伴う率が高い．持続する一側性の強い痛みがある場合は動脈解離を鑑別に挙げるべきである．**しかし，痛みの性状はさまざまで，軽微なものから無症候性の場合もあり，その場合は疑って精査することは難しい．ただ，頭痛のみあるいは無症候性発症の場合は，その後に虚血や出血を起こす率は低いとされ，全例を診断する必要はないかもしれない．**虚血・出血症例では鑑別として常に解離を考え**，危険度の高い症例を拾い上げ，適切な治療に結びつけることが重要である．

動脈解離の診断は，**内腔が真腔と偽腔に分かれていること**を証明する必要がある．例えば大動脈解離では造影CTで容易にこれを実現できるが，大動脈が数cm径の構造であるのに対し，頭蓋内動脈は数mm径しかない．そこで解像度の高い血管造影や，組織分解能の高いMRIが利用される．造影CT，特にCTAはくも膜下出血で発症した場合にしばしば施行されるが，今のところ解離の感度は高くないとされる．組織分解能の低さや頭蓋骨のアーチファクトが影響していると思われる．ただし，CTAでも解離性動脈瘤が形成されている場合は検出可能であり，そのまま精査・治療を兼ねて血管造影が行われることが多い．虚血発症の場合はMRIで診断される場合が多い．

2. 動脈解離の典型的な画像所見のポイント

真腔と偽腔にコントラストを付ける，あるいは両者を隔てるflapを描出することで解離は診断される．また，血管拡張や狭窄あるいはその両者を同時に起こすことが特徴的である．モダリティごとに解説する．

① 血管造影

診断のgold standardとされる．また，血管内治療に直接移行することが可能であり，特に出血発症例で行われる．真腔と偽腔では血流速度が異なるため，造影濃度の差として描出される．flapと平行な方向から観察した場合は，flapそのものを描出できることもある．

Pearl and string signも特徴的な所見として知られる．偽腔が開存している部分は血管内腔が拡張として（pearl），血栓閉塞している部分は狭窄として（string）同時にみられる所見である（図2，3）．pearlのみ，stringのみの場合もあるが，その場合は動脈瘤や動脈硬化などとの鑑別が問題となり，特異度が下がる．

② MRI/MRA

偽腔の血栓は，T1強調像で高信号を示すことがあり，アーチファクトを否定できるならば，偽腔があることの決定的な証拠になる．また，BPAS（basi-parallel anatomical scanning）と呼ばれる，椎骨脳底動脈と脳脊髄液のコントラストを付け，血管外径を描出する手法が提案されている．MRAでは内腔しか評価できず，狭窄のみを示していた場合は，診断が難しい．しかし，外径と内腔に差があった場合は，血栓閉塞した偽腔の存在が示唆されるわけである（図4）．

③ CTA

血管造影と同様に，flapやpearl and string signを観察できることがあるが，感度は低いとされる．

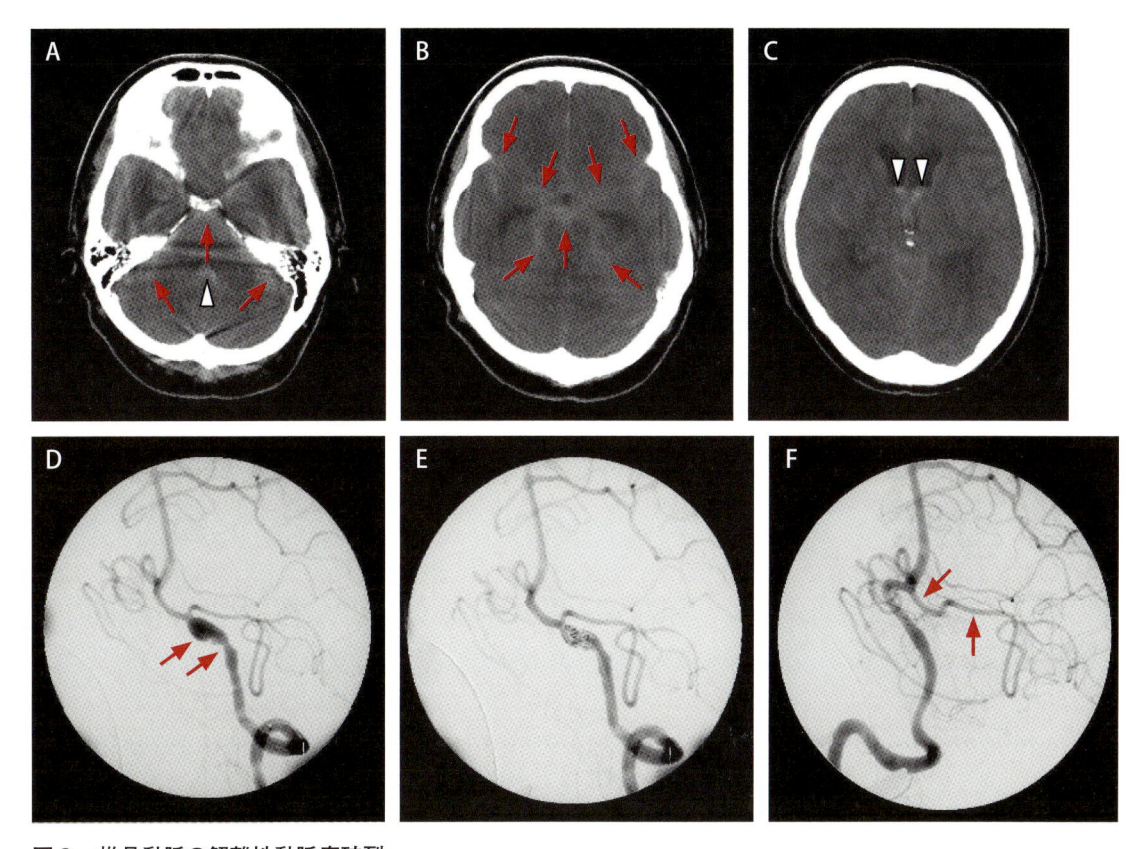

図2 椎骨動脈の解離性動脈瘤破裂
50代男性．仕事中に倒れていたところを発見される．
A〜C）脳幹腹側から脳底部に広範なくも膜下出血を認める（➡），脳室への血液の逆流がみられる（▷）．D）左椎骨動脈造影．pearl and string sign を呈している（➡）．末梢が一際大きく，解離性動脈瘤と思われる．E）後下小脳動脈の直近まで，椎骨動脈塞栓を行った．F）塞栓後，後下小脳動脈（➡）は対側の椎骨動脈からの血流で保たれている．フォローで梗塞は起きなかった

3. 異常所見を見つける方法，コツ

　血管造影では，見る方向によっては一見正常に見えてしまうことがあるので，**多方向からの観察が必要**である．最近では，3D-DSAによって詳細な三次元画像を得ることができる．ただし，**MRA，CTAでは，必ず元画像を参照しなければならない**．flapは元画像でしか観察できないためである．

4. こんな所見のこともある

　動脈解離は**経時変化**があることが特徴である．初診時に血管の形態変化がはっきりせずとも，経時的に解離として特徴的な形態に変化することがある（図5）．また，解離性動脈瘤は急激に増大することがあるので注意が必要である（図6）．亜急性期から慢性期にかけては，逆に拡張や狭窄所見が改善することがある．

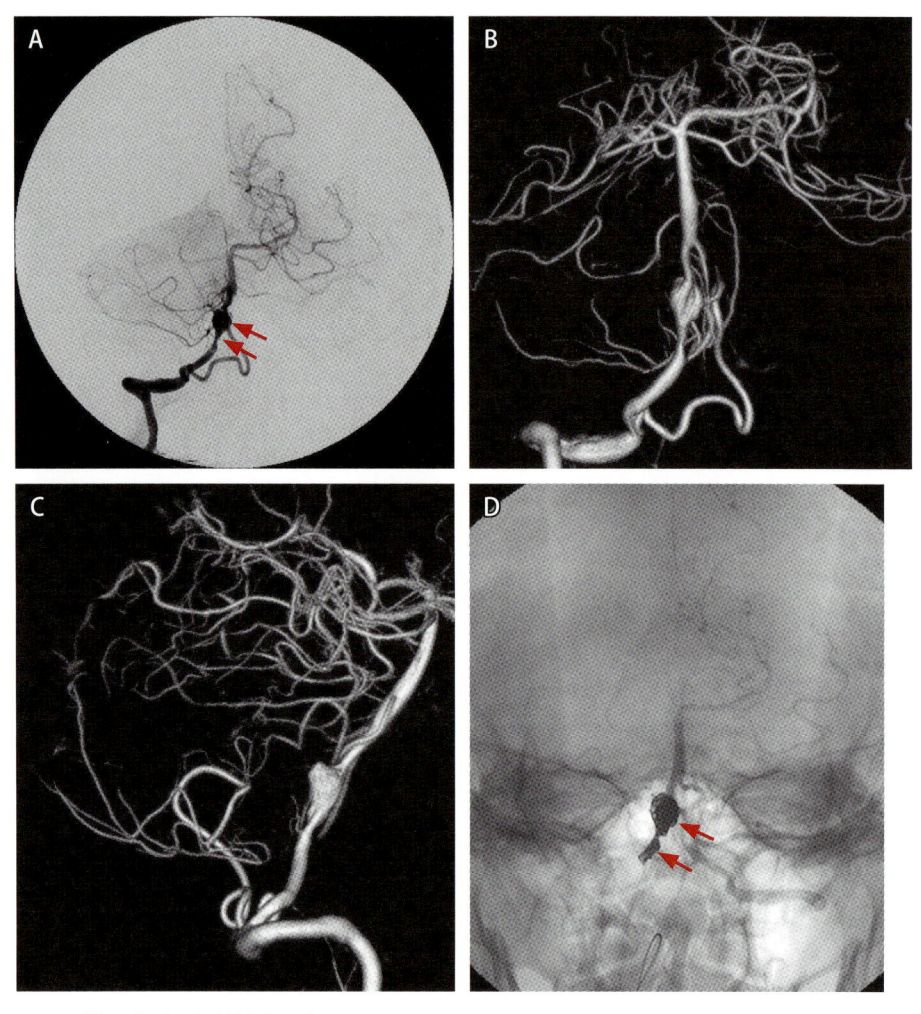

図3 椎骨動脈の解離性動脈瘤
A）図2の症例と同様，pearl and string signを呈している（→）．B, C）3D-DSAでさまざまな角度からの観察が可能である．D）口径不整な部分に合わせて塞栓術を施行した（→）（千葉大学脳神経外科小林英一先生のご厚意による）

5. MRIを撮る？ 撮らない？

　出血発症の場合，再出血予防のために緊急での処置が必要となり，CT/CTAの後は血管造影が施行され，MRIは省略されることが多い．虚血発症の場合は，通常の梗塞と同様，病態把握・治療選択・治療効果判定目的にMRIが撮像される．基本的に非侵襲的な検査ゆえ，経過観察の第一選択である．

●ピットフォール

血腫のMRI信号は経時的に変化することが知られている．T1強調像での高信号は亜急性期の血腫でみられるため，急性期では偽腔の血腫を検出できない可能性がある．経時的にフォローしていくことが大事である．

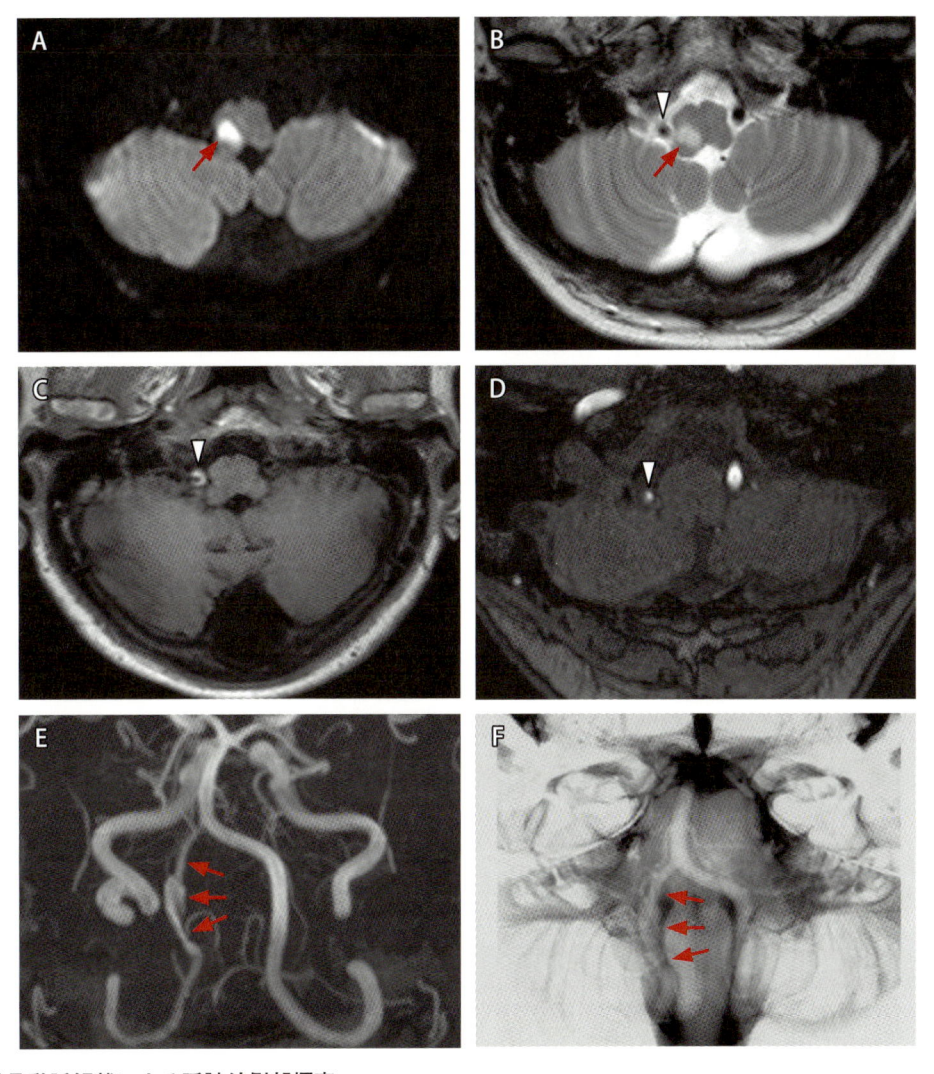

図4　椎骨動脈解離による延髄外側部梗塞
60代男性．首を動かした後に，突然飲み込みの悪さが出現．右Horner症候群，右軟口蓋挙上不良，左上下肢の温痛覚低下を認め，Wallenberg症候群と診断された．
A）拡散強調像にて延髄右外側部に高信号域（→）があり，急性期脳梗塞と思われる．B）T2強調像でも高信号を示す（→）．右椎骨動脈の径が対側よりも細く見える（▷）．C）T1強調像では三日月状の高信号を示す（▷），偽腔の血腫形成が示唆される．D）MRAの元画像では内腔に細く血流がみられる（▷）．E）MRAのMIP画像では，右椎骨動脈は強い口径不整を示す（→）．F）BPASでは椎骨動脈の外径がMRAで見るよりも太いことがわかる（→）

Advanced Lecture

■ 解離に伴う梗塞に対するt-PA使用の問題

　急性期脳梗塞に対する血栓溶解療法，すなわち組織プラスミノーゲンアクチベーター（t-PA）の有効性が確立しているが，解離に伴う梗塞の場合は問題がある．解離部に形成された血栓による末梢塞栓と，解離による血管狭小化によって虚血をきたすわけだが，t-PAで血栓を溶かすこと

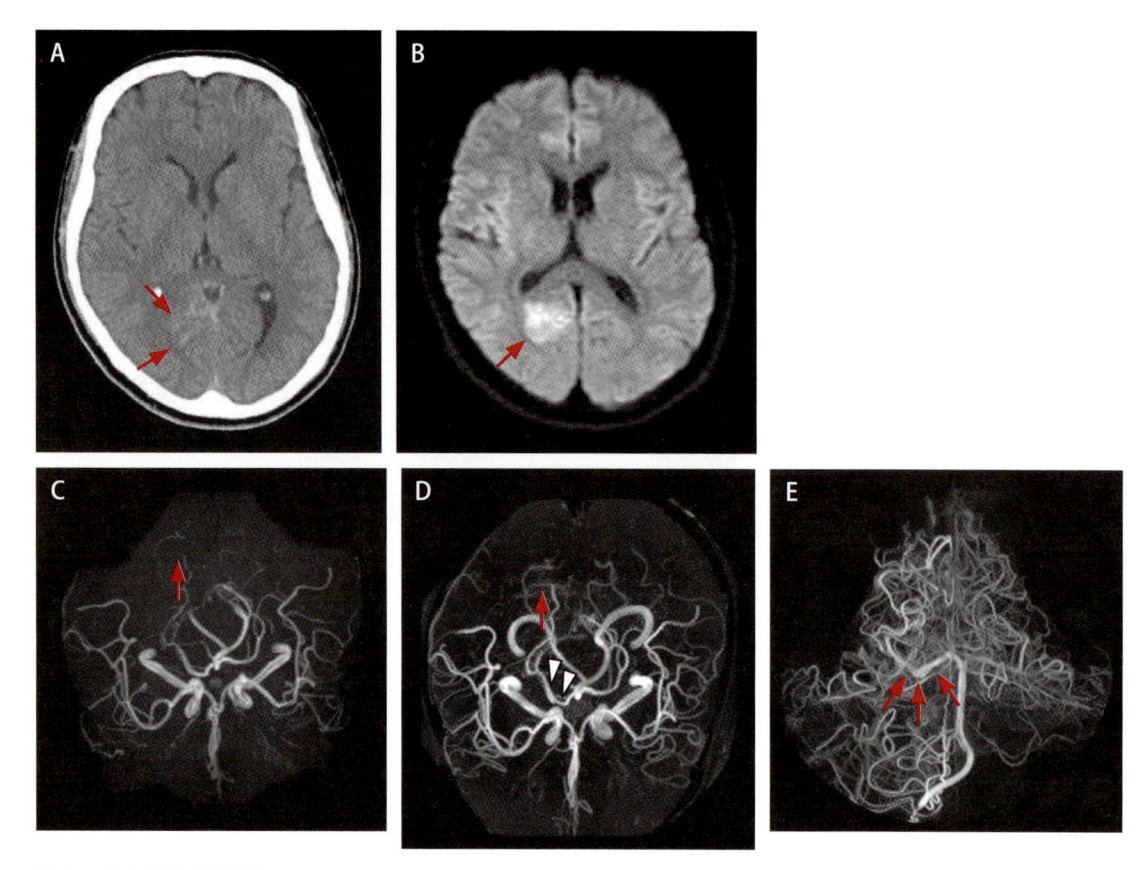

図5　後大脳動脈解離
40代男性．視野が欠損していることに気付き来院．軽度の頭痛も認めた．
A）右後頭葉に脳溝に沿った高濃度域を認め，くも膜下出血である（→）．B）拡散強調像で右後頭葉に高信号域があり，梗塞も同時に認める（→）．C）右後大脳動脈末梢の描出が不良である（→）．D）発症1週間後，右後大脳動脈末梢の描出は改善しているが（→），近位に口径不整像が出現している（▷）．E）3D-DSAでは，pearl and string signとしてみられる（→）

により益が得られる可能性はあるが，動脈破裂や偽腔の血腫を増大させる危険性を伴う．t-PAが実際に有効であったという症例報告はあるが，安易に使用するべきではないと思われる．

おわりに

動脈解離は，おそらく現在知られているよりも頻度の高い病態と思われる．内腔を評価する画像と外径を評価する画像を使い分け，危険度の高い解離を拾い上げる必要がある．

文献・参考文献

1）「脳動脈解離診療の手引き（脳血管解離の病態と治療法の開発）」〔循環器病研究委託費18公-5（SCADS-Japan）国立循環器病センター 内科脳血管部門/編〕，2009
2）「脳卒中治療ガイドライン2009」（日本脳卒中学会/編），2009

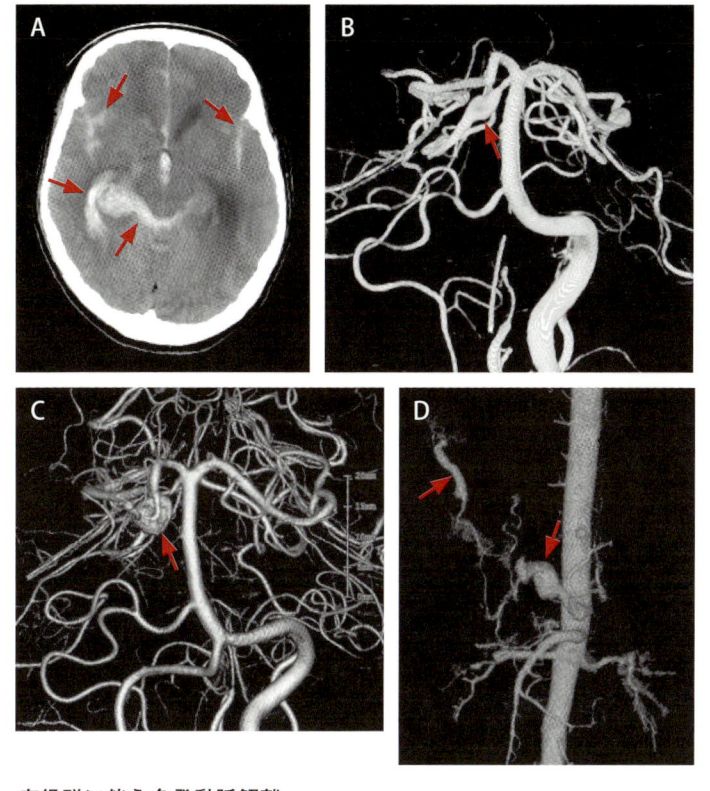

図6 Ehlers-Danlos症候群に伴う多発動脈解離
30代男性．Ehlers-Danlos症候群は，皮膚・血管・関節などの結合織に脆弱性をきたす遺伝病であり，動脈解離が起きやすい疾患として知られる．
A）くも膜下出血，脳室内出血がみられる（→）．B）右上小脳動脈に解離性動脈瘤がみられる（→）．C）1カ月後，瘤が明らかに増大している（→）．D）腹腔動脈から肝動脈にも解離性動脈瘤がみられる（→）

3) 長畑守男，他：Basi-parallel anatomical scanning（BPAS）MRIによる椎骨脳底動脈の外観表示．日本医学放射線学会雑誌，63：582-584, 2003
4) Rodallec MH, et al：Craniocervical Arterial Dissection：Spectrum of Imaging Findings and Differential Diagnosis. Radiographics, 28：1711-1728, 2008
5) Shin JH, et al：Vertebral artery dissection：spectrum of imaging findings with emphasis on angiography and correlation with clinical presentation. Radiographics, 20：1687-1696, 2000

プロフィール

横田　元（Hajime Yokota）
千葉大学医学部附属病院放射線科
専門：画像診断，特に神経画像診断
画像診断の力を信じ，主治医を通じて患者に還元できるよう，仕事に当たっております．画像診断は理論と経験で成り立っています．理論は教科書から学べますが，経験は相応の場にいなければ得られません．是非とも放射線科へ研修に来てください．数カ月といわずに数年，何なら一生掛けて来ていただければ，それに能うだけの喜びが得られると信じています．

第2章 脳出血疑い

4. 高血圧性脳出血および その他の原因による脳出血

井上明星, 北原 均

● Point ●

・脳出血の画像診断の第一選択はCT検査である
・高血圧性脳出血の好発部位は, 被殻, 視床, 皮質下, 小脳, 脳幹である
・非高血圧患者, 若年者の脳出血, 皮質下出血では高血圧以外の原因も考える

はじめに

本邦では1965年頃をピークに脳卒中死亡率が低下した. これには高血圧治療の普及, 食生活改善による脳出血死亡率の低下が, 背景にあると言われている[1]. しかし, 厚生労働省が発表した2012年の統計では, 脳出血の死因別死亡数は, 33,650人と死因全体の2.68％を占め[2], 脳出血は現在もなお遭遇する頻度の高いcommon diseaseである.

脳実質内に出血が生じた場合, 出血部位に対応した局所症状, 頭痛や嘔気といった頭蓋内圧亢進症状や髄膜刺激症状をきたす. 臨床症状として特徴的な突然発症の神経脱落を認めた場合, 脳出血をはじめとした脳血管障害を疑い, 原因を特定するために画像検査をオーダーすることとなる. 多くの施設では, **緊急に対応可能で, 検査時間が短く, 出血を診断あるいは除外できるCT検査が最初に選択される**と思われる.

高血圧性脳出血と診断できれば, 原則的に追加の画像検査は必要なく, 症状に応じてCT検査で経過観察を行う. しかし, 脳出血全体のうち約2割が高血圧以外が原因の二次性脳出血であることに注意する必要がある. 二次性脳出血では, 脳出血自体の治療に加えて, 原因疾患に対する治療も必要となる. そのため, **二次性脳出血が疑わしい場合は, その原因検索のためにMRI検査をはじめとした追加検査を行う必要がある**.

本稿では, 脳出血のCT画像を読影する際のcheck pointを挙げた後, まず高血圧性脳出血の典型的なCT像を解説し, 続いて二次性脳出血の代表的な症例を提示する.

1. 見逃しなく読むための手順・考え方

急性期の血腫はCT（画像）で高吸収に描出される. 脳実質内に高吸収の血腫を同定することで脳出血の存在診断をする. 次に脳出血の存在部位, 大きさ, 脳浮腫およびmass effectの程度, 血腫の進展範囲（脳室穿破, くも膜下腔進展）, 脳ヘルニアの有無を評価する. 最後に腫瘍, 血管奇

形，脳梗塞，静脈洞血栓など二次性脳出血の原因となりうる疾患がないか注意深く確認する．

2. 高血圧性脳出血の典型的な画像所見

　脳実質内出血は原因により，**高血圧性**と**二次性**に大別され，8割以上は高血圧性脳出血である．高血圧性脳出血の好発部位と頻度は，被殻（40％），視床（30％），皮質下（10％），小脳（5〜10％），脳幹（5〜10％）である．脳幹の中では，特に橋からの出血が多い．皮質下出血は高血圧以外の原因でも起こることがある．45歳以上の高血圧を有する患者で被殻，視床，小脳，脳幹に血腫を認め，原因となる背景疾患がない場合は，高血圧性脳出血の可能性が高く，他の画像検査による積極的な精査は必要ないとされる[3]．

　高血圧性脳出血の典型例を提示する．

症例1

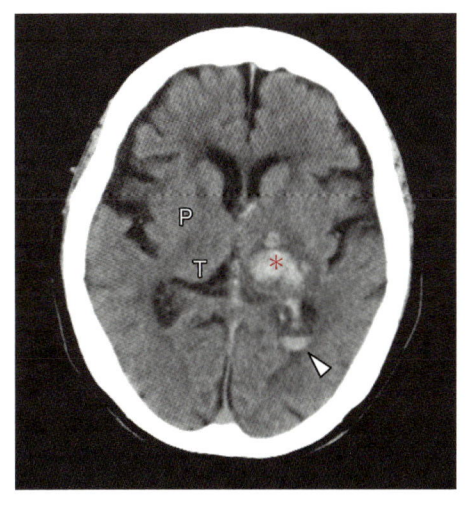

図1　左視床出血
P：被殻　T：視床

81歳女性．右片麻痺を主訴に受診．
　左視床に約20 mmの高吸収域（＊）と周囲の低吸収域を認める．血腫と周囲の脳浮腫を反映した所見である．左側脳室三角部に血液貯留（▷）を認め，脳室に穿破していることがわかる．

症例2

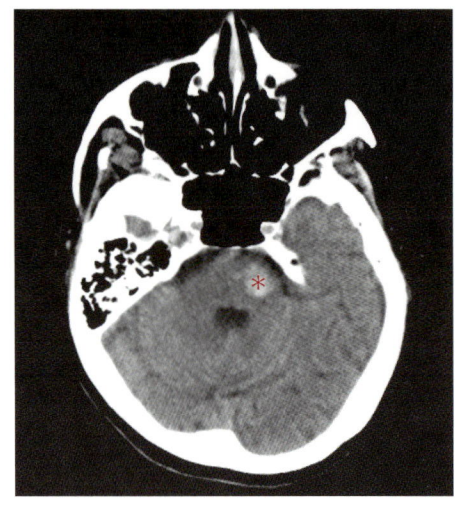

図2 脳幹出血

80歳女性．右片麻痺のため救急外来を受診．
橋左側に約10 mmの高吸収域（＊）を認める．血腫を反映した所見である．

症例3

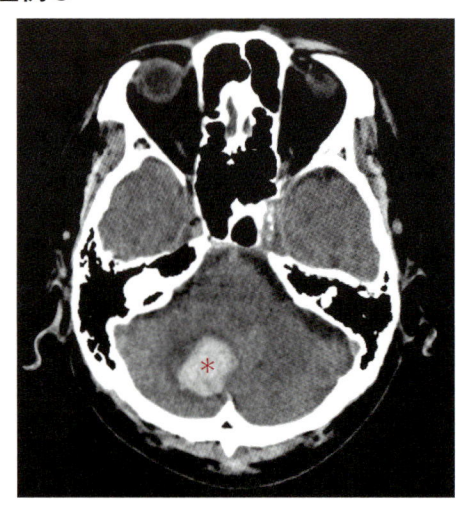

図3 小脳出血

68歳男性．呂律困難を主訴に受診．
頭痛や嘔気はなく，来院時は脳幹梗塞が疑われていた．右小脳半球に26mmの周辺に浮腫を伴う血腫（＊）を認め，小脳出血と診断された．

3. こんな場合は二次性脳出血も考える

高血圧のない患者や若年者の脳出血では常に二次性脳出血を考慮する必要がある．また高血圧性脳出血の好発部位以外の出血では，二次性脳出血を念頭に精査を行うべきである．ただし，**皮質下出血**は高血圧以外の原因によっても起こる頻度が高いため，二次性脳出血も考慮すべきである．

二次性脳出血の原因には，出血性脳梗塞，脳動静脈奇形，硬膜動静脈瘻，もやもや病，脳動脈瘤，静脈洞血栓症，脳腫瘍，脳アミロイドアンギオパチー，外傷，凝固異常，血液疾患，薬物中毒などがある．代表的な二次性脳出血の症例を提示する．

1 腫瘍出血

脳腫瘍も出血の原因となりうる．**血腫周囲に脳浮腫では説明できないmass effectを伴う場合は，背景に腫瘍を疑う必要がある**．悪性腫瘍の既往がある患者では転移性脳腫瘍からの出血も鑑別に挙がる．出血しやすい脳腫瘍としては，膠芽腫，上衣腫，血管芽腫，多血性の転移性脳腫瘍（悪性黒色腫，絨毛癌，肝細胞癌，腎細胞癌，肺癌，甲状腺癌など）が知られている．

症例4

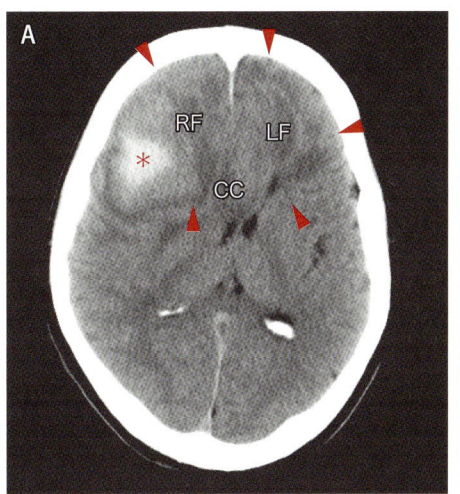

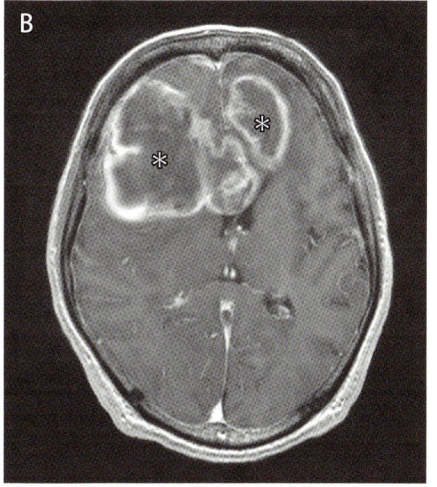

図4　脳腫瘍（膠芽腫）による脳出血

62歳男性．2週間前から傾眠傾向．周囲から様子がおかしいと指摘されるようになった．
A（単純CT）：右前頭葉皮質下白質を中心に高吸収域（＊）を認める．出血を疑う所見である．高吸収域の周囲のみならず，右前頭葉（RF）から脳梁膝部（CC）を介して左前頭葉（LF）に低吸収域が広がっている（▶）．また両側側脳室は強く圧排されている．出血による脳浮腫だけでは説明できないmass effectであり，背景に脳腫瘍などの占拠性病変が疑われる．
B（造影MRI）：両側前頭葉および脳梁膝部に不整なリング状濃染（✱）を認める．開頭脳生検の結果，膠芽腫（glioblastoma）と診断された．

2 脳アミロイドアンギオパチー（cerebral amyloid angiopathy：CAA）

高齢者やAlzheimer型認知症患者でしばしば認められる疾患で，皮質，髄膜の血管壁にアミロイドが沈着し，脳出血や白質脳症の原因となる[4]．大脳半球皮質，皮質下の多発微小出血後変化と脳葉型出血が多発するのが特徴的である．特に**後頭葉優位**に分布する傾向がある．

症例5

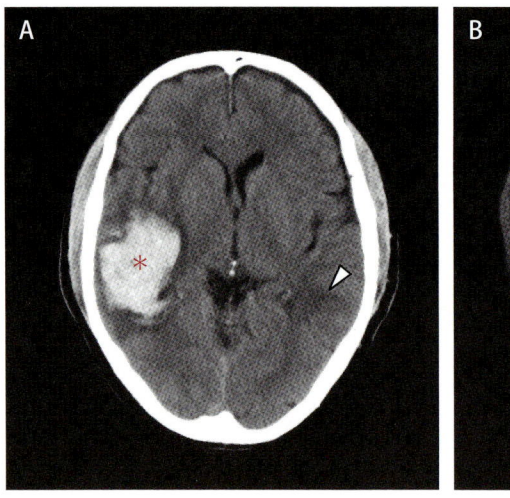

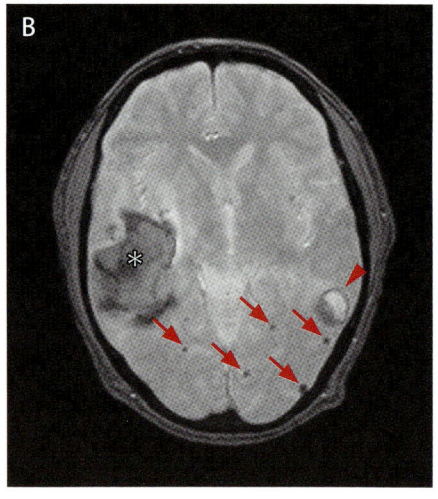

図5 脳アミロイドアンギオパチー（probable CAA）

67歳男性．突然のふらつき，応答不良を主訴に来院．
A（CT）：右側頭葉皮質下に血腫（＊）と周囲の脳浮腫を認める．左側頭葉皮質下には低吸収域（▷）を認める．
B（MRI T2＊WI）：右側頭葉皮質下出血（✽）を認める．左側頭葉皮質下にも高信号域と低信号域が混在した病変を認め，これも血腫であると考えられる（B▶）．CT値を考慮すると，時間の経過した血腫が考えられる．両側後頭葉の皮質および皮質下に点状低信号域（B➡）が多発しており，陳旧性微小出血が考えられる．

● Advanced Lecture

■アミロイドアンギオパチーの診断基準（Boston criteria）

- **Definite CAA**：剖検にて①脳葉型，皮質あるいは皮質下出血，②CAA関連の血管変化，③他の出血原因の欠如が証明される．
- **Probable CAA with supporting pathology**：臨床データおよび病理組織にて上記①〜③を示す．
- **Probable CAA**：臨床データおよびCT/MRIで①脳葉型，皮質あるいは皮質下の多発性出血，②55歳以上，③他の出血原因の欠如が証明される．
- **Possible CAA**：臨床データおよびCT/MRIで①脳葉型，皮質あるいは単発性出血，②55歳以上，③他の出血原因の欠如が証明される．

　※他の原因とはワーファリン過量（INR>3.0），頭部外傷，虚血性脳血管障害，脳腫瘍，血管奇形，血管炎症，血液疾患，凝固異常が該当する．「アミロイドーシスに関する調査研究班」による診断基準（2003）では，高血圧症（収縮期血圧160 mmHg以上，拡張期血圧95 mmHg以上，降圧剤内服歴あり）が加えられている．高血圧でも脳葉型出血をきたしうるためである．

3 脳動静脈奇形

　脳動静脈奇形は，動脈から毛細血管を介さずに静脈に流出するシャントを形成する血管奇形である．流入動脈と流出静脈の間の蛇行した微細血管をnidus（ナイダス）と呼ぶ．**脳出血やくも膜下出血の原因となる疾患である．**

　なお，頭蓋内の血管奇形は，動静脈奇形，静脈奇形，海綿状血管奇形，capillary telangiectasia（毛細血管拡張）の4つに大別される．これらは併存例が多いと報告されている．

症例6

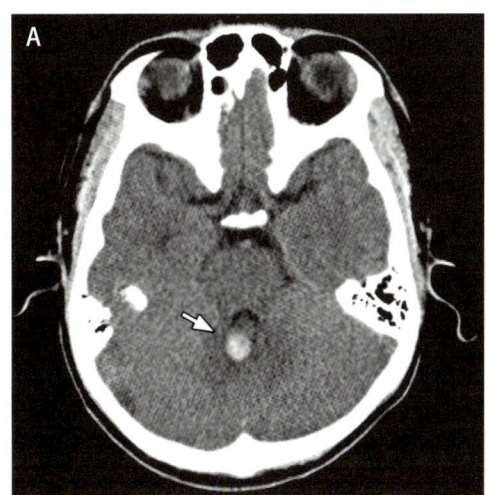

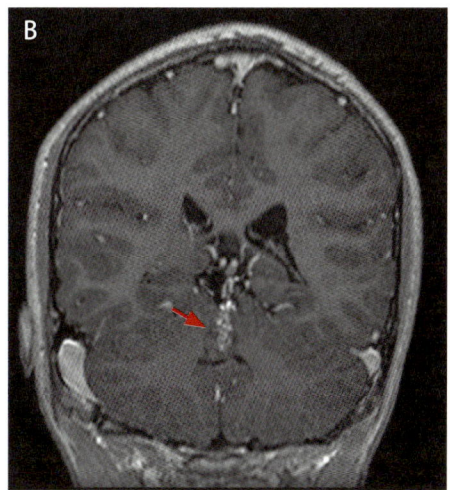

図6　脳動静脈奇形

14歳男性．突然ふらつきが出現．嘔気，嘔吐もあった．
A（単純CT）：小脳虫部に10mmの血腫を認める（A⇨）．部位，年齢から二次性脳出血が疑われる．
B（造影MRI冠状断像）：血腫の位置に細かい脈管構造（ナイダス）を認める（B➡）．右上小脳動脈を流入動脈，右上虫部静脈を流出静脈とした脳動静脈奇形による脳出血である．

4 静脈洞血栓症

　硬膜静脈洞に血栓が形成されると静脈還流障害をきたす．静脈圧が上昇する結果，脳浮腫や出血をきたす．好発部位は**横静脈洞，上矢状静脈洞，内大脳静脈**である．代表的な原因は凝固異常，妊娠，産褥，経口避妊薬，頭頸部感染症，頭部外傷，膠原病，炎症性腸疾患であるが，約25％は特発性である[5, 6]．

　脳実質病変を引き起こす前に静脈洞内血栓を診断し治療することが重要である．

症例7

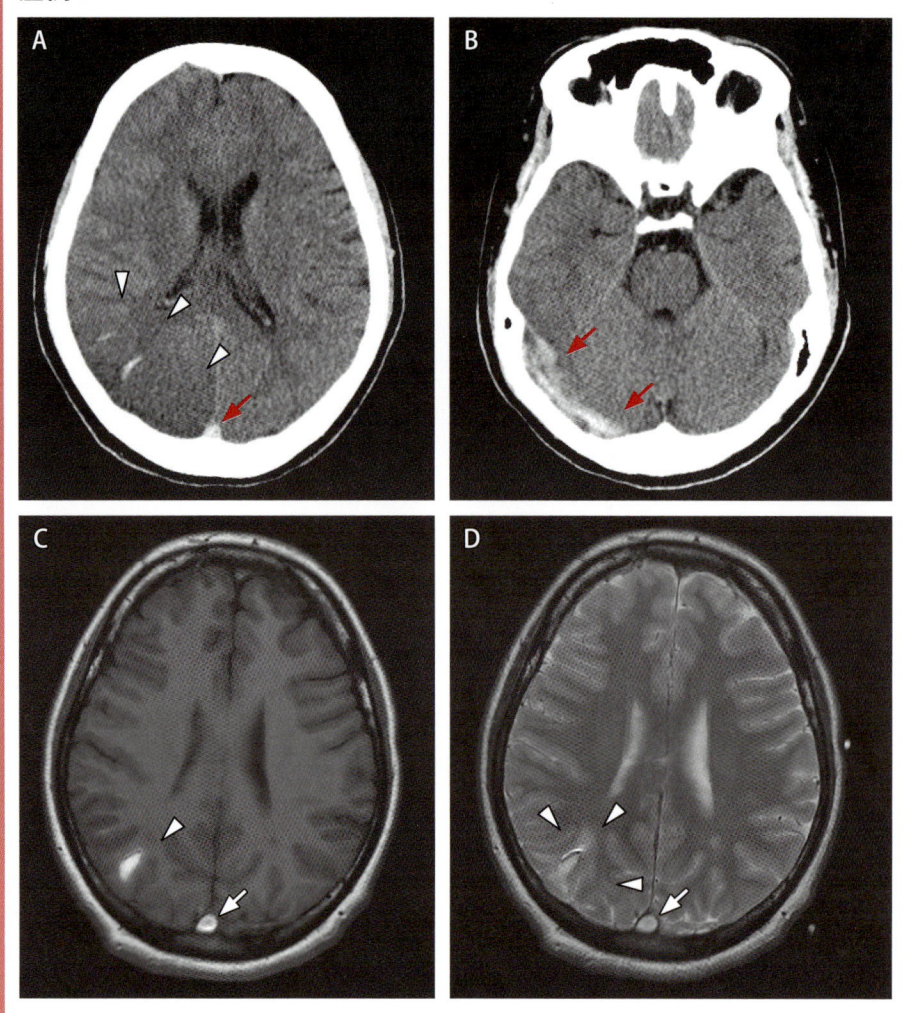

図7 静脈洞血栓症

24歳女性．妊娠8週．1日前からの頭痛，意識障害，痙攣発作のため受診．
A，B（単純CT）：右頭頂後頭葉に線状の出血を示唆する高吸収域を認め，周囲の脳実質は低吸収を呈し軽度腫脹している（▷）．上矢状静脈洞（A➡），右横静脈洞（B➡）が高吸収を呈しており血栓の存在が示唆される．
C（MRI T1強調像）：右頭頂後頭葉皮質下に血腫を認める（▷）．
D（MRI T2強調像）：皮質下血腫周囲に脳浮腫を反映した高信号域を認める（▷）．
MRIでも上矢状静脈洞に血栓を認める（⇨）．

5 生理的石灰化

淡蒼球，脈絡叢，松果体，手綱交連，小脳歯状核，大脳鎌，くも膜顆粒などの硬膜は生理的石灰化が生じうる[7]．高齢者では，しばしばみられる所見である．6歳以下で松果体に石灰化がみられた場合は，異常であるといわれている．

症例8

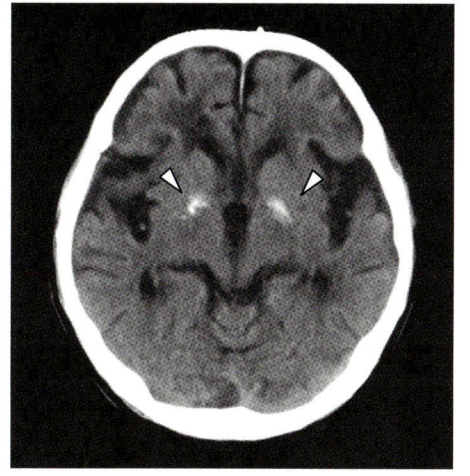

図8　淡蒼球の生理的石灰化

両側淡蒼球に高吸収域（▷）を認める．左右対称性であり，脳浮腫を示唆する周囲の低吸収域はみられない．

Advanced Lecture

■ 血腫とCT値

　脳実質に出血が起こると，血漿成分が吸収されてヘマトクリット値が上昇する．CT値はヘマトクリット値に比例するため，脳実質よりも高吸収を呈するが，94HU以上になることはないとされている[7]．**石灰化との判断に迷うことがあれば，CT値を計測するとよい．**

　血腫は発症1週間頃から低吸収化がはじまり，約1カ月後には中心部にまで低吸収化が及ぶ．症例5（図5A▷）のように発症から時間が経過した血腫では，低～等吸収を呈する．そのため，腫瘍や炎症との鑑別が必要となることがある．経時的に画像を比較することで血腫の変化を確認したり，MRIで性状評価をすることで，ある程度の鑑別が可能である．

おわりに

　頭痛，嘔気，神経脱落症状があり，脳出血を疑った場合は，CT検査が画像検査の第一選択になると思われる．CT検査で急性期血腫は高吸収を呈するため指摘は比較的容易であるが，発症から時間が経つと低～等吸収となることを知っておく必要がある．

　高血圧性脳出血の好発部位は被殻，視床，皮質下，小脳，脳幹である．45歳以上の高血圧の病歴がある患者で，これらの部位に出血を認めた場合，高血圧性脳出血が強く疑われる．一方，若年者の脳出血，皮質下出血，高血圧性脳出血の好発部位以外の出血では二次性脳出血の可能性を疑い，原因検索のためにMRIをはじめとした追加検査を考慮すべきである．

文献・参考文献

1) 「脳卒中治療ガイドライン2009」（脳卒中合同ガイドライン委員会/編），2009
2) 「平成24年（2012）人口動態統計（確定数）の概況」第7表　死因簡単分類別にみた性別死亡数・死亡率（人口10万対）・構成割合
   厚生労働省ホームページ　http://www.mhlw.go.jp/toukei/saikin/hw/jinkou/kakutei12/
3) 「Osborn's Brain：Imaging, Pathology, and Anatomy」（Osborn AG），pp81-104, Lippincott Williams & Wilkins, 2012
4) 「アミロイドーシス診療ガイドライン2010」（アミロイドーシスに関する調査研究班/編），2010
5) 「ここまでわかる頭部救急のCT・MRI」（井田正博/著），pp400-405, メディカル・サイエンス・インターナショナル，2013
6) 「よくわかる脳MRI 第3版」（青木茂樹，他/編），pp310-313, 秀潤社，2012
7) 「脳・脊髄の連想画像診断－画像に見えないものを診る」（森墾/編），pp18-19, メジカルビュー社，2013

プロフィール

井上明星（Akitoshi Inoue）
滋賀医科大学放射線科
他科に信頼されるgeneral radiologistを目指している卒後8年目の放射線診断専門医です．何事も正しい努力を積み重ねれば成功に近づきますが，特に画像診断はその傾向が顕著な分野だと思います．経験する症例ひとつひとつを大切にして，過去の自分よりも上達できるように心がけています．とてもやりがいのある仕事です．

北原　均（Hitoshi Kitahara）
滋賀医科大学放射線科

第3章 脳梗塞疑い

1. 脳梗塞のエティオロジーおよび疫学

永金義成

Point

- 脳梗塞の三大臨床病型は，心原性脳塞栓，アテローム血栓性脳梗塞，ラクナ梗塞
- 心原性脳塞栓の原因となる心疾患の約8割が心房細動
- アテローム血栓性梗塞は，血栓性機序より塞栓性機序（artery-to-artery embolism）が多い
- ラクナ梗塞は，穿通動脈自体の病変によって生じ，BADは穿通動脈起始部の病変によって生じる

はじめに

　画像診断の進歩と相まって，脳梗塞の病態がより明らかとなってきており，新たな疾患概念も出現してきている．本稿では，現在，広く用いられている3つの代表的臨床病型（心原性脳塞栓，アテローム血栓性脳梗塞，ラクナ梗塞）について概説するとともに，しばしば急性期に運動麻痺の増悪をきたす病型として注目されているbranch atheromatous disease（BAD）について，代表的病型との異同を述べる．

1. 脳梗塞の代表的臨床病型

　脳梗塞は，**心原性脳塞栓，アテローム血栓性脳梗塞，ラクナ梗塞**の3病型に分類されることが多い．全国の主要脳卒中施設から登録された47,782例の脳卒中急性期患者データベース（脳卒中データバンク2009）では，急性期脳梗塞に占める各病型の割合は，心原性脳塞栓27％，アテローム血栓性脳梗塞34％，ラクナ梗塞32％であり，アテローム血栓性脳梗塞が最多の病型であったと報告されている[1]．当科における2007年1月から2012年12月までの6年間に入院した急性期虚血性脳卒中連続2,109例（平均73歳，男性1,301例）の検討では，心原性脳塞栓が640例（30％）で最も多くを占め，次いでラクナ梗塞579例（28％），アテローム血栓性脳梗塞405例（19％）であった（図1）．心原性脳塞栓の占める割合は年齢とともに頻度を増し，80歳以上では44％，90歳以上に限ると61％が心原性脳塞栓であった（図2）．これは，心原性脳塞栓の主たる原因である**心房細動の有病率が年齢とともに増加する**ことを反映していると考えられる．

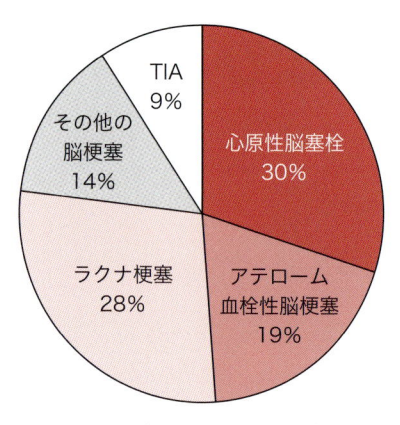

図1　2007年1月から2012年12月までに当科に入院した急性期虚血性脳卒中連続2,109例の病型分類

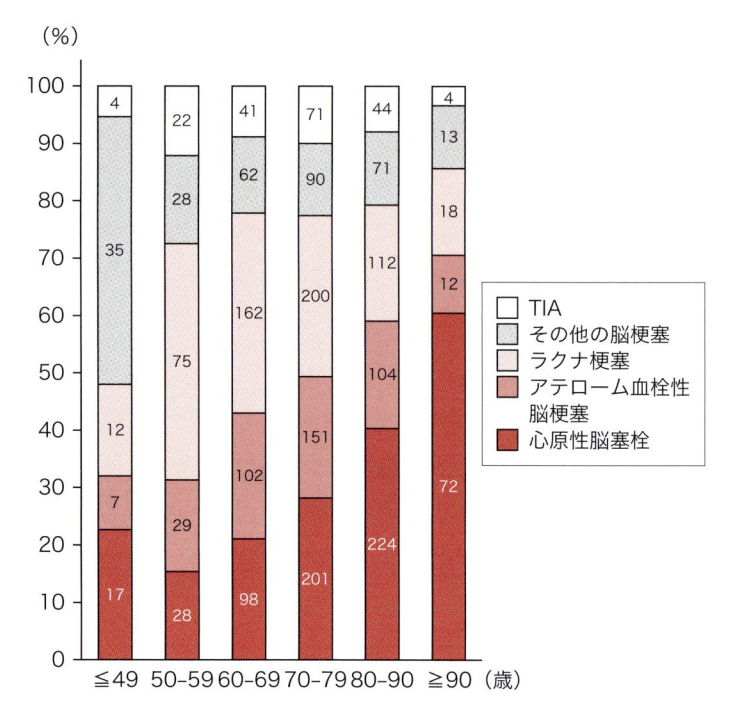

図2　年齢別にみた各虚血性脳卒中病型の頻度
グラフ内の数字は人数

1 心原性脳塞栓

　心原性脳塞栓の特徴を一言でまとめると,「**突発する重症脳梗塞**」となる.突然発症は塞栓症の特徴であるが,心由来の塞栓子はしばしば脳主幹動脈を閉塞するに足るサイズを有するため,広範囲の脳虚血が突然生じて重度の神経症状をきたす.このため,心原性脳塞栓の転帰は不良である.前述の当科入院例では,ラクナ梗塞とアテローム血栓性脳梗塞の入院中死亡率がそれぞれ1％,2％であったのに対して,心原性脳塞栓の入院中死亡率は10％と高率であった.各病型の**退院時 modified Rankin scale（mRS）**を図3に示す.転帰良好とされるmRS 0（症状なし）またはmRS 1（症状はあっても,問題となる障害なし）の頻度は,ラクナ梗塞（62％）やアテローム血栓性脳梗塞（50％）に比較して,心原性脳塞栓（34％）で著しく低かった.

　塞栓源となりうる心疾患には表1のようにさまざまなものがある.このうち**心房細動が過半数を占める**とされ,リウマチ熱の減少に伴って非弁膜症性心房細動の頻度が増加している.当科入院例の検討では,心原性脳塞栓症640例のうち心房細動による脳梗塞は505例（79％）であった.

　心房細動では左房内,特に左心耳に血栓が形成されやすく,心房細動がある場合の脳梗塞発症リスクは高い.心房細動のない人に比べると非弁膜症性心房細動患者では5倍脳梗塞を発症しやすく,弁膜症性心房細動患者におけるリスクは17倍にものぼると言われている[2].心原性脳塞栓は一度発症すれば生涯にわたって障害を残すことが少なくないため,**心房細動患者では脳塞栓症発症予防が重要**であり,これには**抗凝固療法**がきわめて有効であることが知られている.日本循環器学会学術委員会合同研究班による「心房細動治療（薬物）ガイドライン（2013年改訂版）」では,**CHADS2スコア**（表2）を用いた治療指針が示されており,CHADS2スコア1点以上が

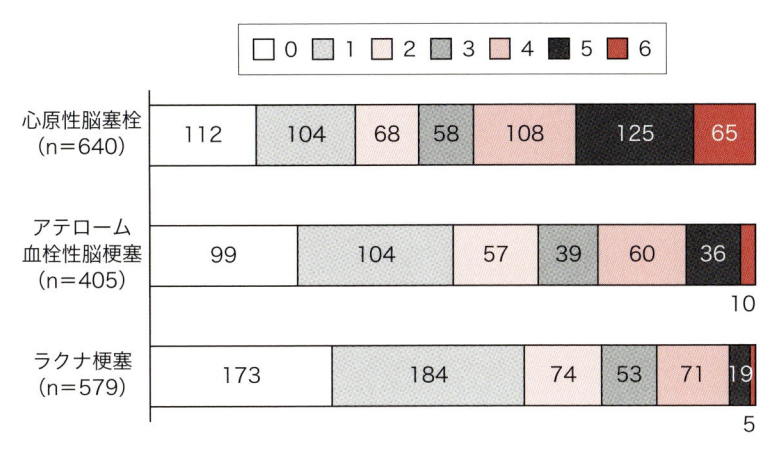

図3 脳梗塞各病型の退院時 modified Rankin Scale
Grade 0：症状なし
Grade 1：症状はあっても，問題となる障害なし
Grade 2：軽度の障害
Grade 3：中等度の障害
Grade 4：比較的高度の障害
Grade 5：高度の障害
Grade 6：死亡

心原性脳塞栓 (n=640): 112 / 104 / 68 / 58 / 108 / 125 / 65
アテローム血栓性脳梗塞 (n=405): 99 / 104 / 57 / 39 / 60 / 36 / 10
ラクナ梗塞 (n=579): 173 / 184 / 74 / 53 / 71 / 19 / 5

表1 ハイリスクの塞栓源性心疾患

- 機械弁
- 心房細動を伴う僧房弁狭窄
- 心房細動（孤立性心房細動を除く）
- 左房／左心耳血栓
- 洞不全症候群
- 発症4週以内の心筋梗塞
- 左室内血栓
- 拡張型心筋症
- 左室の無収縮分節
- 心房粘液腫
- 感染性心内膜炎

表2 CHADS2スコア

Congestive heart failure	うっ血性心不全	1点
Hypertension	高血圧	1点
Age	75歳以上	1点
Diabetes mellitus	糖尿病	1点
Stroke	脳梗塞またはTIAの既往	2点

TIA：一過性脳虚血発作

抗凝固療法の適応となる[3]．ただし，CHADS2スコア1点の場合のみ，推奨される薬剤（ダビガトランとアピキサバン）が限定されていることに注意が必要である．

前述したとおり，心房細動は年齢とともに有病率が増えるため，さらなる高齢化に伴って心房細動による脳梗塞が増加する可能性がある．したがって，新規抗凝固薬を含めた抗凝固療法によって心房細動患者に生じる重症脳梗塞を予防することは，今後ますます重要になるであろう．

●専門家のクリニカルパール

持続性心房細動と発作性心房細動では脳梗塞発症リスクに差はないとされる[4]．当科に入院した心房細動による脳梗塞例のうち，持続性心房細動は53％，発作性心房細動は47％であった．

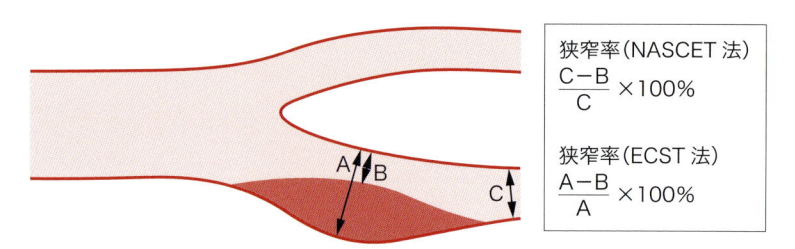

図4 内頸動脈の狭窄率：NASCET法とECST法
NASCET：North American Symptomatic Carotid Endarterectomy Trial
ECST：European Carotid Surgery Trial

狭窄率（NASCET法）
$$\frac{C-B}{C} \times 100\%$$

狭窄率（ECST法）
$$\frac{A-B}{A} \times 100\%$$

2 アテローム血栓性脳梗塞

アテローム血栓性脳梗塞は，頸動脈や頭蓋内主幹動脈のアテローム硬化に起因する脳梗塞病型である．**動脈硬化**が原因であることから，**高血圧，糖尿病，脂質異常，喫煙**が危険因子となる．脳梗塞の発症機序は，①アテローム硬化によって生じたプラークが血管内腔を狭小化し，ここに形成された血栓により動脈閉塞をきたす「**血栓性**」，②アテローム性病変部に形成された血栓またはプラークの破綻に伴う断片が塞栓子となって末梢の動脈を閉塞する「**塞栓性**（artery-to-artery embolism）」，③主幹動脈の高度狭窄により灌流圧が低下し，主として境界領域に虚血病巣を形成する「**血行力学性**」の3通りがある．実際には「血行力学性」機序が単独で脳梗塞を発症することはきわめて稀であり，通常は「塞栓性」機序に伴って発症すると考えられている[5]．「血栓性」機序よりも「塞栓性」機序によって脳梗塞を発症することが多く，当科入院例の検討では，アテローム血栓性脳梗塞のうち3分の2（405例中264例）が「塞栓性」であった．

アテローム硬化の好発部位は，内頸動脈系では，頸動脈分岐部〜内頸動脈起始部，内頸動脈サイフォン部，中大脳動脈水平部であり，椎骨・脳底動脈系では，椎骨動脈起始部，頭蓋内椎骨動脈，脳底動脈，後大脳動脈近位部である．われわれアジア人は，頭蓋外より頭蓋内のアテローム硬化が多いという特徴がある．

アテローム血栓性脳梗塞の**再発予防**には，危険因子の管理とともに**抗血小板療法**が適応されるが，内頸動脈起始部の症候性高度狭窄に対しては外科的治療の適応を検討しなければならない．特に，70％以上（NASCET法，図4）の症候性狭窄では，**内膜剥離術**を行うことが強く推奨されている[6]．

●ピットフォール
狭窄率の表示法には，NASCET法，ECST法，面積比があり，用いる方法によって狭窄率は大きく異なる（図4）．通常，NASCET法＜ECST法＜面積比であり，NASCET 70％はECST 82％に相当するとされる[7]．

3 ラクナ梗塞

ラクナ梗塞は，脳主幹動脈から分岐する1本の**穿通動脈**が閉塞して生じる梗塞であり，**被殻，尾状核，視床，橋，内包**に梗塞巣を形成する．通常，最大径は1.5 cm未満とされるが，症候性ラクナ梗塞ではしばしば1.5 cm以上の梗塞巣となる[8]．ラクナ梗塞の原因となる穿通動脈病変に

は，径が200μm未満の穿通動脈に生じる**リポヒアリノーシス**と，より径の大きな穿通動脈に生じる**ミクロアテローマ**が知られており，前者は高血圧と強く関連し，高血圧性脳出血を合併することが稀ではない．

ラクナ梗塞の診断は，穿通動脈の閉塞部位を直接診断することが臨床上困難なことから，特徴的な臨床症状（古典的ラクナ症候群）を呈することが条件とされる．古典的ラクナ症候群には，pure motor hemiparesis, pure sensory stroke, ataxic hemiparesis, dysarthria clumsy hand syndrome, sensorimotor stroke の5つが含まれる[9]．

ラクナ梗塞の**再発予防**にも**抗血小板療法**が適応となる．ただし，ラクナ梗塞は高血圧性脳出血と共通の病理を有することから，**脳梗塞再発リスクと脳出血発症リスク**の両者を考慮して慎重に抗血小板療法を行わなければならない．**シロスタゾール**は出血リスクの低い抗血小板薬とされており，非心原性脳梗塞患者を対象にシロスタゾールとアスピリンとの有効性と安全性を比較した試験〔Cilostazol for prevention of secondary stroke 2（CSPS2）〕では，全脳卒中はアスピリン群よりシロスタゾール群で少なく，とりわけシロスタゾール群で重篤な出血性合併症が少なかった[10]．

2. Branch atheromatous disease（BAD）

BADは，入院治療開始後も運動麻痺が進行する例が少なくないことから注目されるようになった脳梗塞病型である[11]．

1 BADの病態

BADは，アテローム血栓性脳梗塞ともラクナ梗塞とも異なるSmall deep infarctsの病態（図5）として，Caplanが提唱した概念であり，アテローム性病変によって穿通動脈入口部が狭窄または閉塞したものである[12]．ラクナ梗塞もBADも1本の穿通動脈領域の梗塞である点は共通しているが，ラクナ梗塞が穿通動脈自体の病変によって生じるのに対して（図5A ⓐ），BADは穿通動脈起始部の病変によって生じる（図5A ⓑ〜ⓓ）．このため，BADの梗塞サイズはラクナ梗塞に比べて大きくなる．BADは，橋傍正中動脈および短回旋動脈，レンズ核線条体動脈（Lenticulo-striate artery：LSA），視床膝状体動脈および穿通動脈，前脈絡叢動脈，Heubner反回動脈に起こりうる．

2 BADの臨床診断

BADはそもそも病理学的概念であるが，国内8施設の共同研究であるJ-BAD Registryでは，次の2項目を満たすものと定義された[13]．
① LSA領域ではMR水平断で3スライス以上（頭尾方向で20 mm以上）にわたる梗塞巣，橋傍正中動脈領域では橋腹側に接する特徴的な梗塞巣を呈する
② 梗塞巣を灌流する主幹動脈に50％以上の狭窄や心房細動を合併しない

J-BAD registryとして登録された413例の解析では，BADは全脳梗塞の8.8％を占め，LSA領域梗塞の43.6％，橋傍正中動脈領域梗塞の50.9％に認めた．入院後に神経症状増悪を認めたBADは，LSA領域の30.1％，橋傍正中動脈領域の43.6％であった[13]．

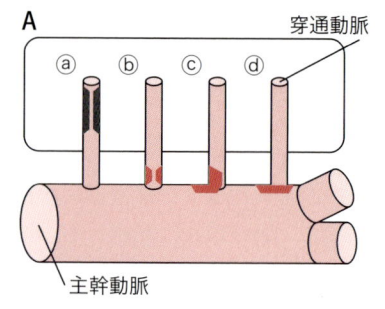

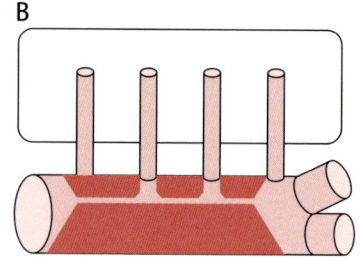

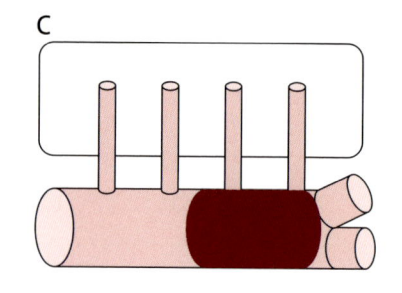

図5 Small deep infarcts の病態
穿通動脈内のリポヒアリノーシスやミクロアテロームにより梗塞が生じたものがラクナ梗塞である（Aⓐ）．Branch atheromatous disease（BAD）は，穿通動脈入口部のアテローム性病変による梗塞であり，穿通動脈入口部のミクロアテローム（Aⓑ），母動脈から穿通動脈内へ伸展するアテローム性プラーク（Aⓒ），母動脈のアテローム性プラーク（Aⓓ）が原因となる．穿通動脈が分岐するより近位での頭蓋内・外の主幹動脈の高度狭窄または閉塞による穿通動脈の灌流低下（B）や，心原性塞栓による頭蓋内動脈閉塞（C）も small deep infarcts の原因となる

3 BADの治療戦略

　BADの本質が，アテローム性病変による穿通動脈閉塞であることから，アテローム血栓性梗塞に準じた治療方針が有効と思われるが，通常の治療による神経症状の増悪阻止効果は乏しい．当科では，発症早期からの多剤併用による積極的な治療介入を行い，従来療法に比べて1カ月後の機能予後が改善することを確認した[14]．しかしながら，超急性期からの多剤併用療法を行ってもなお増悪を阻止できず，主として上肢優位の機能障害を残す例があり，さらなる治療法の改良が必要である．

おわりに

　画像診断のない脳梗塞診療はありえない．今後，画像診断を含めた診断技術の向上をふまえて，脳梗塞治療がより迅速かつ的確に行われるようになることを期待したい．

文献・参考文献

1) 中村晋之 他：データバンクにおける脳梗塞病型別頻度と久山町における時代的推移．「脳卒中データバンク2009」（小林祥泰／編），p58，中山書店，2009
2) Straus SE, et al：New evidence for stroke prevention：scientific review. JAMA, 288：1388-1395, 2002
3) 「心房細動治療（薬物）ガイドライン（2013年改訂版）」（日本循環器学会学術委員会合同研究班）
   http://www.j-circ.or.jp/guideline/pdf/JCS2013_inoue_h.pdf
4) Hohnloser SH, et al；ACTIVE W Investigators：Incidence of stroke in paroxysmal versus sustained atrial fibrillation in patients taking oral anticoagulation or combined antiplatelet therapy: an ACTIVE W Substudy. J Am Coll Cardiol, 50：2156-2161, 2007
5) Caplan LR & Hennerici M：Impaired clearance of emboli（washout）is an important link between hypoperfusion, embolism, and ischemic stroke. Arch Neurol, 55：1475-1482, 1998
6) 脳卒中合同ガイドライン委員会：頸動脈内膜剥離術．「脳卒中治療ガイドライン2009」（篠原幸人，他／編），120-122，協和企画，2009
7) Rothwell PM, et al：Equivalence of measurements of carotid stenosis. A comparison of three methods on 1001 angiograms. European Carotid Surgery Trialists' Collaborative Group. Stroke, 25：2435-2439, 1994

8) Fisher CM：Lacunar strokes and infarcts：a review. Neurology, 32：871-876, 1982
9) 星野晴彦：ラクナ梗塞の症候．神経内科, 74：245-250, 2011
10) Shinohara Y, et al; CSPS 2 group：Cilostazol for prevention of secondary stroke (CSPS 2)：an aspirin-controlled, double-blind, randomised non-inferiority trial. Lancet Neurol, 9：959-968, 2010
11) 山本康正：Branch atheromatous diseaseの概念・病態・治療．臨床神経, 54：289-297, 2014
12) Caplan LR：Intracranial branch atheromatous disease: a neglected, understudied, and underused concept. Neurology, 39：1246-1250, 1989
13) 星野晴彦, 他：Branch atheromatous diseaseにおける進行性脳梗塞の頻度と急性期転帰．脳卒中, 33：37-44, 2011
14) Yamamoto Y, et al：Aggressive antiplatelet treatment for acute branch atheromatous disease type infarcts: a 12-year prospective study. Int J Stroke, 9：E8, 2014

プロフィール

永金義成（Yoshinari Nagakane）
京都第二赤十字病院脳神経内科
1995年に京都府立医科大学卒業．同大学附属病院と京都第二赤十字病院で内科・神経内科の初期研修を受けた後，Stroke neurologyを専攻しました．国立循環器病センターとオーストラリア国立脳卒中研究所で臨床・研究を経験し，2010年から京都第二赤十字病院脳神経内科で，日々，研鑽しています．

第3章　脳梗塞疑い

2. 脳梗塞のCT診断

戸村則昭

> **Point**
>
> ・脳梗塞の超早期CT所見として，脳底部主幹動脈に一致した高吸収，レンズ核陰影の不明瞭化，島陰影の消失，皮質—髄質境界の不明瞭化，淡い低吸収，などが重要である
> ・塞栓性梗塞と血栓性梗塞では，その所見が異なっており，その識別はある程度可能である
> ・脳梗塞の経時変化や出血性梗塞の所見も理解しておく必要がある
> ・静脈性梗塞にもCT所見としての特徴があり，動脈性との違いがある
> ・脳梗塞におけるCT-angiography（CTA），4D-CT，CT-perfusionの活用法，それらの有用性についても理解しておく

はじめに

　脳梗塞の画像診断としてはMRIが情報量も多く，病変のコントラストも優れており，第一にMRIが選択されるべきである．筆者の施設では，24時間，救急患者の脳の画像診断はMRIを第一選択として行っているが，病院によってはそれが困難で，時間外の救急患者などでは脳の画像診断をCTで行っている施設も未だ多いと思われる．CTは，本邦では，小規模診療施設まで広く普及しており，患者観察の観点からも施行が容易である．その所見についての基本的知識は，脳神経系を専門としていない臨床医にも必須であり，さらには診療放射線技師にも大いに役に立つものと思われる．本稿では，脳梗塞のCT所見として，超急性期所見，経時的変化，出血性梗塞の所見，静脈性梗塞の所見，CTA，さらに最近の新しいCT撮像法として4D-CTとCT-perfusionについて概説する．

1. 脳梗塞の超早期CT所見

1 見逃しなく読むための手順・考え方

　脳梗塞の超早期CT所見について，見逃しなく読影することは，経験を積んでいても難しい．ただ，読影以前に必要なことは，超早期所見を捉えるに必要な画質をもったCTを撮影していることである．被曝を低減させることに留意しつつ，十分な画質をもったCTを撮像する必要がある．その画質とは，**灰白質と白質の識別がよいこと**である．ただ，特に急性期脳梗塞では，時間外救

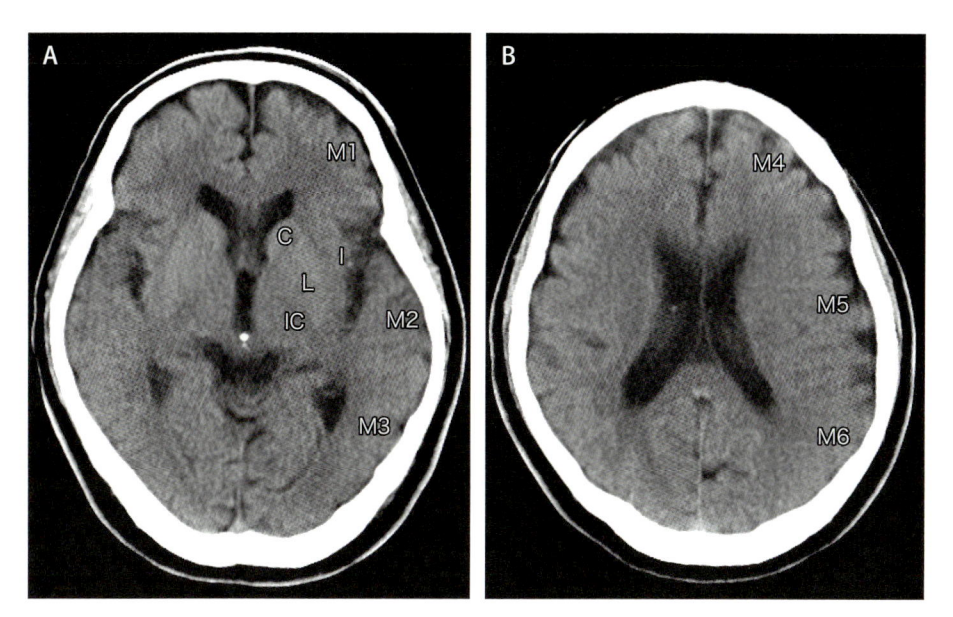

図1 Alberta Stroke Program Early CT Score（ASPECTS）による評価法
レンズ核と視床を含む軸位断と，それより頭側でレンズ核が見えなくなった断面にて，10カ所について，減点法で点数化する．C：尾状核頭部，L：レンズ核，IC：内包後脚，I：島皮質，M1〜M6：中大脳動脈域

急患者として来院し，スタッフが少ないなど，時間外に上位機種で撮像の困難なことも多く，筆者の施設でも画質が不十分であることもある（実際に，本稿の図5は画質が若干不十分であった）．症状から脳梗塞が疑われ，しかも発症から考えて，超急性期である可能性がある際の撮影条件を各施設で設定しておくことが有用と思われる．梗塞のfollow-upについては，より撮像条件を下げてもよい．

1）読影能力向上のコツ

はじめから超早期所見を間違いなく読影できる人はいない．他の読影にも共通することであるが，最初のCTでわからなかったが，その後のMRIやfollow-up CTで梗塞の所見が出現していたときに，retrospectiveに最初のCTをみて，その部位に所見がなかったか，を繰り返すことで，読影できる能力を身につけることが可能となる．

超急性期脳梗塞のCT所見の読影については，ASIST-Japanのホームページ（http://plaza.umin.ac.jp/~asist/training/）も大いに参考となる．

2）MRIを撮る？ or 撮らない？

血栓溶解療法を行うことが想定されている際には，CTからAlberta Stroke Program Early CT Score（ASPECTS）[1]（図1）を判断して，時間短縮のためにもMRIを行わなくともよいと思われる．

ただ，溶解療法が想定されていないときには，MR-angiography（MRA）を含めMRIを行って，診断をより確信すべきである．

● ピットフォール
灰白質と白質のコントラストの不良なCT画像であれば，脳梗塞の超急性期CT所見の確認は困難である．

● 専門家のクリニカルパール
MRIの拡散強調像などの所見をみて，自らの診断したCT所見と比較する．この繰り返しが，今後のCT読影に役に立つ．

2 脳梗塞の発症後超急性期の典型的なCT画像所見のポイント

ラクナ梗塞のような小さな梗塞ではなく，より重篤な，特に塞栓性梗塞で典型的にみられる，発症1～3時間後よりみられる所見として，以下のものがある．

1）脳主要動脈に一致した高吸収[2]（図2A, B）

脳底部中大脳動脈水平部（M1）や島表面を走行する部位（M2）に一致してみられることが多い．この高吸収のみでは，梗塞に陥っていなくともみられる，動脈内の塞栓子であり，血栓性梗塞の際にはみられない．ただ，動脈に一致した高吸収であることの確認にはある程度の熟練が必要である．

● ピットフォール
動脈硬化による動脈壁の高吸収を，塞栓子による動脈に一致した高吸収と間違えない．

2）レンズ核陰影の一部欠損・不明瞭化（obscuration of the lentiform nucleus）[3]
（図2A, B, 図3A）

塞栓性梗塞で，中大脳動脈の近位部での閉塞がある際にみられる所見で，発症から1時間程度でもみられる．

3）島皮質陰影の消失（loss of insular ribbon）[4]（図2C, D, 図3A）

これも塞栓性梗塞で，中大脳動脈M1からM2の閉塞がある際にみられる所見で，発症から1時間程度でもみられる．

4）皮質—髄質境界の不明瞭化（図2A, B, 図3A, B）

3）の所見も島についての皮質—髄質境界の消失であるが，島以外の部位でも同様にみられる．これも発症から3時間以内からみられる．

5）淡い低吸収（図2, 3）

4）と同時にみられるもので，灰白質と白質のコントラストが消失し，一様に無構造となる．

● 専門家のクリニカルパール
・灰白質と白質のコントラストが消失し，無構造になった部位を見出し，その部位と症状とを検討する．
・その所見が2スライス以上にわたって認められることを確かめる．

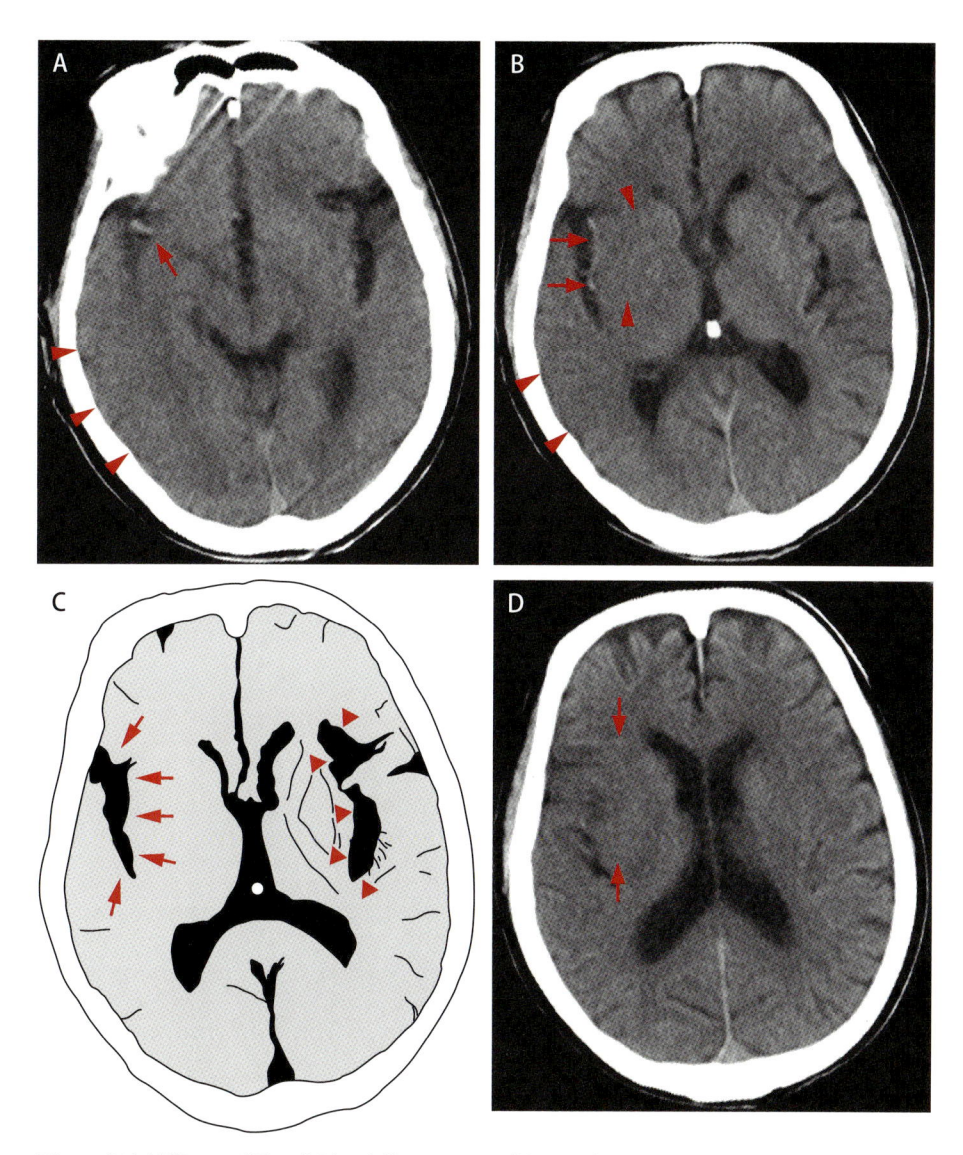

図2　超急性期CT所見．動脈の塞栓子，レンズ核不明瞭，島皮質陰影の消失，皮質—髄質境界不明瞭化

69歳，男性．左上・下肢不全麻痺，構音障害，見当識障害がみられた．正確な発症時刻は不明であったが，少なくとも3時間以内であった．右中大脳動脈に一致して高吸収がみられ（A，B：→），右レンズ核の不明瞭化，島皮質陰影の消失，右側頭葉に広く皮質—髄質境界の不明瞭化がみられる（A，B：▶）．C，Dでは，島皮質陰影の消失を示す．C（▶）は左の正常の島皮質を示し，C（→）とD（→）は右の島皮質陰影の消失を示す

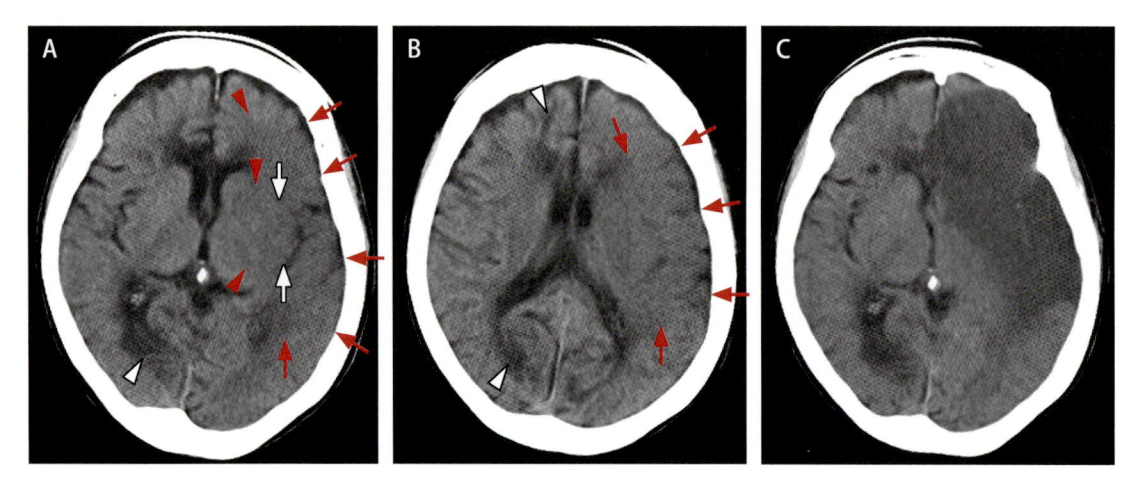

図3　超急性期CT所見．レンズ核不明瞭，島皮質陰影の消失，皮質－髄質境界不明瞭化
87歳，女性．右上・下肢麻痺で発症．発症から約4時間後のCT（A，B）で，左レンズ核陰影の不明瞭化（A：▶），島皮質陰影の消失（⇨），左前頭葉から側頭葉にかけて広く皮質－髄質境界の不明瞭化と淡い低吸収（A，B：➡）を認める．右前頭葉と後頭葉には古い梗塞もみられている（A，B：▷）．翌日のCT（C）では，強い腫脹を伴った低吸収域がみられている

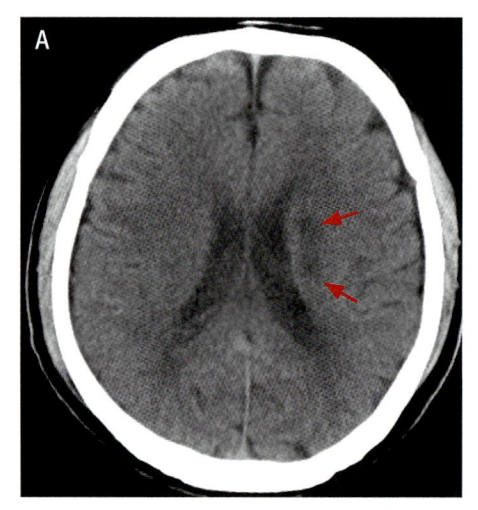

図4　血栓性梗塞
59歳，男性．右上・下肢不全麻痺が徐々に進行し，CT施行．左放線冠の一部に低吸収を認める（➡）

2. 塞栓性梗塞と血栓性梗塞の識別[5]

1 典型的な画像所見のポイント

　塞栓性梗塞と血栓性梗塞（図4）の識別は臨床的に重要である．もちろん，心房細動などのリスク因子は識別に重要である．CT所見にも基本的な特徴があり，MRIにも応用可能である．主要な鑑別点は表のようである．

表　塞栓性梗塞と血栓性梗塞の主要な識別点

①動脈に一致した高吸収が認められるのは，塞栓子である
②発症3時間以内ほどの超早期に所見が存在するのは，塞栓性である
③塞栓性では，皮質に至るまで，低吸収域が大きく，均一であり，腫脹も強い
④血栓性は，異常所見が出現するまでに時間がかかる
⑤血栓性の多くは，低吸収は大きくなく，皮質まで達せず，腫脹も弱い
⑥経過で，早期に出血性梗塞が出現するのは，塞栓性である

2 読むための手順・考え方

塞栓性閉塞では，ある程度の大きさの塞栓子が一度，比較的近位の動脈を閉塞させた後，多くの場合，その塞栓子が融解して，より細かな塞栓子となって，より末梢の動脈に散布される．そのことで，**側副路の発達が悪くなり，梗塞が皮質にまで及び，比較的大きな梗塞を生ずる**と思われる．それに反し，動脈の**血栓性閉塞**の場合は，末梢からの側副路が比較的よく発達するため，**梗塞は比較的小さく，皮質まで達することが少ない**と思われる．

● ピットフォール

以上は原則であり，例外も少なくないことは認識すべきである．

3. 脳梗塞のCT所見の経過

梗塞は，発症から時間とともに明瞭となり，典型的には支配動脈に一致した扇型を呈してくる．その領域や形は，その梗塞の部位，側副血行路の発達程度，虚血の程度，などによって影響される．

発症後数日までは，**壊死期**に相当し，水分増加により低吸収を呈する．**発症4～5日**までが浮腫は最も強くみられる．その後は**液化吸収期**になり，浮腫は消褪しはじめ，低吸収域の周辺部から等吸収化がはじまり，低吸収が不明瞭となってくることから，**fogging effect**[6]（図5）と表現される．今では，脳梗塞に造影CTを行うことは少ないが，この時期に造影剤を投与すれば，その等吸収化の部位に増強をみる．このfogging effectの時期は，浮腫の消褪により，局所の循環が回復することにより，小出血，新生血管増生，細胞浸潤などを反映している．**発症後数カ月**になると，**瘢痕期**となり，低吸収はより明瞭となり，梗塞巣近傍には萎縮も生じ，近傍の脳室の拡大，脳溝や脳槽の拡大，さらにはWaller変性などもみられる．

● 専門家のクリニカルパール

fogging effectなどの時期の梗塞部の造影剤増強は，いわゆる"ぜいたく潅流"とは全く異なる．造影剤増強は，血液脳関門の破壊，新生血管の透過性更新によると思われ，脳血流量の増加を意味していない．

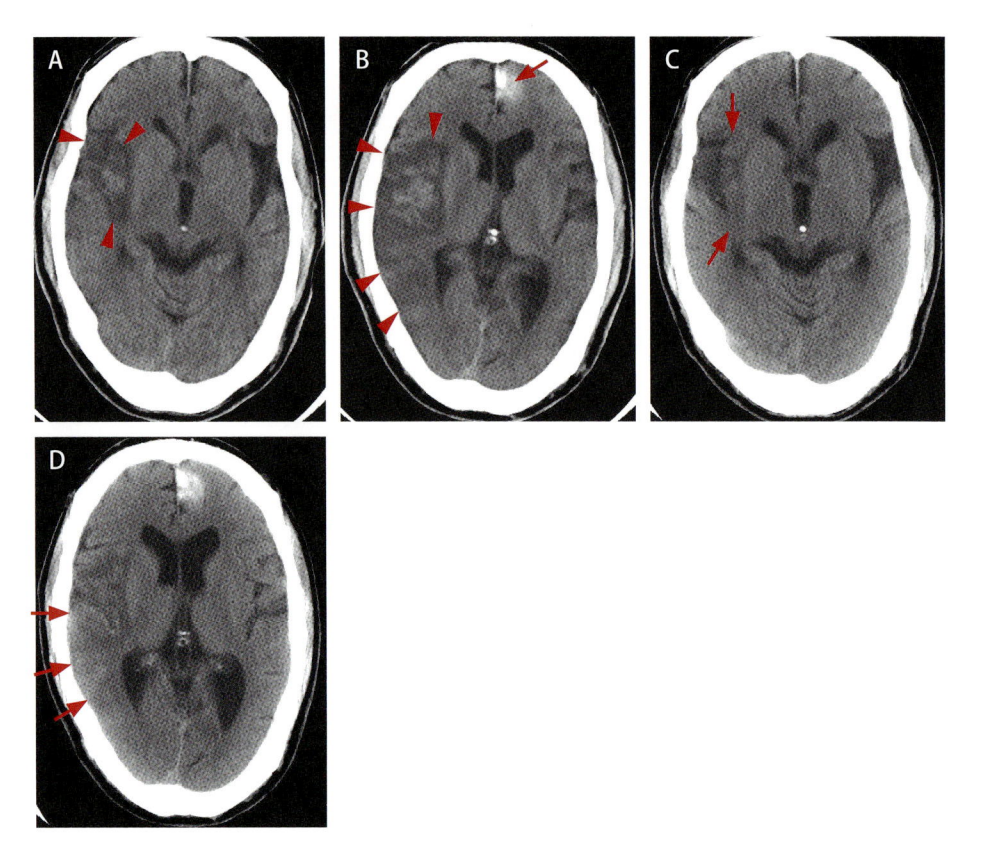

図5 梗塞のCT fogging effect．出血性梗塞
61歳，男性．左上・下肢不全麻痺で発症．心房細動も認めた．発症翌日のCT（A）で，右前頭葉，島，側頭葉に出血を含む低吸収がみられ（A，B：▶），左前頭葉の大脳鎌に接して，高吸収の髄膜腫と思える腫瘍もみられる（B：→）．それより約2週後のCT（C，D）で，右側頭葉などで，梗塞の低吸収は，やや不明瞭化している（C，D：→）（fogging effect）

4. 出血性脳梗塞（図5，6）

　脳梗塞のすべてで顕微鏡的出血はみられるが，一般的には，**梗塞内に血腫と同等の高吸収がみられるものを出血性脳梗塞と呼ぶ**．脳塞栓症でみられることが多い．虚血による血管内皮の損傷と血管再開通によることが多く，発症早期に生じることが一般的である．軽度には，発症から2〜3週後に生ずることもあり，末梢灌流圧の回復，梗塞巣辺縁における側副血行路の発達などによる可能性がある．

●こんな所見のこともある
初回のCTで多くの出血がみられるときには，脳出血との鑑別が困難なこともあるが，周囲の低吸収の広がり，塞栓症のリスクファクターの有無，などが参考となる．

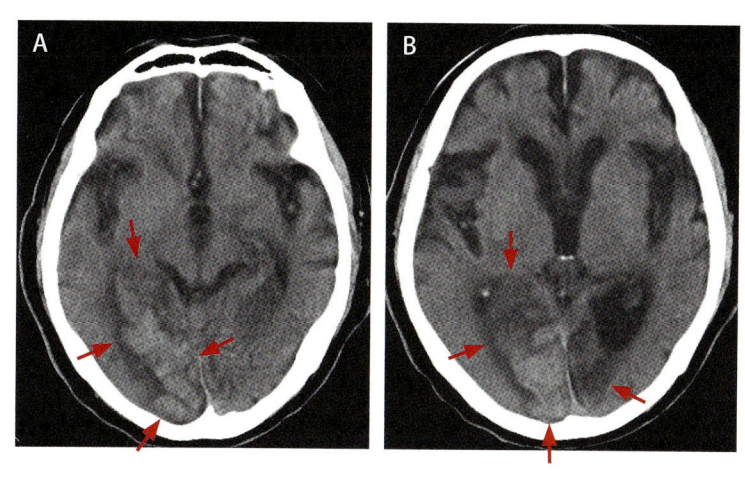

図6　出血性梗塞
82歳，男性．左上・下肢不全麻痺で発症．右同名半盲も認められた．発症4日後のCTで，両側後頭葉に出血を含む低吸収が広くみられる（→）

5. 脳静脈性梗塞（図7）

　静脈性梗塞についての認識は広くはない．硬膜静脈洞血栓症に伴う脳静脈性梗塞がよく知られているが，硬膜静脈洞血栓症を捉えることの頻度は低い．硬膜静脈洞血栓症に伴う脳静脈性梗塞として広く知られている所見としては，両側に及ぶ出血を伴った梗塞である．硬膜静脈洞の血栓そのものの所見として，造影CTでは **empty delta sign**[7]（図7）がある．実際には，静脈洞以外の比較的太い脳静脈の血栓性閉塞による梗塞も存在しているが，その直接所見である静脈自体の血栓症の証明は一般的には困難である．

　静脈性梗塞は，皮質を含み，出血性成分もみられることが多い．経過で，CT上の改善が早いという特徴があるが，静脈性梗塞については，MRIの方が，拡散強調像での拡散能の低下が少ない，造影後MRIで静脈の側副血行を思わす血管の造影がみられるなど，はるかに情報が多く，**脳静脈性梗塞を疑った際には，必ずMRIを行うべきである**[8]．

●専門家のクリニカルパール
静脈性梗塞には，その原因として，硬膜動静脈瘻があることを認識しておく必要がある．

6. 脳梗塞におけるCTA，4D-CT，CT-perfusion（図8）

　CTAは主幹動脈の狭窄・閉塞の診断，椎骨動脈で頻度の高い動脈解離の診断，大動脈から頸部主幹動脈の壁在血栓の診断などには有用である．4D-CTは，今では，全脳あるいはより広範囲に撮像可能となり，主幹動脈の狭窄・閉塞の描出なども可能で，同時に得られるCT-perfusionは，脳血流量（CBF），血液量，循環時間などのパラメーターも表示される長所がある．

　脳梗塞超急性期例においても，単純CTで超急性期所見の有無を確認し，それに引き続きCT-

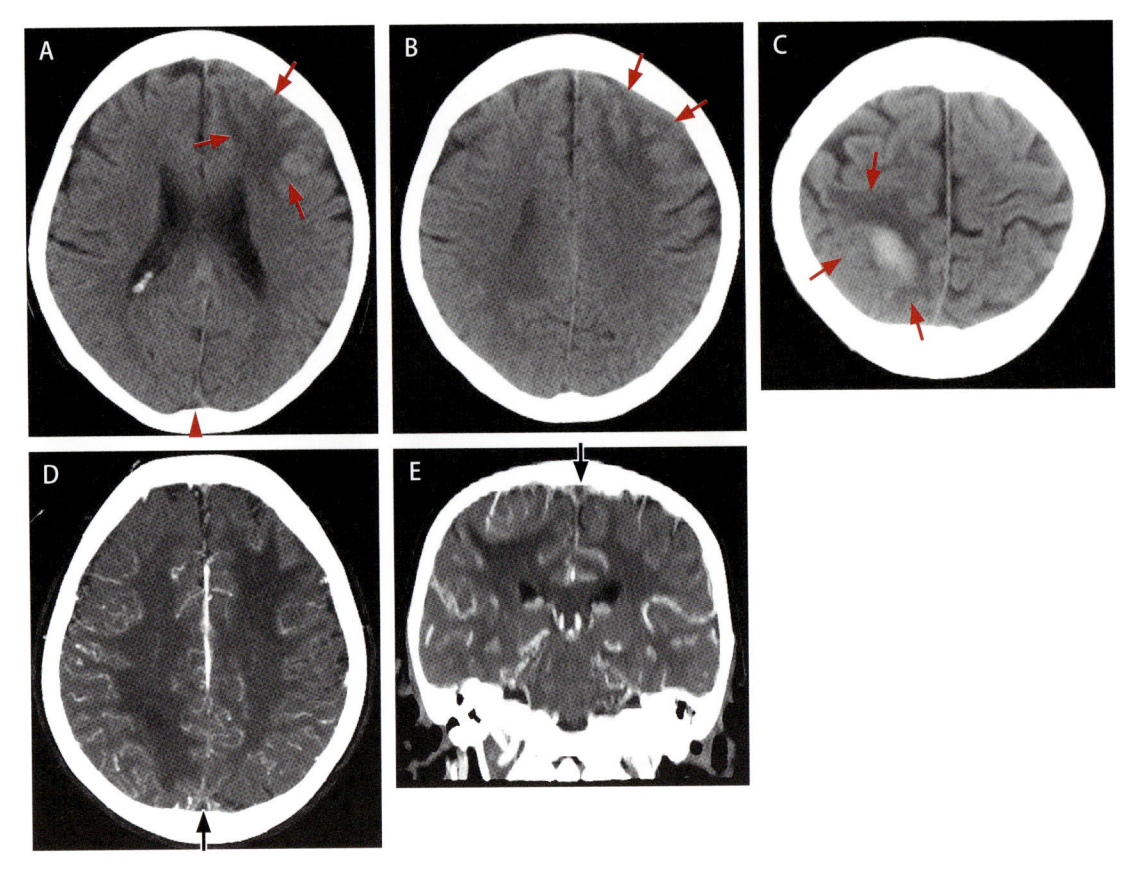

図7　静脈性梗塞

73歳，女性．痙攣，意識障害で発症．発症1週間後のCT（A，B，C）で，出血と思える高吸収（C）を含む低吸収域を，左前頭葉，右頭頂葉・後頭葉に認める（A，B，C：➡）．上矢状静脈洞には低吸収もみられ，血栓の可能性が考えられた（A，▶）．それより6日後に施行された4D-CTの2D画像で（D，E），上矢状静脈洞に増強効果の欠損部位がみられ，empty delta signといえる（D，E：➡）

　perfusionでCBFの低下部位・範囲，循環時間延長の部位・範囲の確認，さらに造影剤を追加してのCTAで，閉塞動脈の確認など，すべて最初のCTにおいてone-stop-shopとしての検査も可能である．

Advanced Lecture

　脳のMR-angiographyについても同様であるが，脳CTA，4D-CTの読影については，立体視を活用することが，読影力向上に重要である．各々3Dであっても，横方向に5～10°程度回転した2つの画像を並べて，立体視で読影することで，自信をもって，血管の前後関係の理解ができるようになる．

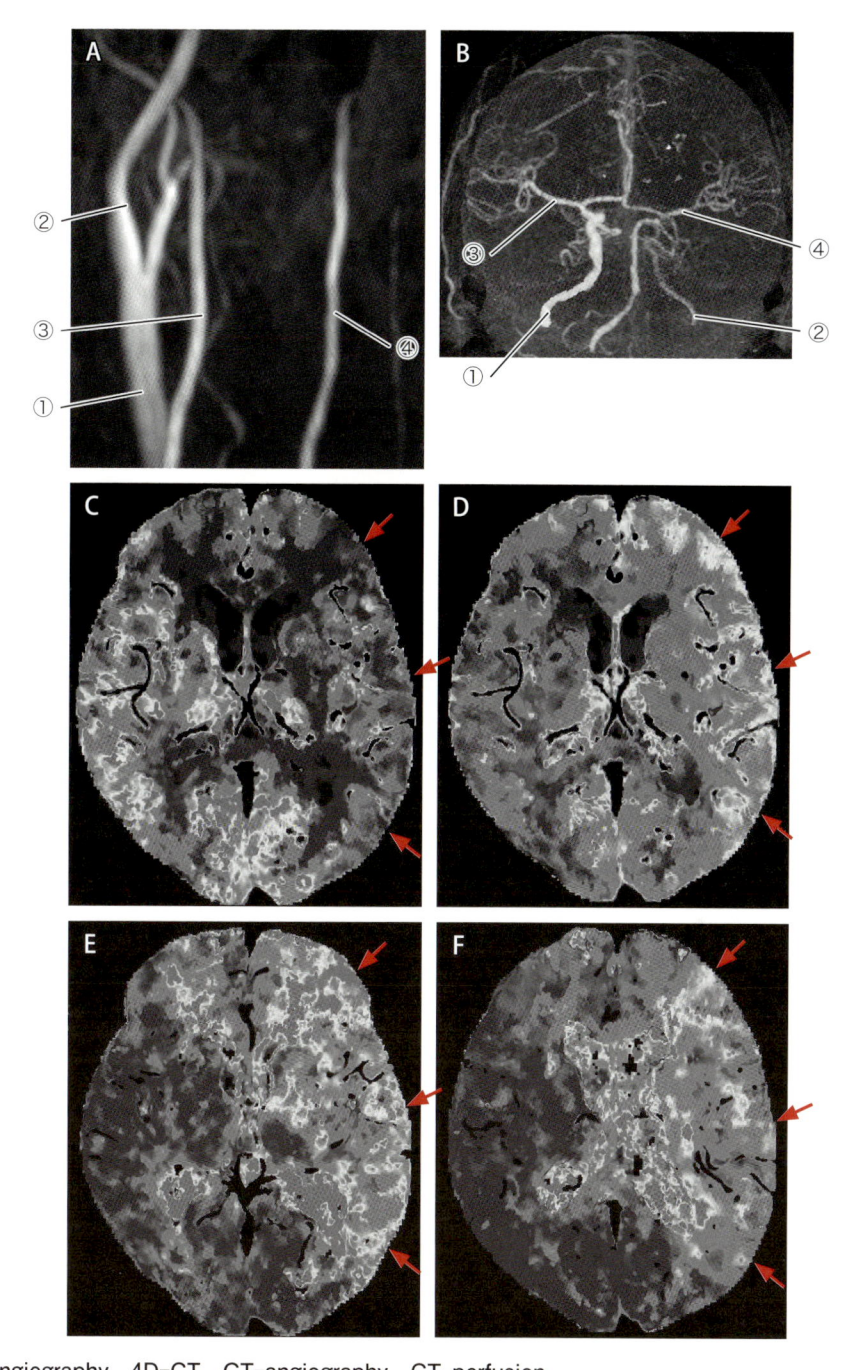

図8　MR-angiography，4D-CT，CT-angiography，CT-perfusion
　66歳，男性．視野狭窄で発症し，眼科で網膜中心動脈閉塞症の診断を受けた．頸部MR-angiography（A）で左総頸動脈から内頸動脈の描出がみられず，左総頸動脈閉塞の所見である．4D-CT動脈相正面像（B）では，左内頸動脈本幹の描出はみられるが，その濃度は低下している．CT-perfusion（C～F）では，左中大脳動脈域で広く脳血流量の低下がみられ（C，→），その部位で脳血液量は上昇し（D，→），mean transit time（MTT，E）とtime to maximum（Tmax，F）が延長している（E，F：→）．
　A：①右総頸動脈，②右内頸動脈，③右椎骨動脈，④左椎骨動脈
　B：①右内頸動脈，②左内頸動脈，③右中大脳動脈，④左中大脳動脈
　Color Atlas⑤参照

おわりに

　脳梗塞のCT所見として，超急性期CT所見，塞栓性梗塞と血栓性梗塞の鑑別，梗塞の経時的変化，出血性梗塞，静脈性梗塞，CTA・4D-CT・CT-perfusionの役割，などについて概説した．脳梗塞において，CTはその簡便性・迅速性，普遍性，などについても，今でもその有用性は高く，その所見，利用法などについての認識は重要である．

文献・参考文献

1) Hirano T, et al：Low Alberta stroke program early computed tomography score within 3 hours of onset predicts subsequent symptomatic intracranial hemorrhage in patients treated with 0.6 mg/kg Alteplase. J Stroke Cerebrovasc Dis, 21：898-902, 2012
　↑脳梗塞の超急性期CT所見のASPECTSと，血栓溶解療法の効果に関する報告．

2) Pressman BD, et al：An early CT sign of ischemic infarction: increased density in a cerebral artery. AJR Am J Roentgenol, 149：583-586, 1987
　↑脳動脈の塞栓子がCTでみられるとする最初の論文と思われる．

3) Tomura N, et al：Early CT finding in cerebral infarction: obscuration of the lentiform nucleus. Radiology, 168：463-467, 1988
　↑脳梗塞の発症1時間ほどの超急性期に，細胞性浮腫として，脳実質の変化についてCTで捉えることが可能とする最初の論文と思われる．

4) Truwit CL, et al：Loss of the insular ribbon: another early CT sign of acute middle cerebral artery infarction. Radiology, 176：801-806, 1990

5) Tomura N, et al：Differentiation between cerebral embolism and thrombosis on sequential CT scans. J Comput Assist Tomogr, 14：26-31, 1990
　↑塞栓性梗塞と血栓性梗塞との識別についての論文で，特に経時的にCTを行うことで，それらの識別が可能とした．

6) Becker H, et al：CT fogging effect with ischemic cerebral infarcts. Neuroradiology, 18：185-192, 1979
　↑脳梗塞の経過中にCTで不明瞭となるCT fogging effectを記載した論文．

7) Lee EJ：The empty delta sign. Radiology, 224：788-789, 2002
　↑脳の硬膜静脈洞の血栓がΔ様に見えるとした，有名なempty delta signを報告した論文．

8) 戸村則昭：脳静脈血栓症のCT・MRI診断. 成人病と生活習慣病, 36：143-146
　↑比較的周知されていない脳静脈性梗塞について，解説している．

プロフィール

戸村則昭（Noriaki Tomura）
一般財団法人脳神経疾患研究所附属総合南東北病院神経放射線診断科
文献3と5は筆者が秋田脳研に所属中に執筆したもので，現在の施設には，3年半前より勤務．脳血管障害，脳腫瘍，脳循環，頭頸部腫瘍，脊椎・脊髄などの画像診断として，MRI, CT, PET, などを主体として仕事をしています．また当施設には陽子線治療があり，BNCT（boron-neutron capture therapy）も建設中で，それらの治療効果判定法にも取り組んでいます．

第3章 脳梗塞疑い

3. 脳梗塞のMRI診断

高木 亮

Point
- 急性期脳梗塞のMRIの撮像法や特徴的な画像所見を理解する
- 急性期脳梗塞のMRI診断のポイントとコツをつかむ

はじめに

　脳血管障害が疑われた場合の画像検査は，はじめに単純CTが施行され出血が否定された時点から脳梗塞の診療が始まる．発症から時間が経過しCTで脳梗塞が確定されれば保存的治療に引き継がれるが，急性期の脳梗塞は単純CTだけで評価することは容易ではない．また，脳梗塞の診断は梗塞の有無を評価するだけでなく，血管の閉塞部位や灌流異常領域を判定することが重要で，MRIは治療方針の決定や予後を予測するうえで重要な画像情報を提供する．本稿では脳梗塞の診断を行う際のMRIの撮像法やその特徴的な画像所見，診断のポイントやコツについて解説する．

1. 見逃しなく読むための手順

　MRIの基本は **T1強調画像（T1WI）** と **T2強調画像（T2WI）** だが，急性期脳梗塞の診断には **拡散強調画像（diffusion weighted image：DWI）** が必須である．急性期の梗塞巣はDWIで高信号を示し，T2WIよりも早期に梗塞巣を検出できる．注意すべき点は，発症直後からすべての梗塞巣がDWIで明瞭な高信号域を示すわけではない．一般に心原性脳塞栓症のような大きな動脈の閉塞の場合には発症早期から明瞭な高信号を示し（図1），ラクナ梗塞や脳幹梗塞のような細い小動脈の梗塞巣では発症早期には淡い高信号であったり不明瞭であったりする（図2，3）．このように脳梗塞の病態によって梗塞の描出のされ方や時期に差があることを知っておく必要があり，画像を読影する際には **神経症状と異常信号の位置が合致するかを考えて読影すること** が重要である[1, 2]．

　また，DWIで高信号域を認めた場合は，すべてが急性期脳梗塞を意味するわけではない．DWIはT2値の影響を受け，発症から数日経過した脳梗塞巣はT2WIとDWIで高信号域を示すことがあり，これを **T2 shine-through** という．急性期か亜急性期かを鑑別する際には，急性期はADC値が低下するためADC mapで信号の低下を評価することが役に立つ（図2）．

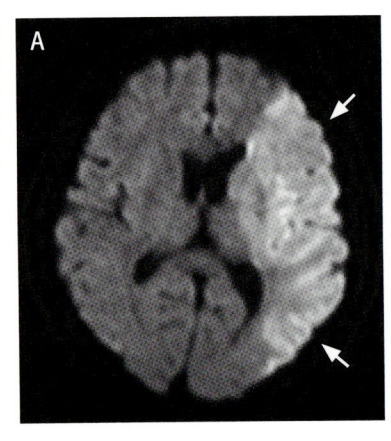

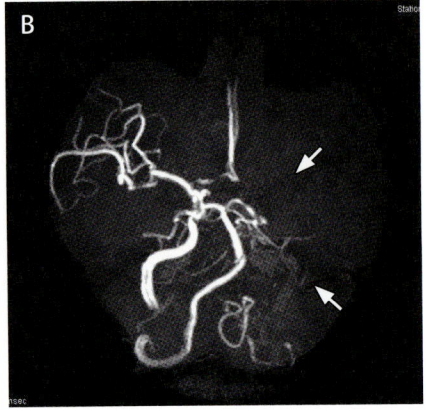

図1 急性期脳梗塞
A）DWIでは左中大脳動脈領域に一致した高信号域を認める
B）MRAでは内頸動脈から中大脳動脈が閉塞している

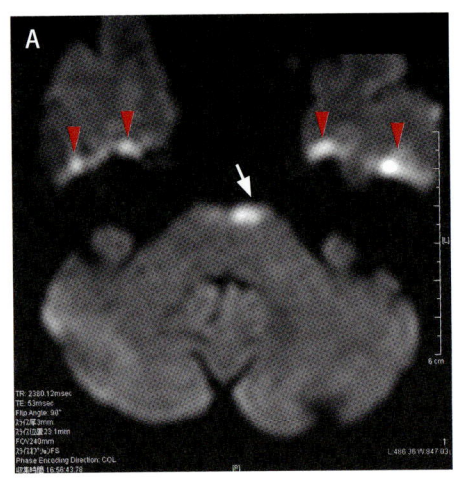

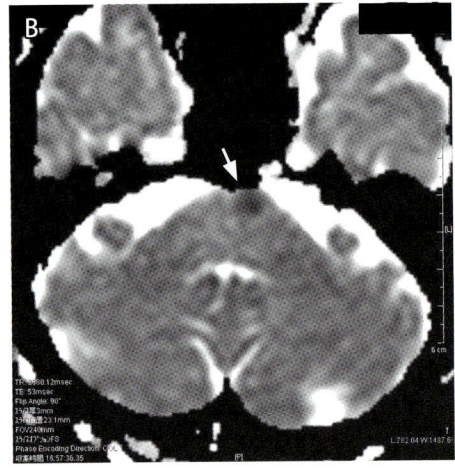

図2 橋梗塞
A）DWIで左前方に淡い高信号域を認める（⇨）．側頭葉の後方は画像がゆがみ線状の高信号を認める（▶）この高信号は梗塞ではなく乳突蜂巣の空気によるアーチファクトである．
B）ADC mapでは，同じ位置に信号低下を認める．側頭葉に低信号を認めない

2. 脳梗塞の典型的な画像所見のポイント

　脳梗塞の画像診断を行う際には，MRI断面の血流支配領域を頭に入れておく必要がある．主要脳動脈の閉塞では血管の支配領域に一致するような異常信号域を示し，皮質から白質にかけて広がり正常組織との境界も鮮明となる（図1A）．これに対してアテローム血栓症では灰白質は保たれ，白質に境界不明瞭な異常信号域を示す（図3）．主幹動脈の高度狭窄などによる境界領域型脳梗塞では血管支配領域の末梢に異常信号が認められる．また，プラークの破綻などによる微小塞栓性梗塞では，複数の梗塞巣が皮質や皮質下に散在して認められる．梗塞巣が小さくとも高度な血管の狭窄や閉塞が潜在しているような場合があり，**梗塞の診断は異常信号域の有無だけではなく，必ず血管の評価を行わなければならない**．通常の画像に加え**頭部MRA検査は必須**であり，疑

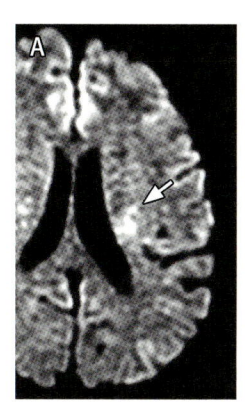

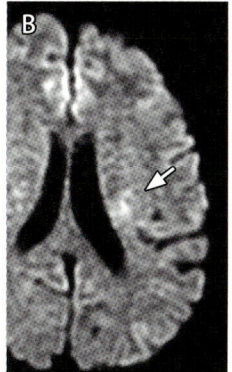

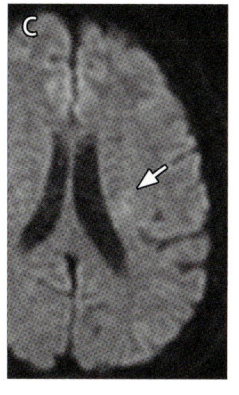

図3 左深部白質の急性期脳梗塞(3種類のDWI)
ウインドウ値を一定にしてウインドウ幅が(A)狭いもの,(B)中間,(C)広いものの3種類を示す.ウインドウの狭い画像は病巣(⇨)以外にも高信号が目立つ.ウインドウの広い画像は病変自体を識別しにくい

われた病態によっては頸部の血管の超音波検査,さらに心臓の精査などを行うことが推奨される.

3. 異常所見を見つけるコツ

　DWIを読影する際には,適切な条件で評価する必要がある.最近は電子カルテの普及によりMRI画像をモニターで読影する機会が増えてきたが,適切なウインドウ幅/ウインドウ値で評価を行わないと病巣が不明瞭であったり,アーチファクトが目立って正常を異常と読み違えたりすることがある(図3).

　また,DWIには特有のアーチファクトがあることも理解しておかねばならない.頭部の場合では頭蓋底や乳突蜂巣など,空気と脳組織が隣接する領域には磁化率アーチファクトが生じ画像がゆがんだり点状の高信号が出現したりする(図2A).DWIで捉えた微細な異常信号を梗塞巣とするか否かを判定するコツは,正常の画像を見慣れておくことが重要で,さらに神経症状と梗塞巣の位置が合致するかを考えて判断することが大切である.

4. こんな所見のこともある

　DWIで高信号を示す病変をすぐに脳梗塞と診断してはいけない.DWIで高信号を示す病態は,脳腫瘍(図4),脳膿瘍,脳症,脳炎などさまざまである.時に痙攣発作や意識障害などの突然発症の神経症状で救急搬送された症例ではDWIで高信号を見つけても脳梗塞と決めつけてしまわないように注意をしたい.高信号の位置や広がりと血流支配領域を考え,神経症状が血管障害と合わないような場合には,経過観察のMRIを行い画像の変化の有無を判断することが大切である.

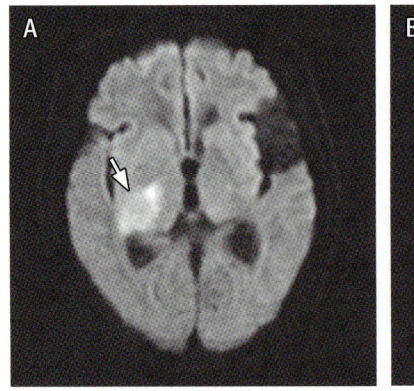

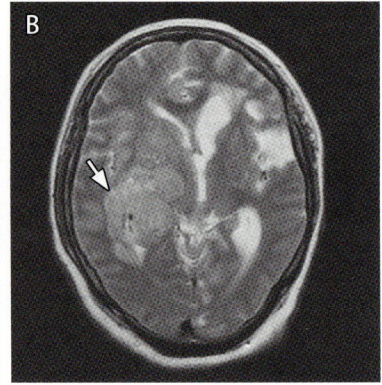

図4　脳腫瘍（神経膠腫）（他院からの紹介症例）
　　A）DWIで視床から内包にかけて高信号を認める
　　B）T2WI（1カ月後）腫瘍が大きくなっている

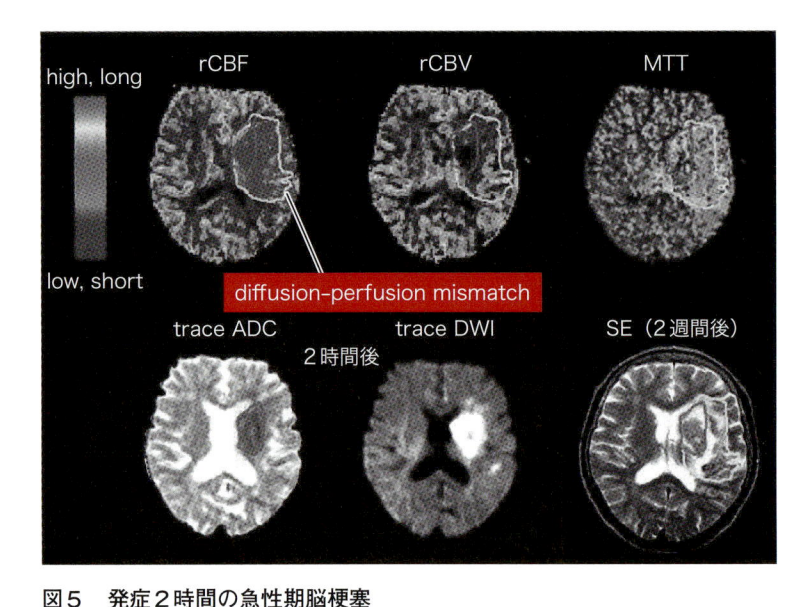

図5　発症2時間の急性期脳梗塞
　　上段がMRP画像．下段がADC mapとDWI画像と2週間後のT2WI
　　急性期にDWIで指摘された梗塞巣が灌流画像の虚血領域と同じ範囲へと大きくなっている
　　Color Atlas⑥参照

Advanced Lecture

　脳梗塞の画像診断を行ううえで臨床に役に立つ撮像法やその特徴的な画像所見について以下に簡単に解説する．

◼ diffusion perfusion mismatch（図5）
　MR perfusion（MRP）は造影剤を急速に静注してMR断面を連続的に撮像し造影剤が通過して

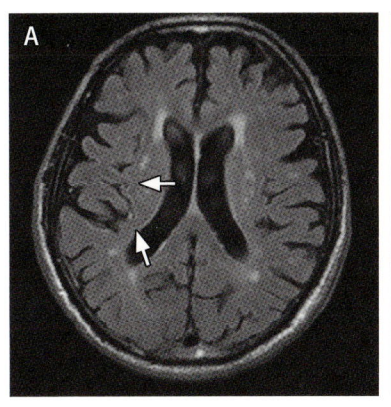

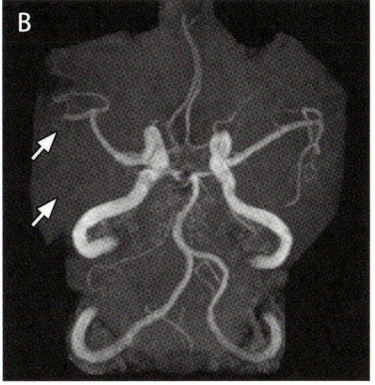

図6 右中大脳動脈のM2での途絶
A）FLAIR画像で脳溝の中の血管が高信号を示している
B）MRAでは右中大脳動脈末梢の信号の描出が不良である

いく断面の信号変化から脳の灌流情報を画像化する手法で，脳梗塞に陥る前の灌流異常域を検出することができる．超急性期脳梗塞では，MRPの灌流異常領域がDWIの異常域よりも広い範囲を示す状態があり，これを **diffusion perfusion mismatch** という．拡散異常域と灌流異常領域の差が治療によって救出できるかもしれない可逆的な虚血域とされ，これを**ペナンブラ**と呼ぶ[3]．ペナンブラ領域を早期に検出し血管の再開通を得ることが現在の脳梗塞の治療戦略としてきわめて重要となる．

2 intra-arterial signal（図6）

FLAIR画像ではシルビウス裂や脳溝は低信号を示し，血管も流れている組織が画像上で無信号となる現象（flow void）によって血管自体を識別することはできない．急性期脳梗塞では詰まった血管はflow voidが消失し脳溝の中に淡い高信号として描出される．通常のMRAで脳全体を撮像できていないため，末梢の閉塞の評価をするうえで役立つ．注意する点は高信号になった動脈は血流の遅延によるもので完全に閉塞しているわけではないこと，さらに脳表を走行する静脈と間違わないようにT1WIやT2WIと合わせて丁寧に読影する．

3 BPAS（図7）

脳幹梗塞をひき起こす**椎骨動脈解離**は，血管の内膜が剥離し偽腔に血栓が形成することで血管の内腔が狭小化して梗塞が生じる．動脈硬化症に伴う椎骨動脈の狭窄・狭小化による梗塞とは治療方針や予後が異なるため，両者を正確に鑑別することは臨床的にきわめて重要になる．

BPAS（basiparallel anatomic scanning）は椎骨脳底動脈の外観を表示する撮像法で，解離の際には動脈の外径が凹凸・拡大し，これに対してMRAでは偽腔が内腔を圧排するため内腔が不整に狭小化して認められる．撮像時間も短く椎骨解離を疑った際に追加すべき撮像技術の1つである．

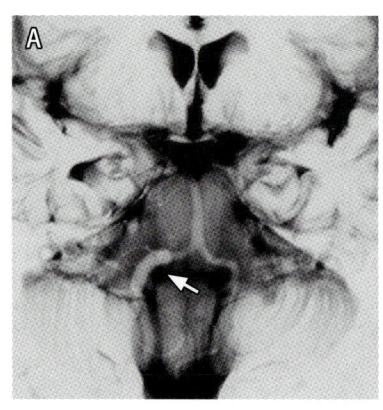

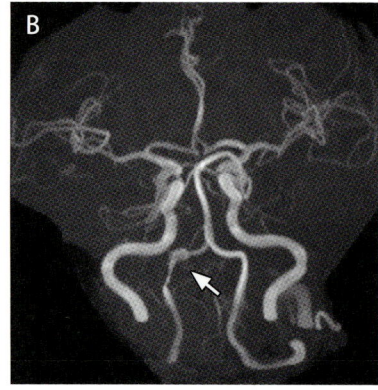

図7 椎骨動脈解離
A）BPAS画像では右椎骨動脈が拡大している
B）MRAでは，BPASで拡大した血管の領域不整に狭小化している

おわりに

　急性期脳梗塞の画像診断はDWIで高信号域を見つけることだけが目的ではない．異常信号の位置や分布から脳梗塞の病態を考え，急性期では救済可能な虚血領域はないか，今後の病状を増悪させる要因はないかなどを考えながら診断を行い予後向上に貢献することが重要である．

文献・参考文献

1) 井田正博：第5章脳血管障害．「よくわかる脳MRI」（青木茂樹，他/編著），秀潤社，1998
2) Sierra C, et al：Vascular mechanisms in the pathogenesis of stroke. Curr Hypertens Rep, 13：200-207, 2011
3) Heiss WD：The ischemic penumbra: correlates in imaging and implications for treatment of ischemic stroke. The Johann Jacob Wepfer award 2011. Cerebrovasc Dis, 32：307-320, 2011

もっと学びたい人のために

「ここまでわかる頭部救急のCT・MRI」（井田正博/著），メディカルサイエンスインターナショナル，2013

プロフィール

高木　亮（Ryo Takagi）
日本医科大学放射線医学
救急放射線，神経放射線を中心にMRIやCTの新しい撮像法の臨床応用を研究しています．脳梗塞の診断と治療は救急医療体制と画像診断技術の進歩で今後ますます進歩していくことが期待されています．

第3章 脳梗塞疑い

4. 脳梗塞の自然経過

渡邉嘉之

Point

- 脳梗塞は急性期から慢性期にかけて経時的に画像所見が変化する
- 急性期と慢性期の鑑別は脳腫脹の有無である
- 急性発症を呈しない脳梗塞では診断が難しく，画像変化が重要である

はじめに

脳梗塞は時間経過に伴い画像所見が変化するのが特徴であり，この経時的変化をよく理解しておくことが，脳梗塞診療に重要である．脳卒中症例では，初診時に病歴を聴取できないこともあり，画像所見から発症時期や患者背景を理解することも可能である．

1. 脳梗塞自然経過の画像所見のポイント

脳梗塞は発症時期により，**超急性期，急性期，亜急性期，慢性期**（図1）と分類される．

1 超急性期脳梗塞

発症6時間以内．腫脹のみられない時期．CTでは脳実質の変化である**早期虚血所見**〔皮髄境界消失，レンズ核・島皮質の不明瞭化，脳溝の消失（図1A，2A）〕と血管内血栓を示す**中大脳動脈の高吸収（hyper-dense MCA sign）**がある．早期虚血所見は非可逆性の変化を示し，hyper-dense MCA signは血管閉塞を示唆する．MRIでは拡散強調画像（DWI）で高信号を示すが，その他の画像では異常を示さない．

2 急性期脳梗塞

発症6時間～7日目．脳腫脹の強い時期．CTでは**明瞭な低吸収域**（図1B）となり，脳腫脹を伴う．MRIでは**拡散強調像だけでなく**，T2強調像，FLAIR像で高信号，T1強調像で低信号となる（図3）．

3 亜急性期脳梗塞

発症7～30日．急性期に認められた腫脹も軽減してくる時期．

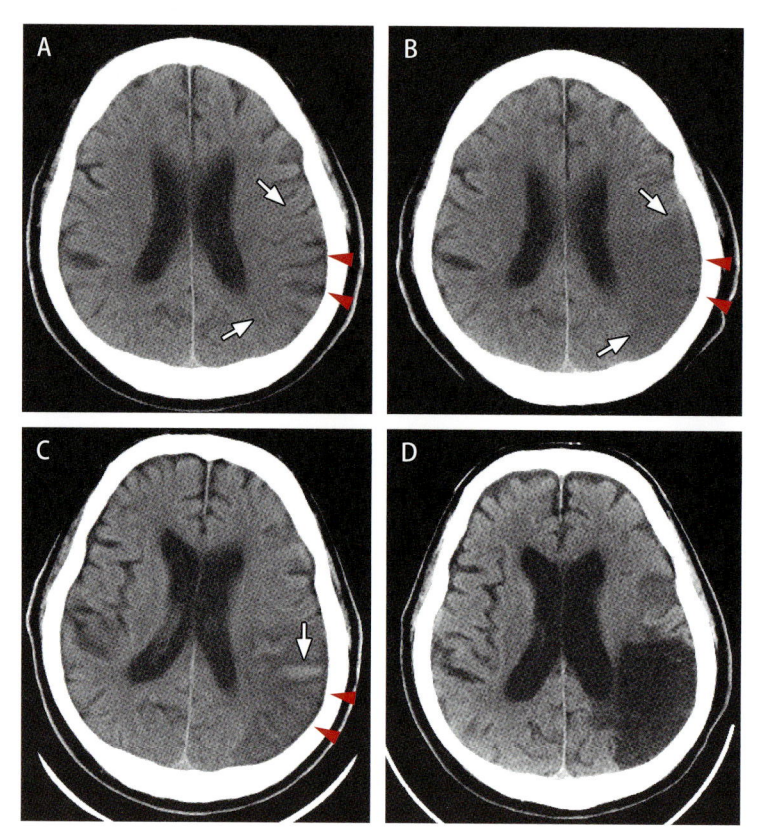

図1　50代男性　右麻痺　左頭頂葉梗塞
CT，発症後　A）3時間，B）15時間，C）6日後，D）5年後
A）では皮髄境界の消失を認める（⇨）．脳溝は梗塞部でも認められ，腫脹はない（▶）
B）では境界明瞭な低吸収（⇨）となり，腫脹（脳溝の消失）を伴う（▶）
C）低吸収域の中に濃度の高い領域（出血，⇨）を認める．腫脹は持続しており，脳溝は消失したままである（▶）
D）病変部は萎縮し，脳脊髄液と同じ低吸収を示す

　CTでは急性期にみられた低吸収が一過性に正常濃度に戻り，その後低吸収化（図1C）していく．脳腫脹も徐々に軽減していく．CTでは**fogging effect**（図4）といい，**一見正常のように見える時期があるので注意が必要**である．この時期に造影を施行すると80％の症例では皮質に沿った増強効果を認める．

　MRIでは腫脹は消失してくるが，T2強調像，FLAIRでの高信号は持続し，T1強調像では低信号を示す（図5A，B）．拡散強調像では経過とともに信号が低下し，高信号から等信号，低信号と変化する．拡散強調像にて高信号を示す期間は発症後1〜3週までとされる．

4 慢性期脳梗塞

　発症1カ月以降，萎縮が認められる時期．CTでは病変部の低濃度化と萎縮が進行し，最終的には脳脊髄液と同程度の低吸収となる（図1D）．MRIではT2強調像で高信号，T1強調像で低信号となり，萎縮性の変化を伴う（図5C，D，図6）．FLAIRでは梗塞巣の液状化の程度により，高信号を示す病変と低信号を示す病変が混在する．

　亜急性期（発症2週間以後）から慢性期にかけて，T1強調像にて梗塞巣の皮質に沿って高信号

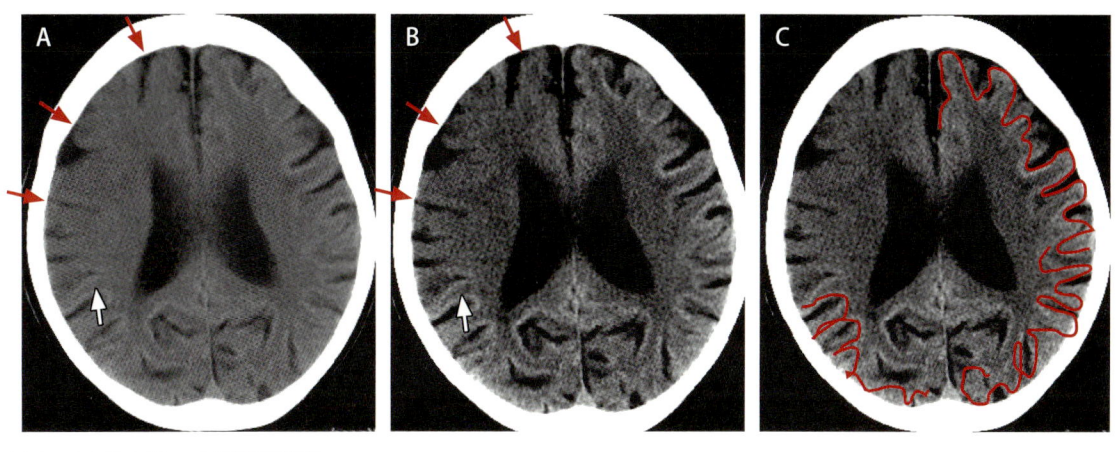

図2　80代女性　急性期脳梗塞
左麻痺　発症3時間後のCT　A) ウィンドウ幅80　ウィンドウセンタ35，B) ウィンドウ幅30　ウィンドウセンタ30，C) 皮質の高吸収の模式図
右前頭葉に皮髄境界の不明瞭化（⇨）を認める．ウィンドウ幅を狭めた表示（B）でより異常域がコントラストよく，描出可能である
C) 正常では皮質は白質より高吸収であり，脳表に沿って認められる．この波状構造が正常に見えていることを確認することが重要である

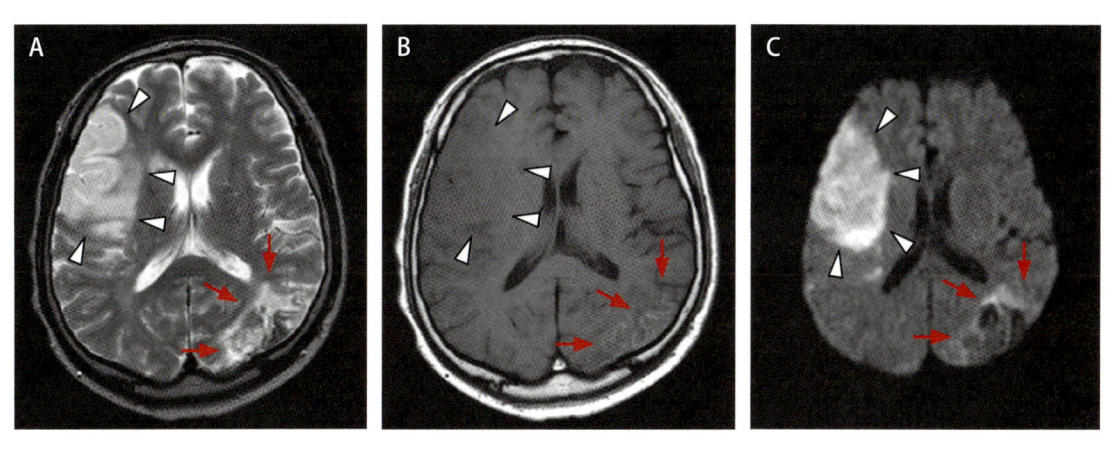

図3　60代男性　急性期脳梗塞（発症3日後）と亜急性期出血性梗塞（1カ月後）
A) T2強調像　B) T1強調像　C) 拡散強調像
右前頭葉（▷）に急性期梗塞，左頭頂葉（→）に亜急性期出血性梗塞を認める
急性期梗塞ではT2強調像，拡散強調像にて高信号，T1強調像で淡く低信号を示す．同部位では脳溝は消失しており，腫脹を伴っている
亜急性期梗塞では脳溝は描出されており，腫脹はみられない．脳表に沿うようにT1強調像にて高信号，T2強調像では低信号を示しており，出血性変化が考えられる
拡散強調像では淡く高信号を示しているが，出血による低信号病変が混在している

域がみられ，**層状壊死**（laminar necrosis：図7）と言われる所見を示すことがある[1]．層状壊死は病理学的には神経細胞が選択的に脱落することをいう．MRIではT1強調像にて梗塞巣の皮質に沿って高信号を示す．病理との対比において出血はみられないことが多く，脂肪を含んだマクロファージによる変化とも言われているがいまだ検討中である．

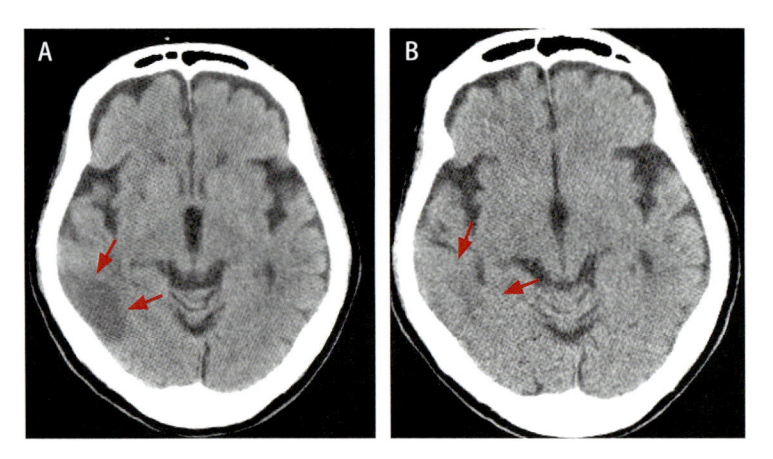

図4　68代女性　大動脈弁狭窄術後　脳梗塞
CT，A）発症3日後　B）20日後
A）右頭頂葉に明瞭な低吸収（急性期梗塞）を認めるが，亜急性期（B）では全体に濃度が上昇し，腫脹も軽減しており，異常の指摘が困難である（fogging effect）

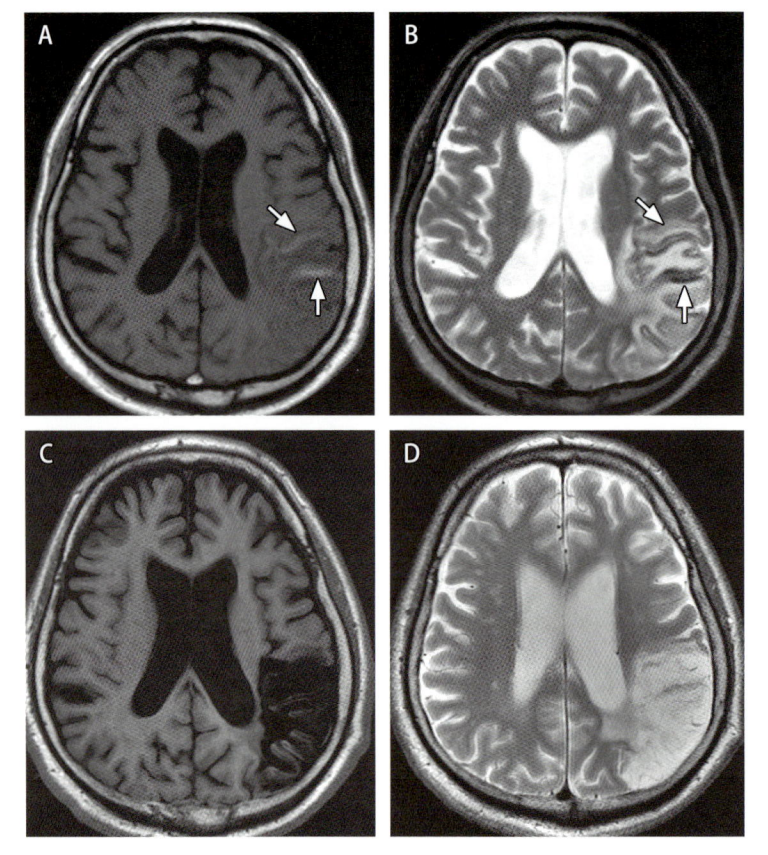

図5　図1と同じ症例のMRI
A，B）11日後，C，D）1年後　A，C）T1強調像，B，D）T2強調像
A）左頭頂葉に低信号域を認める．一部線状の高信号域を認め（⇨），出血性変化と考えられる．脳溝は消失しており，腫脹を伴っている
B）T2強調像では病変部は全体に高信号を示す．T1強調での高信号域に一致して低信号域を認め（⇨），出血と考えられる
C，D）病変部は脳脊髄液と同じ信号となっている．左側脳室後角が拡大しており，萎縮を示唆する

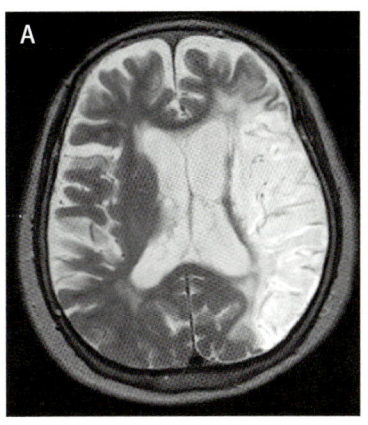

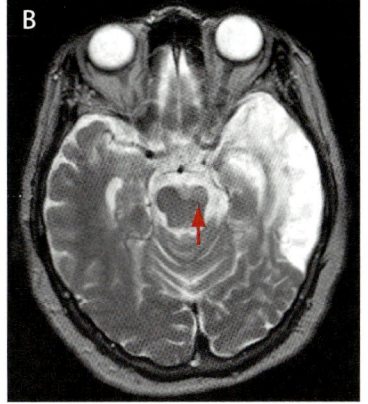

図6　60代女性　慢性期脳梗塞　発症1年後
A，B）T2強調像，左MCA領域に萎縮を伴う広範な高信号域を認める．左大脳脚にワーラー変性と考えられる萎縮と淡い高信号域（→）を認める

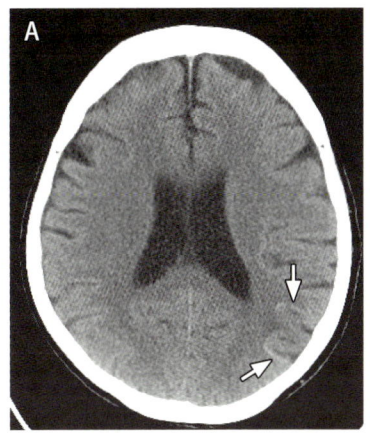

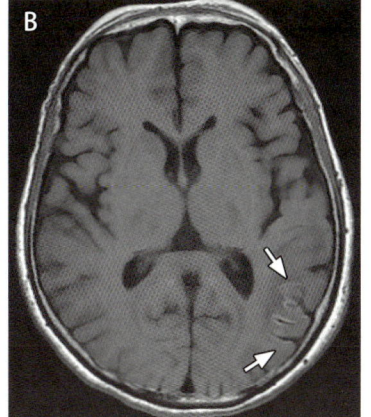

図7　70代女性　亜急性期脳梗塞　層状壊死症例
1カ月前に一過性の失語症を認めた
A）単純CT　B）T1強調像
CT，MRIにて左頭頂葉の梗塞巣皮質に沿うように，高吸収および高信号域（⇨）を認め，層状壊死と考えられる

2. 異常所見を見つける方法，コツ

　超急性期にみられる早期虚血所見は軽微な変化であり，**灰白質の高吸収を丁寧に確認すること**が重要である（図3C）．CTではウィンドウ設定を狭くすること（通常頭部条件ではウィンドウ幅は80程度であるが，30程度にする：図3B）で，軽微な変化を指摘しやすくなる．

3. こんな所見のこともある

症例1（図8）

70代男性　【主訴】視野障害

転倒し，前頭部を打撲．その後視野障害が出現したため，数日後に近医受診．頭部CTにて脳腫瘍を疑われ精査となった．

〈読影のプロセスと所見〉

- 右後頭葉に不均一な信号を示す腫瘤性病変を認め（図8A〜C），造影MRIでは病変部が広範に造影される（図8D）．CTでは一部が高吸収を示し出血を伴っていると考えられる（図8E）．
- 脳梗塞では初期症状が乏しく亜急性期に来院した場合，最初の画像診断で腫瘤様に見え，脳腫瘍が疑われることがある．
- 出血を伴っている場合，急性期梗塞でも拡散強調像で高信号を示さないことがあるので注意が必要．
- 詳細な病歴聴取から発症時期の推測を行い，経過観察を行い，画像所見の変化を観察する．特に脳腫瘍の場合は無治療で腫脹が改善することはないので，病変が縮小すれば診断が容易である．
- 症状および画像所見の経過から出血性梗塞と診断．

症例2（図9）

70代男性　右片麻痺，失語症状が出現し近医入院．脳梗塞と診断され治療を受けた．その後，定期的に通院していなかった．

3年後再度右麻痺をきたし，頭部MRI施行した．

〈読影のプロセスと所見〉

- 初回入院時のMRIでは，左頭頂葉の皮質を中心にT2強調像，FLAIRにて高信号域を認め，CTでは白質が淡く低吸収を示す（図9A〜C）．これのみでは脳梗塞に矛盾しない画像である．
- 3年後の頭部MRIでは左頭頂葉にT2強調像，FLAIRにて高信号域を認めるが，前回と比べ異常信号域が拡大しており，腫脹も伴っている（図9D〜F）．脳梗塞であれば初回でみられた病変は萎縮性変化をきたしていると考えられ，梗塞は考えられない．
- 経過から脳腫瘍が疑われ，手術の結果，退形成性星細胞腫（グレード3）と診断された．

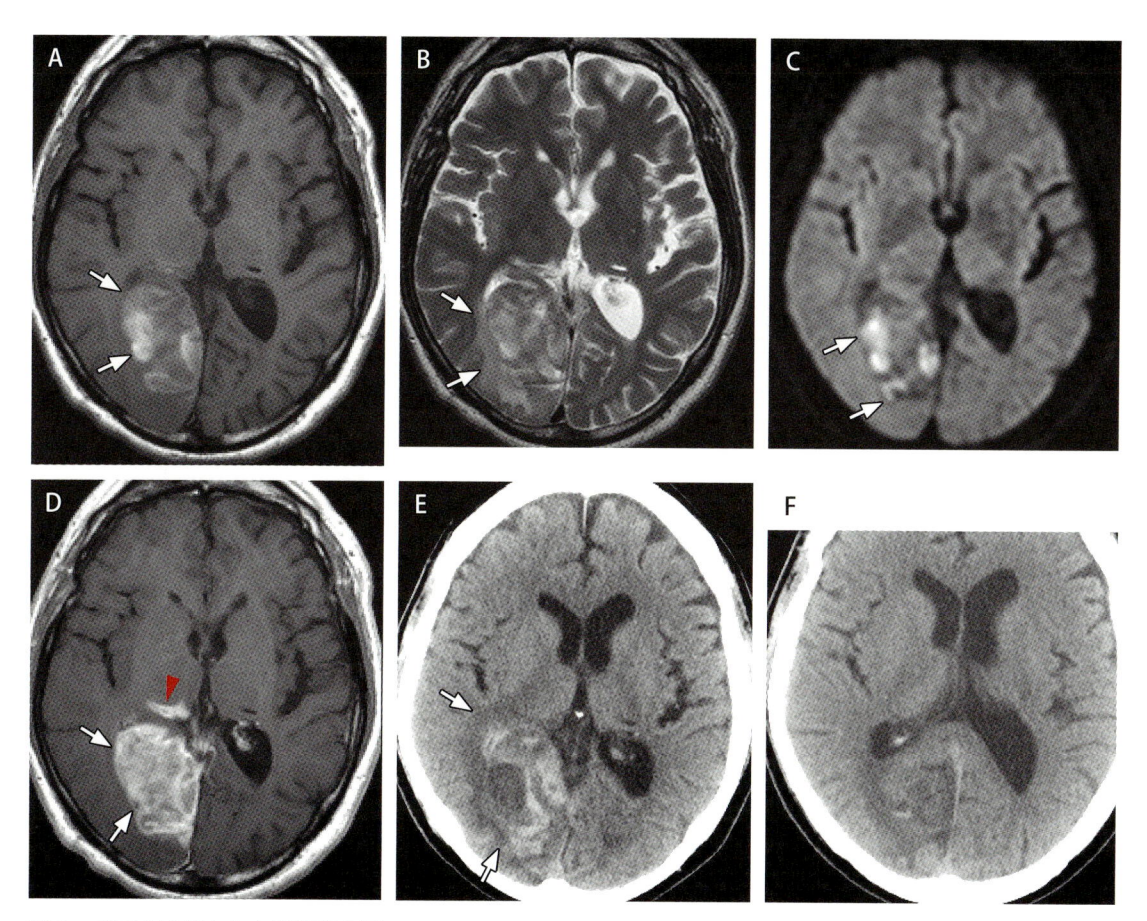

図8　脳腫瘍を疑われた脳梗塞症例
右後頭葉にT1, T2強調像，拡散強調像（A, B, C）で不均一な信号を示す腫瘤性病変（⇨）を認める．強い腫脹を伴っている．造影MRI（D）では病変部が広範に造影される（⇨）．右視床にも造影域を認める（▶）．CT（E）では病変内に高吸収を認め，出血を伴っていると考えられる（⇨）．F：経過観察のCT（30日後）にて，高吸収域や腫脹の減少を認め，出血性脳梗塞と考えられた

●診断を間違わないためのポイント

・脳梗塞では継時的な変化が重要であり，発症早期では経過観察により，画像所見が変化することを確認することが必要である．逆に経時的な変化を示さない場合は腫瘍などを考える必要がある．

・症例1では不整に造影される病変であり，悪性神経膠腫との鑑別が必要となり，病歴や神経所見を詳しく見ることが重要である．特に発症時期が不明な場合（脳梗塞でも，必ずしも急性発症ではない）や症状が軽微な場合は時間が経過してから来院する場合があるので注意が必要である．

・症例2では初回の画像のみでは脳梗塞との鑑別が困難である．脳梗塞の場合は経過により萎縮性変化をきたしてくるので，1カ月以降に経過観察を行うことが望ましい．脳腫瘍に伴うてんかん発作で急性発症様に見えることがあるので，発症時間と画像所見を対比することが重要である．

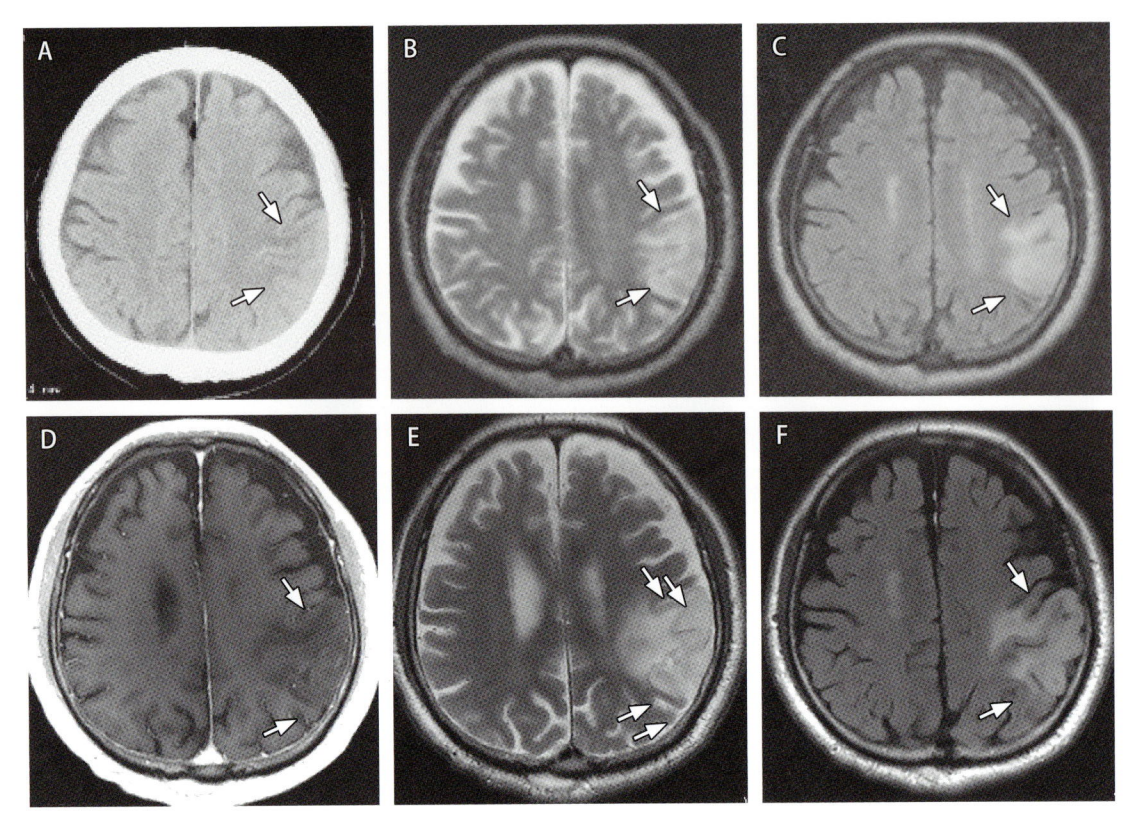

図9　脳梗塞と間違われた脳腫瘍症例
70代男性　右片麻痺，失語症状
A）初回発症当日の頭部CT，発症翌日の頭部MRI（B：T2強調像　C：FLAIR像）
3年後再度右片麻痺をきたし，施行された頭部MRI施行（D：造影T1強調像，E：T2強調像，F：FLAIR像）
初回入院時のMRIでは，左頭頂葉皮質を中心にT2強調像，FLAIR（B，C）にて高信号域を認める（⇨）．CT（A）では白質が淡く低吸収を示す（⇨）
3年後の頭部MRIでは左頭頂葉にT2強調像，FLAIR（E，F）にて高信号域を認めるが，前回と比べ異常信号域が拡大しており，腫脹も伴っている．造影MRI（D）では増強効果を認めないが，経過から脳腫瘍が疑われた

4. MRIを撮る？ 撮らない？

　脳梗塞超急性期において，MRI拡散強調像はCTより虚血病変を明瞭に描出するため有用である．特にラクナ梗塞などの小病変はCTでは指摘困難である．また，MRIは同時にMRAを撮像でき，血管病変の評価も可能であり，脳梗塞が疑われる症例では早期のMRI施行が望まれる．しかし，発症4.5時間以内の血栓溶解療法の適応がある場合は，画像所見より早期の治療開始が優先されるため，頭部MRIを施行することで治療開始時間が遅れる場合は，MRIを施行せずCT所見のみで治療判断を行う．

　脳梗塞の経過観察において，梗塞巣の形態評価であれば，CTで十分である．血管の評価を行いたい場合などはMRIも考慮する．

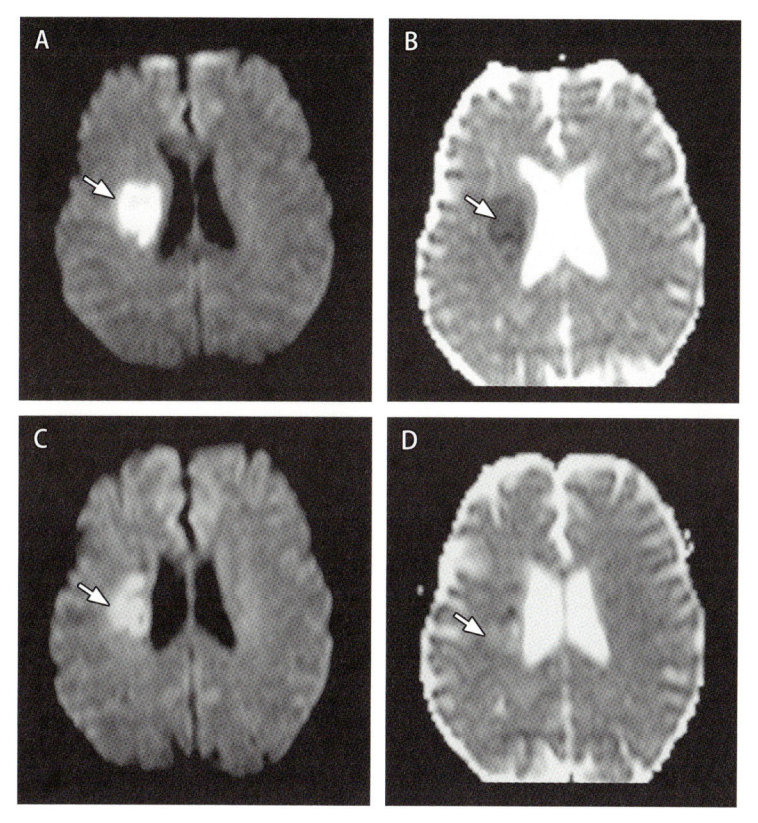

図10 60代男性 左放線冠梗塞
発症翌日のA）拡散強調像　B）ADCmap　発症2カ月後のC）拡散強調像　D）ADCmap
拡散強調像にてはA, Cともに高信号（➡）を示すが，ADCmapではBは低下（➡），Dでは上昇（➡）を示す
Cで高信号を示す領域はT2-shine through effectによると考えられる

●ピットフォール

CTで低吸収を示す病変，MRIにてT1強調像で低信号，T2強調像で高信号を示す病変は，梗塞以外にも多くの疾患でみられる．そのため，1回の画像のみから，脳梗塞と診断することは誤診の原因となる（症例2）．

Advanced Lecture

1 ワーラー変性

　神経細胞の障害に伴う二次性の順行性変性をいう．錐体路に沿って萎縮とT2強調像での高信号が認められることが多い（図6 B）．ワーラー変性も早期には拡散強調像で高信号を示す[2]とされており，新しい梗塞と間違わないことが重要である．

2 T2-shine-through effect [3]

　拡散強調像では拡散だけでなくT2値の影響も受けるため，T2値の延長した組織では拡散強調像にて高信号を示すことがある（図10）．亜急性期梗塞でしばしばみられ，拡散強調像の高信号のみでは急性期梗塞と診断できない．ADC（見かけの拡散係数）を計算し，ADCが低下している場合は急性期梗塞と診断できる．

文献・参考文献

1) Komiyama M, et al：Serial MR observation of cortical laminar necrosis caused by brain infarction. Neuroradiology, 40：771-777, 1998
2) Uchino A, et al：Wallerian degeneration of the middle cerebellar peduncle after pontine infarction：MR imaging. Radiat Med, 22：37-41, 2004
3) Burdette JH, et al：Acute cerebral infarction: quantification of spin-density and T2 shine-through phenomena on diffusion-weighted MR images. Radiology, 212：333-339, 1999

プロフィール

渡邉嘉之（Yoshiyuki Watanabe）
大阪大学大学院放射線医学講座
1992年大阪大学卒
神経放射線診断学について臨床，研究を行っている．特に脳卒中の画像診断について興味があり，ガイドライン作成などにも関わっています．脳卒中は時間と画像が重要なので，画像診断をよく理解してください．

第4章 脳腫瘍疑い

1. 成人の原発性脳腫瘍

金柿光憲

> **Point**
> ・頭蓋内に腫瘤性病変を見た場合には、「本当に腫瘍でよいか」を考える
> ・脳腫瘍の診断には、発生部位と年齢が大切
> ・脳腫瘍における造影効果と拡散強調像の意義を理解する

はじめに

　脳腫瘍の診断は難しいと考えられがちだが、臨床現場で出会う可能性のある脳腫瘍は限られており、発生部位や年齢を考慮しながら鑑別診断を挙げ、コンサルトを含めた適切な治療方針を決めることができればよい。本稿では原発性脳腫瘍の診断に必要と思われる考え方と知識、重要なポイントについて解説する。

1. 脳腫瘍診断の考え方と知っておくべきポイント

1 どの検査を依頼すべきか？

　「画像診断ガイドライン2013年版」（日本医学放射線学会，日本放射線科専門医会・医会/編）によると、**脳腫瘍を否定できない神経症候を示す患者に対して、スクリーニング目的で全例に造影CTや造影MRIを施行することは推奨されない**。亜急性に進行する神経症候から頭蓋内病変が疑われた場合には、まず単純CTや単純MRIが撮影されることが多い。

　単純CTでは小病変の検出に限界があるが、治療対象となるような大きさの腫瘍では何らかの手がかりが得られることが多い。単純CTで脳に低濃度領域がみられると、通常は脳梗塞を疑いたくなるが、**年齢や発症の仕方が梗塞としては不自然な場合には、腫瘍の可能性を考慮してMRIで確認する必要がある**（図1）。また髄膜腫ではしばしば脳実質と等吸収になるため、ある程度の大きさのものでも単純CTでは病変の指摘が困難な場合もあるが、**本来見えるべき脳溝が不明瞭になっていないかをチェックすると、異常所見として認識できる場合がある**（図2）。さらに単純CTでは、石灰化や出血の評価、腫瘍が近接する骨の評価、細胞密度の推定（細胞密度の高い腫瘍では高濃度、低い腫瘍では低濃度）などを行うことができる。

　脳腫瘍の診断には、MRIが優れている。MRIはコントラスト分解能が高く、臨床的に問題となるサイズの原発性脳腫瘍は単純MRIでも多くの場合、指摘可能である。「画像診断ガイドライン

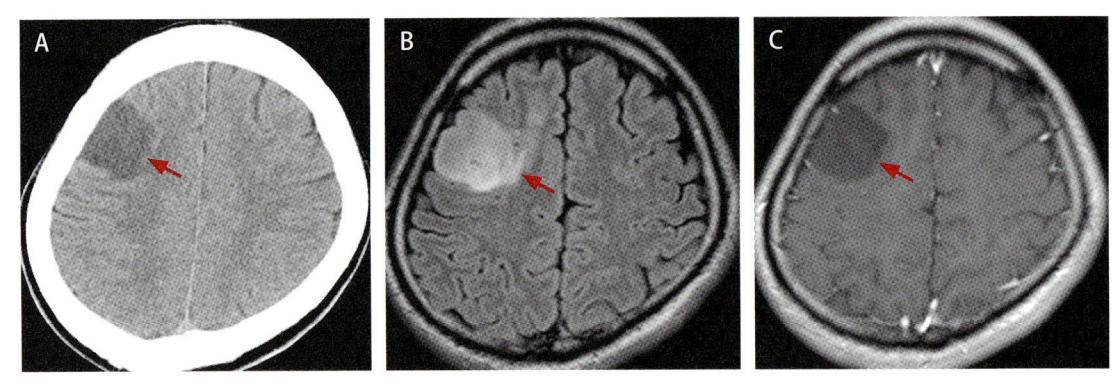

図1 びまん性星細胞腫
A）単純CT，B）FLAIR像，C）造影T1強調像
30歳代男性．けいれん．右前頭葉に単純CTで境界明瞭な低吸収を認め，一見脳梗塞のように見える（A）．FLAIRで高信号であり，軽度のmass effectを認める（B）．造影効果はみられない（C）

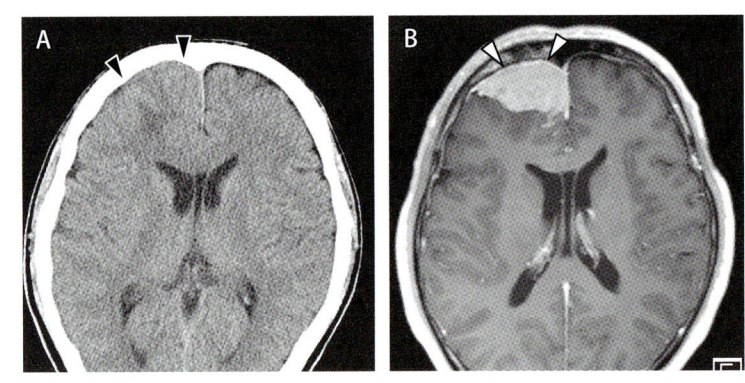

図2 髄膜腫
A）単純CT，B）造影T1強調像
40歳代男性．痙攣発作．単純CTでは腫瘍自体ははっきりしないが，右前頭葉の脳溝が不明瞭であり，腫瘤性病変の存在が示唆される（A▶）．造影MRIでは，右前頭部の硬膜に広く接する5 cm大の腫瘤がみられ，全体に均一に造影されている（B▷）

2013年版」によると，造影剤を投与することで病変部位と数，病変の性状や周囲組織の二次的変化などを詳細に描出可能なことから，**単純CTや単純MRIで脳腫瘍が強く疑われる場合には，造影MRIが勧められている**．造影MRIが撮影可能であれば，造影CTの意義は乏しい．

2 本当に腫瘍でよいか？

　脳腫瘍の画像診断で最も重要なことは腫瘍と非腫瘍性病変との鑑別である．占拠性病変を安易に脳腫瘍と決めつけて，いきなり生検や手術を行ってはならない．**必ず「本当に腫瘍でよいか」と立ち止まることが大切である**（図3）．しかし，さまざまな画像診断を駆使しても，鑑別が困難な場合に遭遇する．このような場合には，対症的な治療を数日から数週間程度行いながら，画像所見の変化を観察するとよい．**短期間で急速に画像（もしくは臨床所見）が変化する場合には，血管障害や炎症・感染症などの可能性を考慮する**．腫瘍と判断できた場合には，落ち着いて鑑別

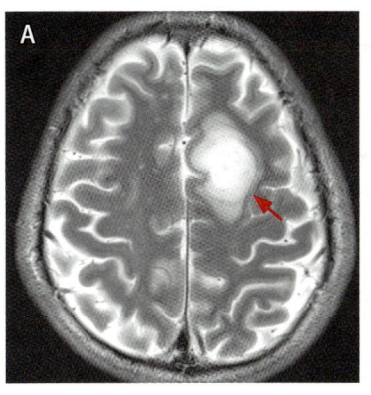

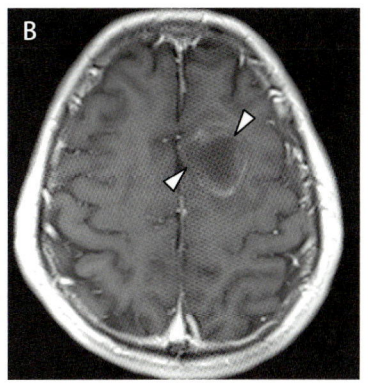

図3 tumefactive demyelinating lesion
A）T2強調像，B）造影T1強調像
60歳代男性．左前頭葉白質にT2強調像で高信号を示す占拠性病変を認める（A）．リング状の造影効果が見られ，一見脳腫瘍のように見えるが，病変サイズの割にmass effectが乏しく，造影効果が部分的に途切れている（open-ring sign，B▷）．生検にて脱髄が確認された

診断や治療方針を考えればよい．

●専門家のクリニカルパール

■ tumefactive demyelinating lesion / tumefactive multiple sclerosis（図3）

腫瘍のように大きな脱髄病変を形成する特殊な脱髄性疾患．多発性硬化症の特殊系としてみられることもあれば，単独病変としてみられる場合もある．病変サイズの割にmass effectや脳浮腫の程度が軽いことが多い．リング状の造影効果が一部で途切れて見える所見（open-ring sign）が特徴的．

3 発生部位は？

　脳腫瘍の診断では**病変の局在が重要**である．病変の局在，年齢，画像所見から鑑別診断は通常3つ程度までに絞られる．それ以上鑑別診断が挙げられる場合は，画像はどの腫瘍としても典型的ではないということであり，多くの場合，病理による確認が必要となる．その際，もう一度「本当に腫瘍でよいか」を考えてみるとよい．

　脳実質外に発生する腫瘍のほとんどは良性である．発生部位により特に頻度の高い腫瘍がある．硬膜に接して広がる脳実質外腫瘍はほとんどが髄膜腫である．トルコ鞍部腫瘍ではおよそ80％が下垂体腺腫（図4），小脳橋角部では90％が神経鞘腫（図5）である．松果体部腫瘍は稀であるが，およそ60％が胚細胞腫瘍である．発生母地が特定できた場合には，まずはこれらの頻度の高い腫瘍で説明が可能かを考えるとよい．

　脳実質内に発生する腫瘍の多くは悪性である．頻度が高く，鑑別が問題となる脳腫瘍として①脳転移，②神経膠腫（グリオーマ）（図1，6），③悪性リンパ腫（図7）が挙げられる．脳転移は脳実質内腫瘍で最も頻度が高いものだが，画像所見も多彩である．詳細は次の4章-2をお読みいただきたい．そのほかの脳実質内腫瘍は比較的稀であるが，多くは年齢，発生部位や画像所見から鑑別として挙げることができ，最終的には手術で組織学的に確認される．

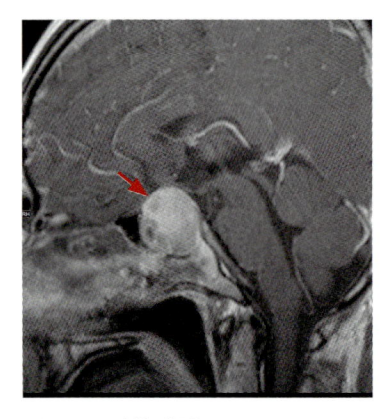

図4　下垂体腺腫
矢状断造影T1強調像
30歳代男性．両耳側半盲．トルコ鞍を拡大し，鞍上部に進展する腫瘤性病変を認める．内部は強く造影を受け，視交叉を下方から強く圧排している（→）

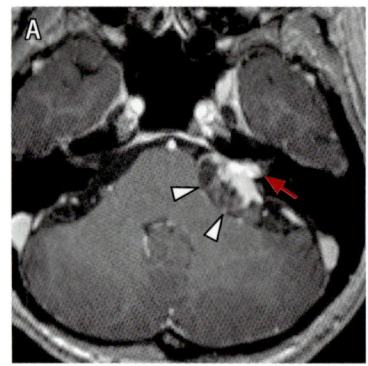

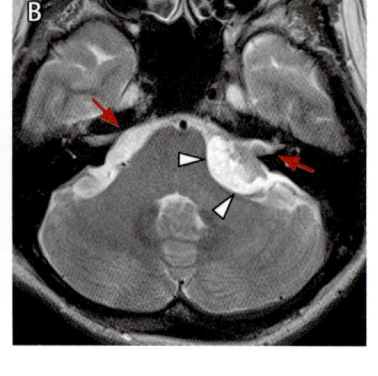

図5　聴神経鞘腫
A）造影T1強調像，B）T2強調像
40歳代女性．耳鳴り・難聴．左小脳橋角槽に橋・中小脳脚を圧排する長径約3 cmの造影病変を認める．左内耳道内にも腫瘍が進展している（A，B→）．内部に囊胞変性を伴っている（A，B▷）

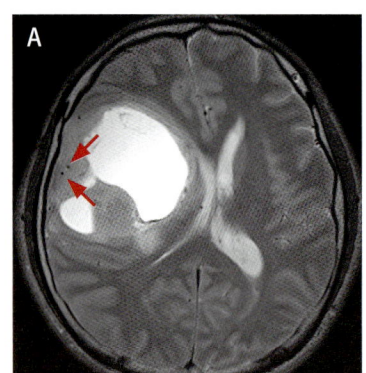

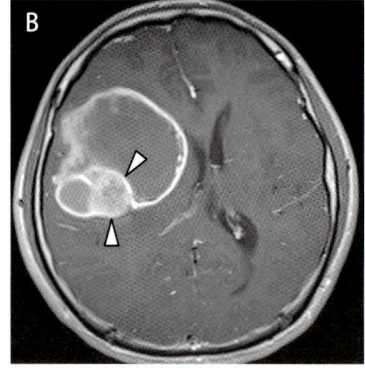

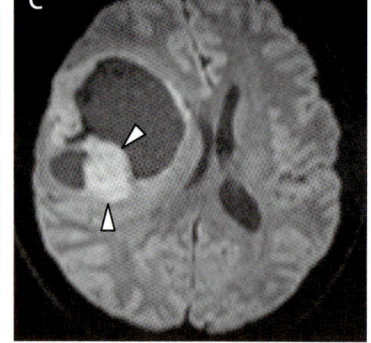

図6　膠芽腫
A）T2強調像，B）造影T1強調像，C）拡散強調像
20歳代男性．頭痛・左片麻痺．右前頭葉に7 cm大の腫瘤性病変があり，不均一なリング状造影効果を示す（B）．腫瘍の辺縁には増生した腫瘍血管が点状に黒く抜けて見えている（A→）．充実性成分は強く造影されるとともに（B▷），細胞密度の高さを反映して拡散強調像で高信号を示す（C▷）

4 鑑別に役立つ画像所見

1）病変の境界

　良性・低悪性腫瘍では一般に境界明瞭である（図1）．高悪性腫瘍では腫瘍浸潤と浮腫により境界不明瞭となる（図6）．

2）腫瘍内部信号の均一性

　悪性度が高いと出血や囊胞形成，壊死などにより信号が不均一となりやすい（図6A）．

3）造影効果

　正常な脳実質は血液脳関門が存在するため，造影を受けない．**脳腫瘍の増強効果は，血液脳関門のみられない腫瘍血管から造影剤が漏出していることを示しているが，血流が豊富であること**

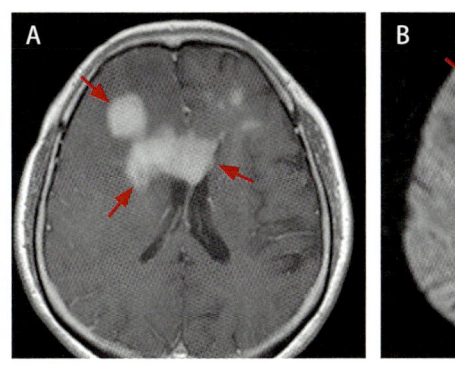

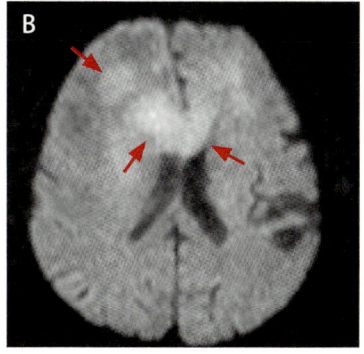

図7　悪性リンパ腫
A) 造影T1強調像, B) 拡散強調像
70歳代女性. 記憶障害, 歩行障害, 尿失禁. 脳梁膝部をまたいで左右前頭葉に広がる腫瘍性病変があり, 比較的均一なべったりとした造影効果がみられる (A). 拡散強調像では高信号を示し, 細胞密度の高い病変であることが示唆される (B)

を必ずしも意味しない. **浸潤性のグリオーマでは, 造影効果が強いほど悪性度が高い傾向がある** (図6B). しかし, 造影剤増強効果の存在が必ずしも悪性を示すわけではなく, 毛様細胞性星細胞腫などの**非浸潤性グリオーマでは良性にもかかわらず強く造影を受ける**. 脳実質外腫瘍である髄膜腫 (図2) や下垂体腺腫 (図4), 聴神経鞘腫 (図5) も良性腫瘍であるが, いずれもよく造影される.

4) 拡散強調像

拡散強調像とは, 水分子の拡散運動を画像化したものであり, **水分子の運動が制限されると拡散低下** (拡散強調像で**高信号**), **制限されないと拡散上昇** (拡散強調像で**低信号**) となる. 悪性リンパ腫や髄芽腫, 神経膠芽腫, 脳転移などの悪性腫瘍では高い細胞密度や核・細胞比を反映して, 水分子の動きが制限され, 高信号となることが多い (図6C, 図7B).

5) 腫瘍血管の有無

一般に腫瘍の悪性度が高くなると腫瘍血管の増生がみられる (図6A). ただし髄膜腫や血管芽腫などの良性腫瘍でも, しばしば発達した腫瘍血管が画像でも認められる.

2. 代表的な脳腫瘍

1 髄膜腫 (図2)

髄膜腫は原発性良性脳腫瘍では最も頻度の高い腫瘍で, **成人に多く, ほとんどが30歳以降に発生する**. 小さな髄膜腫は無症状で経過観察されることも多いが, 大きなものでは周囲の脳や脳神経を圧迫することでさまざまな症状を呈するため手術が施行される. MRIでは硬膜に付着する比較的均一な強い造影を受ける脳実質外腫瘤として描出される. CTでは腫瘍内にしばしば石灰化を伴う. 腫瘍が接する骨が反応性に肥厚したり, 硬化したりすることもある.

2 下垂体腺腫（図4）

ホルモンの過剰分泌を示すホルモン産生腺腫と，ホルモン非産生腺腫に大別される．**ホルモン非産生腺腫**では大きくなると視神経の圧迫や正常下垂体の圧迫をきたし，**視力・視野障害**，**下垂体機能低下症**などが生じる．**ホルモン産生腺腫**は小さなことが多く，同定には**ダイナミック造影MRI検査**が有用である．

青年期以降にトルコ鞍部に充実性腫瘍性病変を見た場合は，まずは下垂体腺腫の可能性を考える．しかし，下垂体腺腫ではどんなに大きくても尿崩症をきたすことは稀であり，尿崩症がみられる場合には，下垂体腺腫以外の疾患（頭蓋咽頭腫や胚細胞腫瘍，下垂体炎を含む炎症性疾患など）の可能性を考慮する．また下垂体に造影効果のみられない小さな嚢胞を見た場合には，偶然見つかったラトケ嚢胞であることが多い．

3 聴神経鞘腫（図5）

脳神経の神経線維を包むシュワン細胞より発生する良性腫瘍．原発性脳腫瘍の10％前後を占め，**30～70歳に好発する．難聴**や**耳鳴り**がみられる．内耳道を拡大するように発育し，大きくなると小脳橋角槽に張り出して脳幹や小脳を圧排する．最近のMRIでは高解像撮影を行うことが可能であり，単純MRIでもスクリーニングを行うことができる．スクリーニングで内耳道に腫瘍が疑われる場合には，造影を追加することにより，腫瘍内部の性状，腫瘍の広がりがより明瞭となる．

4 神経膠腫（グリオーマ）（図1，図6）

神経細胞を支えている神経膠細胞から発生する腫瘍を神経膠腫（グリオーマ）といい，さらにいくつかの種類に分かれる．そのなかに浸潤性発育を示す星細胞腫系腫瘍があり，**びまん性星細胞腫（図1），退形成性星細胞腫，膠芽腫**（glioblastoma，図6）の順に悪性度が高くなる．悪性度が高くなるにつれ，画像でも壊死や出血がみられる頻度が高くなり，造影効果も強くなる．

膠芽腫はグリオーマでは最多であり，**40歳以上の成人の大脳半球に好発する**．不整なリング状造影効果を示すのが特徴であり，腫瘍内出血や壊死も高頻度にみられる．

5 悪性リンパ腫（図7）

全脳腫瘍の1～5％を占める．中枢神経のみの原発性悪性リンパ腫ではほぼすべてが脳実質の病変だが，中枢神経外にも病変がみられる二次性悪性リンパ腫では3分の2は髄膜病変としてみられる．典型例では均一な造影効果を示し，細胞密度の高さを反映して拡散強調像で高信号となるが，画像所見はきわめて多彩である．悪性リンパ腫に対する手術の目的は病理診断であり，まず生検が行われるため，画像で術前に悪性リンパ腫を疑うことが大切である．

おわりに

脳腫瘍の画像診断において，基本的な考え方と知っておくと役立つポイントについて解説した．脳腫瘍には100種類以上の組織系があるが，稀な腫瘍も多く，実際の臨床現場で出会う脳腫瘍の種類はそれほど多くない．本稿で取り扱った脳腫瘍と脳転移とで，日常臨床で遭遇する成人脳腫瘍の9割以上をカバーできる．そもそも画像診断の目的は腫瘍の種類を当てることではなく，治

療方針を決めることである．繰り返しになるが，頭蓋内に腫瘤性病変を見た場合には，まずは腫瘍なのか腫瘍ではないのかを判断することが大切であり，腫瘍と判断できれば，適切なタイミングで脳神経外科にコンサルトできればよいと考えられる．

文献・参考文献

1) 「画像診断ガイドライン 2013年版」（日本医学放射線学会，日本放射線科専門医会・医会/編），金原出版，2013
   ↑日常診療で問題となるさまざまなクリニカルクエスチョンに対して，EBMの手法に基づいた推奨と解説が述べられている．各科画像診断における必携の一冊．
2) 「臨床・病理 脳腫瘍取扱い規約—臨床と病理カラーアトラス（第3版）」（日本脳神経外科学会，日本病理学会/編），金原出版，2010

プロフィール

金柿光憲（Mitsunori Kanagaki）
京都大学医学部附属病院放射線診断科
専門分野は中枢神経領域の画像診断です．中枢神経の画像はバラエティに富んでおり，日々新しい気づき・驚きがあります．最近はマネージメントに関する仕事も増えてきましたが，やはり画像を読影して，みんなでディスカッションしているときが一番楽しいです．研修医の先生方には，読影を通じて画像診断の面白さ・奥深さを知ってほしいと思っています．

第4章 脳腫瘍疑い

2. 転移性脳腫瘍

明石敏昭

> **Point**
> ・転移性脳腫瘍の検索には造影MRIを行う
> ・小さな病変は造影3D-T1強調像で評価する
> ・造影剤増強効果が弱い場合があるので，T2強調像も丁寧に評価する
> ・脳神経や髄膜，骨などの脳実質外も検索する

はじめに

　転移性脳腫瘍は成人で最も頻度の高い脳腫瘍で60代に多い．原発巣として約5割が肺癌で，約1割が乳癌である．他に腎癌，胃癌，直腸癌，頭頸部癌，子宮癌なども転移することがある．多くは血行性転移のため脳実質内だけでなく，あらゆる部位に転移する可能性がある．
　転移性脳腫瘍を検索する検査は**造影MRIを第1選択としなければならない**[1]．撮像するべき画像としては，T1強調像，T2強調像，FLAIR像，造影T1強調像（SE法に加えて3D撮像法）が挙げられる．拡散強調像や造影後のFLAIR像も必要に応じて考慮する．

1. 読影の手順

　見逃しなく読むためには，決まった手順で画像を評価することが必要である．検索するべき箇所として，**脳実質**と**実質外**（軟髄膜，脳神経，内耳道，硬膜），**頭蓋骨**，**下垂体**，その他の撮像範囲内に入っている組織に分けて考える．

■ T2強調像やFLAIR像で，脳実質の粗大な腫瘤や浮腫などを検索する

① **腫瘍**を疑わせる腫瘤や浮腫があれば，造影T1強調像で**造影剤による増強効果**を確認する．
② 腫瘍が**嚢胞性**であった場合には，貯留している液体の性状を評価する．ただし，転移性脳腫瘍では壊死や出血，能動的な液体産生などがあるので，貯留する液体は**T1強調像やFLAIR像で脳脊髄液より高信号**のことが多い．
③ 腫瘍が**T2強調像で低信号**であった場合は，**肺腺癌や大腸癌**の可能性も考慮する．

2 T1強調像で頭蓋骨転移を検索する

① 造影前のT1強調像で**頭蓋骨の骨髄**が保たれているかを評価する．転移性腫瘍があれば本来高信号を示す骨髄が欠損するので，腫瘍は**T1強調像で低信号**として描出される．また，**造影後のT1強調像で増強**されていることを確認する．しかし，頭蓋骨の骨髄には個人差があるので，T2強調像や拡散強調像，CTなどで総合的な判断が必要な場合もある．

② **骨硬化性の骨転移**では，**T1強調像やT2強調像でともに低信号**として描出される．ただし，その一部が造影剤で増強されること，また，拡散強調像で高信号を示すことがある．

3 造影3D-T1強調像で小さな転移巣を検索する

① 転移性脳腫瘍は1 cmを越えると，MRIでほぼすべて検出することができるとされている．1 mm程度のスライス厚で撮像することで，さらに小さな病変の検出を行う．MPRで横断像，冠状断像，矢状断像の3方向から観察することで見逃しを少なくすることができる．脳表では静脈との鑑別が必要になることもあるが，連続性を確認することで可能である．

② **軟髄膜への転移**を検索する．髄膜で腫瘍が増殖すれば**癌性髄膜炎**といわれる状態になる．小脳上部の脳溝や脳幹，脳神経（視神経，動眼神経，三叉神経，聴神経，顔面神経など），半球間裂やシルビウス裂などの発生しやすい部位に注目する．

4 撮像範囲全体に注意を向ける

内耳道，下垂体や下垂体柄，頸髄，眼球，頭蓋底，下顎骨なども確認する．

2. 転移性脳腫瘍の典型的な画像所見のポイント

1 造影剤で増強される腫瘤性病変（図1～3）

① 病変の発生部位は脳血流を反映して大脳に多く，特に**皮髄境界近傍に発生する**頻度が高い．小脳や脳幹，基底核などいずれの部位にも発生する．
② 造影剤で増強される**境界明瞭な腫瘤性病変**である．
③ 小さな腫瘍は**点状**から**結節状**に造影剤で増強される（図2）．腫瘍が大きくなって内部に壊死や液体貯留，出血などが生じれば**リング状の増強効果**がみられるようになることが多い（図1）．しかし，小さくてもリング状に増強されることや，大きくてもリング状とならずに充実性で中心部も増強されることがある（図3）．

2 腫瘍周囲に生じる強い浮腫（図1，3）

転移性腫瘍にみられる浮腫は，腫瘍の大きさに比べて大きいことが多い．

3 軟髄膜転移（図4）

造影剤増強効果が脳表や脳神経に沿って認められる．

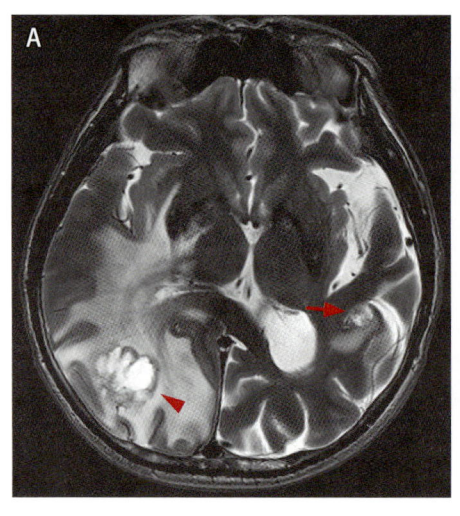

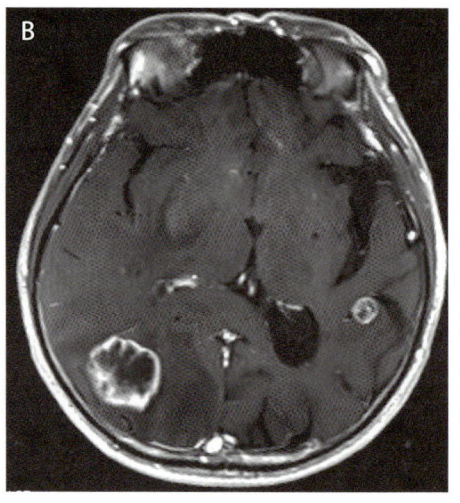

図1 典型的な転移性腫瘍
60代男性,肺腺癌
A) T2強調像では右頭頂葉に多房性の腫瘍(▶)がみられる.周囲には浮腫と考えられる高信号域が広がり,腫脹している.左側頭葉後部の皮髄境界域にも結節(→)があり,近傍には軽度の浮腫がみられる
B) 造影T1強調像でそれぞれの腫瘍は強く増強されているが,内部には増強効果のない部分があり,不整なリング状を示している.壊死や液体貯留が疑われる

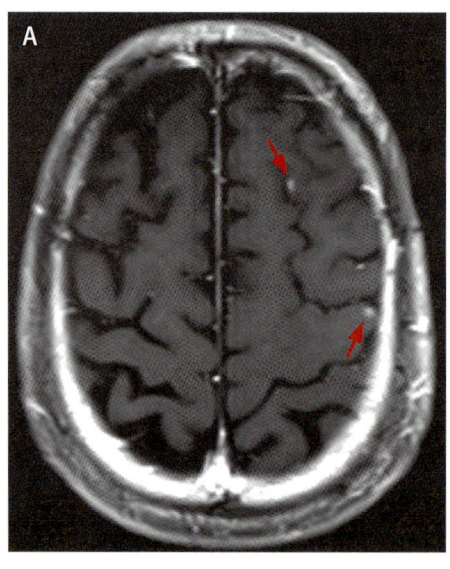

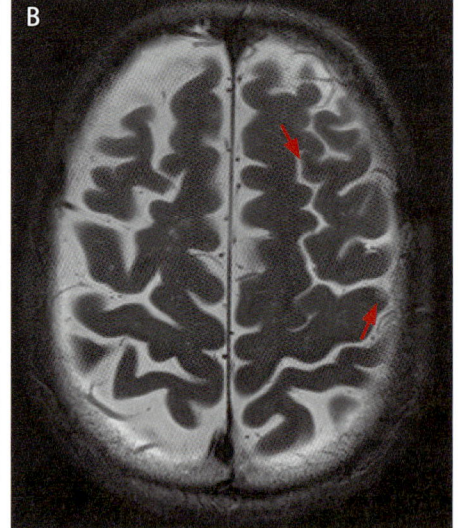

図2 浮腫のみられない小さな転移性脳腫瘍
70代男性,肺腺癌
A) 造影T1強調像で,左前頭葉の皮質には点状の増強効果が2カ所(→)みられる
B) T2強調像で,腫瘍の周囲に浮腫を疑わせるような高信号は指摘できない

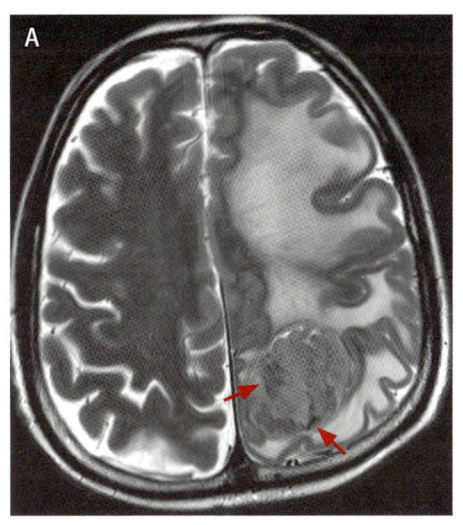

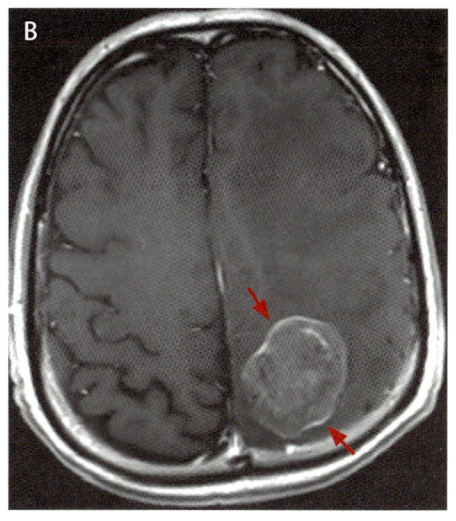

図3　充実性の転移性脳腫瘍
60代男性，肺小細胞癌
A）T2強調像で左頭頂葉に充実性の腫瘤を認める．信号は皮質と比べて等〜軽度高信号で，一部に出血を疑わせる低信号（→）が混じっている．左の前頭葉〜頭頂葉には広範な浮腫があり，腫脹している
B）造影T1強調像で腫瘍はやや不均一に増強されている．その辺縁には腫瘍よりも強く増強される細い帯状の構造（→）がみられる

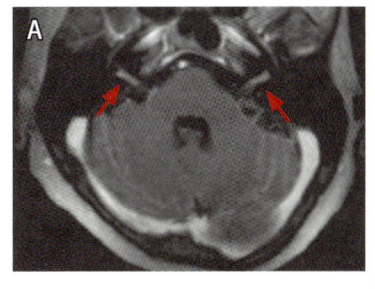

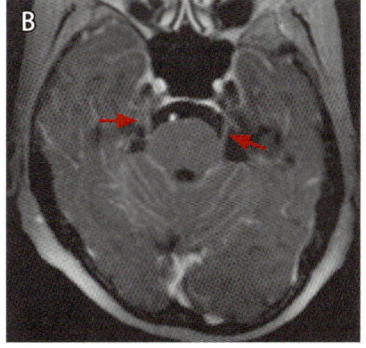

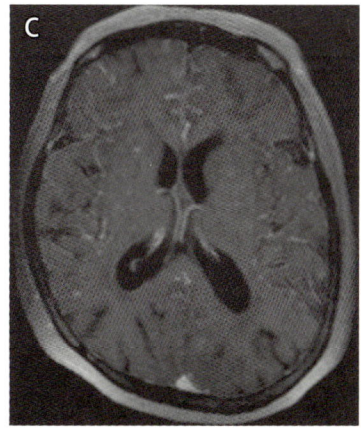

図4　無症状の癌性髄膜炎
60代女性，肺腺癌，造影MPRAGE
A）両側小脳半球の脳溝に沿った異常な増強効果があり，両側内耳道（→）も増強されている
B）小脳の上部の脳溝や橋の表面を被うような増強効果がみられる．三叉神経（→）も淡く増強されている．両側側頭葉の表面も増強効果で被われている
C）半球間裂やシルビウス裂だけでなく，両側の前頭葉から側頭葉の脳表に増強効果が散在している

3. こんな所見のこともある

1 腫瘍からの出血

① 転移性腫瘍の10％で出血しており，悪性黒色腫，腎細胞癌，乳癌，甲状腺癌，絨毛癌，前立

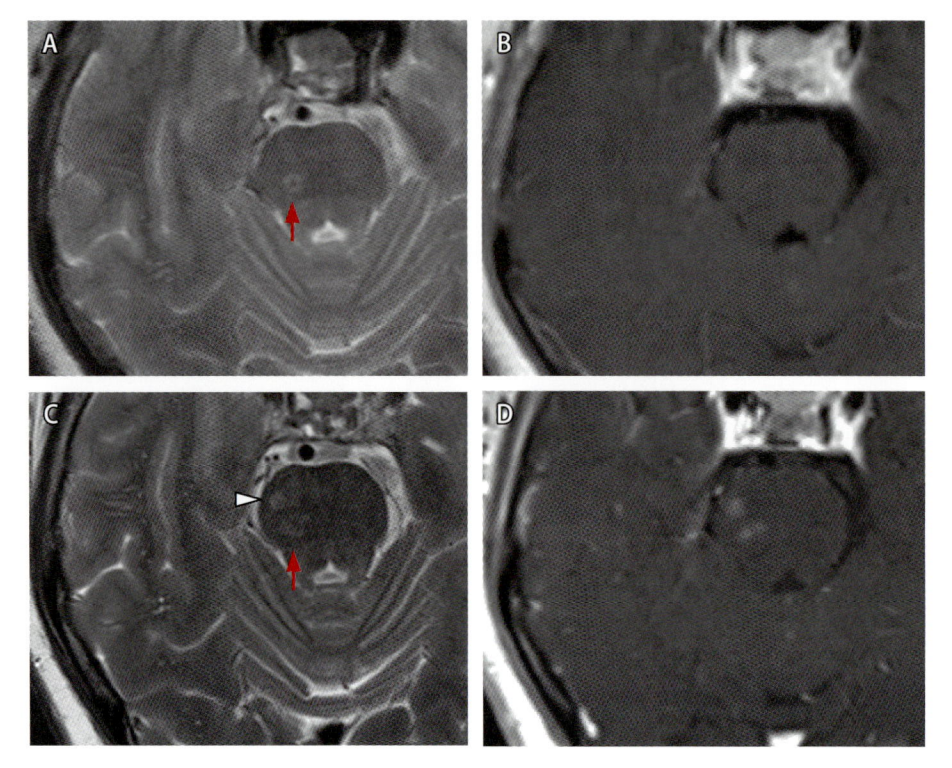

図5 造影剤で増強されない転移性脳腫瘍
ベバシズマブ投与中の60代女性,肺腺癌
A) T2強調像で,橋底部の右側に小さな高信号の結節(→)がみられる
B) 造影T1強調像で,異常な増強効果は指摘できない
C) 2カ月後のT2強調像で,Aでみられた高信号域(→)は拡大し,近傍に新たな高信号(▷)が出現している
D) 2カ月後の造影T1強調像で,Cでの高信号域が増強されている
ベバシズマブの影響で転移性腫瘍は造影剤で増強されなかったと考えられる.D)で増強されている腫瘍の周囲に,浮腫を疑わせる信号はほとんどみられない

腺癌で出血の頻度が高いといわれている[2].T2強調像やT1強調像で出血もある程度評価(図3)できるが,CTの方が出血を容易に判断できる.
② 腫瘍外に出血した場合には大きな脳内出血となり,血腫で腫瘍を特定できなくなることがある.

2 腫瘍周囲の浮腫が強くない(図2)

① 典型的には転移性腫瘍に伴って生じた浮腫は強い(図1,3)が,腫瘍が小さい場合には浮腫がみられないこともある.また,腫瘍が大きくとも囊胞状の腫瘍では,浮腫が比較的軽度なことがある.
② 化学療法(特にベバシズマブ)や放射線治療によって浮腫が軽減することもあるので注意が必要である.

3 造影剤増強効果が弱い(図5)

化学療法(特にベバシズマブやゲフィチニブ,エルロチニブ,クリゾチニブなどの分子標的薬)によって腫瘍の造影剤増強効果が減弱することがある.よって,**造影T1強調像のみを検討してい**

るだけでは，転移性腫瘍を見逃す可能性があり，T2強調像でも詳細に評価する必要がある．一度の検査で明確ではない場合には，経過観察をして病変の増大を確認する必要がある．しかし，化学療法が奏功すれば，病変は必ずしも増大せず逆に縮小し，増強効果が消失する場合がある．

4 腫瘍周囲の帯状構造（図3）

腫瘍の周囲に1 mm程度の反応性の神経膠組織があり，血管が増生している帯状の構造がみられる[3]．この部分は腫瘍よりも強く増強される．

4. 鑑別診断

1 高齢者で単発の腫瘍をみた場合には注意が必要である

主な鑑別として，膠芽腫や膿瘍などのリング状の増強効果を示す疾患が挙がる．典型的な転移性腫瘍は腫瘍の境界が明瞭であるが，膠芽腫は不明瞭で増強効果の外に腫瘍が存在していることが多い．膿瘍は拡散強調像で内部が高信号に描出されることが多いので鑑別に有用だが，稀に転移性腫瘍でも似た像を呈することがあるので注意が必要である．

2 多発する場合には梗塞や感染などが鑑別に挙がる

感染はまず臨床的に鑑別するべきである．一方，転移性腫瘍の検索時に梗塞が偶然見つかることがある．特に亜急性期の梗塞巣は造影剤で増強されるので，場合によっては転移性腫瘍と鑑別が難しく，経過観察する必要がある．

おわりに

転移性脳腫瘍は日常臨床において遭遇する頻度の高い疾患である．しかし，原発巣の組織型や転移部位，治療によって腫瘍の像は異なり，典型的な像を示さないこともある．原発巣や化学療法の情報を把握したうえでの画像診断が必要である．

文献・参考文献

1) 「画像診断ガイドライン 2013年版」（日本医学放射線学会，日本放射線科専門医会・医会／編），金原出版，2013
2) Pekmezci M & Perry A：Neuropathology of brain metastases. Surg Neurol Int, 4（Suppl 4）：S245-255, 2013
3) 福住明夫：腺癌の脳転移巣のMRI- 大腸癌と肺癌の転移巣の比較検討．臨床放射線，43：225-234, 1998

プロフィール

明石敏昭（Toshiaki Akashi）
奈良県総合医療センター放射線科

第4章 脳腫瘍疑い

3. 小児の脳腫瘍

外山芳弘

● Point ●
- 脳幹部や後頭蓋窩はアーチファクトが重なりやすく，十分に注意して読影する
- 年齢，好発部位，頻度による鑑別診断から始める
- 代表的な小児脳腫瘍の臨床的特徴と画像診断について理解を深める

はじめに

日本国内における脳腫瘍全国統計調査報告[1, 2]によれば，14歳以下の小児に発生する原発性脳腫瘍は脳腫瘍全体の7.8％を占め，小児に発生する腫瘍性病変としては白血病に次いで多い[3]．確定診断は生検や手術によるが，CTやMRIなどの画像診断は適切な検査や治療方針を決定するうえでも重要な位置を占めている．本稿では代表的な小児脳腫瘍の画像診断について解説する．

1. 見逃しなく読むための手順・考え方

1 存在診断

まず正常構造物と異なる濃度や信号強度の陰影を探すことから始める．**脳幹部や後頭蓋窩**（両側側頭骨と後頭骨に囲まれた領域）**は小児脳腫瘍が好発する領域であり，十分に注意して読影する**（CTでは骨からのアーチファクトが重なりやすい）．**正常構造のゆがみや腫大**に注意を払うことも必要である（図1）．

● ピットフォール
生後1〜2年は髄鞘化の過程に伴い，白質と灰白質のコントラストがダイナミックに変化するが，異常所見と間違わないように注意する（図2）[4]．

2 質的診断

鑑別に際しては，**より多い病変から鑑別を開始することが基本**である．小児脳腫瘍のなかで最も多いものは**グリオーマ**（57.2％）であり，次いで**胚細胞腫瘍**（15.5％），**頭蓋咽頭腫**（9.0％）と報告されている[1, 2]．グリオーマのなかでは**星細胞腫**（18.6％），**髄芽腫**（12％），退形成性

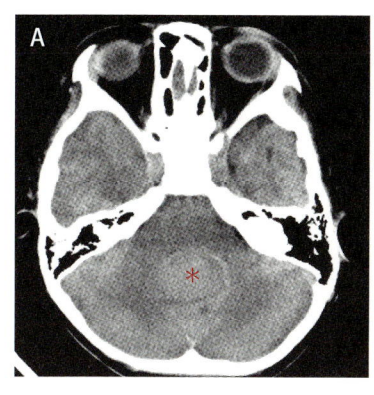

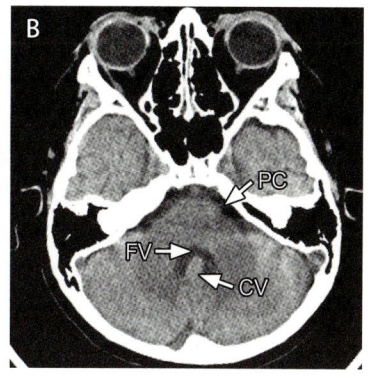

図1 髄芽腫 7歳男児
A) 単純CT, B) 正常対象例
1週間前から背部痛があり，前かがみ歩行となる．3日前よりふらつきあり．単純CT（A）では小脳虫部に淡い高濃度陰影（＊）があるように見える．また正常例（B）と比較すると第4脳室（FV）や小脳虫部（CV）構造が消失していることがわかる．また脳幹も前方に圧排され，橋前槽（PC）も消失している．MRIで小脳虫部腫瘍が確認され，手術で髄芽腫と診断された

星細胞腫（5.4％），**上衣腫**（4.6％）が上位となっている．また年齢と部位によっても，ある程度鑑別を絞る必要がある．表1にテント上下の代表的な腫瘍を示す．

●専門家のクリニカルパール

グリオーマ（glioma）とは神経膠細胞由来の腫瘍の総称であるが，広義には神経上皮系腫瘍全体を指す．世界保健機関（World Health Organization：WHO）の脳腫瘍分類では神経上皮性腫瘍には星細胞系腫瘍，乏突起膠細胞系腫瘍，乏突起星細胞系腫瘍，上衣系腫瘍，脈絡叢腫瘍，その他の上皮系腫瘍，神経細胞系および混合神経腫瘍，松果体腫瘍，胎児性腫瘍が含まれる[5]．

2. 典型的な画像所見のポイント

1 星細胞腫（astrocytoma）

小児に発生する脳腫瘍としては最も多い．好発年齢は5～14歳で，小児では脳幹部，小脳半球，視神経，視床下部などでの発生が比較的多い．脳実質に限局性～びまん性の陰影を呈し，CTでは低～等濃度，MRIではT1強調像で低～等信号，T2強調像で高信号，造影効果はさまざまである．小児星細胞腫のなかで最多の亜型である**毛様細胞性星細胞腫**（pilocytic astrocytoma）は造影CT，造影T1強調像とも強い増強効果を示す（図3）．一方，大脳半球や脳幹部に発生する**びまん性星細胞腫**（WHO grade Ⅱ）では増強効果が乏しい例が多く（図4），これらの部位では不整な増強効果の出現は悪性化の可能性がある（図5）．囊胞成分を伴うことも多く，MRIでは脳脊髄液と等信号の領域として確認できる．小脳虫部発生例は**髄芽腫との鑑別**が必要となり，**充実成分が単純CTで低濃度，拡散強調像にて低信号であることが鑑別点の1つとなる**（図3, 6）．

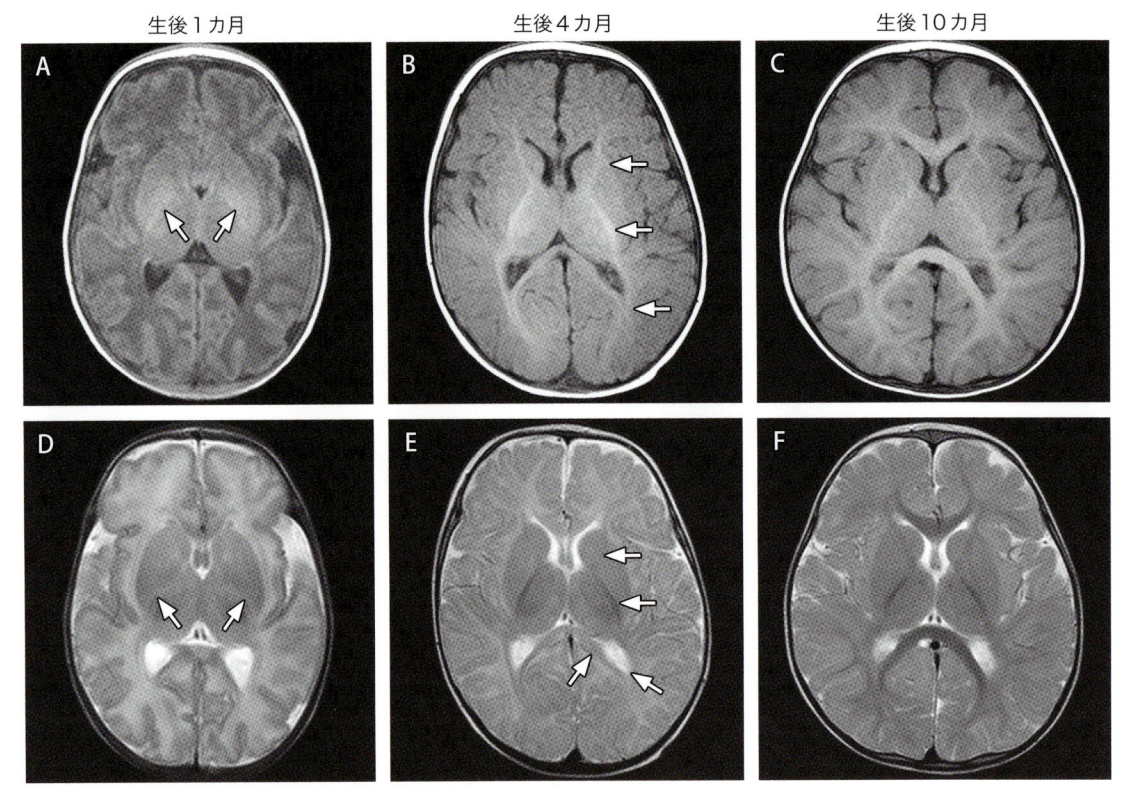

図2 髄鞘化に伴う小児正常脳MRIの変化
A）〜C）T1強調像　D）〜F）T2強調像
A），D）生後1カ月（修正40週0日），B），E）生後4カ月，C），F）生後10カ月
生後1カ月では白質は灰白質に比べてT1強調像で低信号，T2強調像で高信号であるが，髄鞘化の認められる内包後脚では信号強度が逆転している（A，D⇨）
生後4カ月では内方前脚や脳梁，後頭葉白質などにも髄鞘化が認められる（B，E⇨）
生後10カ月のMRIでは白質と灰白質の信号強度は逆転し，成人とほぼ同じ信号パターンとなる

表1　小児脳腫瘍の好発部位

テント上部		テント下部	
種類	好発部位	種類	好発部位
星細胞腫	前頭葉，側頭葉	星細胞腫	脳幹，小脳半球，小脳虫部
胚腫	鞍上部，松果体部	髄芽腫	小脳虫部，第四脳室
頭蓋咽頭腫	鞍上部	上衣腫	第四脳室
脈絡膜乳頭腫	側脳室三角部	奇形腫	松果体

●専門家のクリニカルパール

WHO分類では脳腫瘍の臨床的悪性度を示す指標としてgrade分類を用いている[5]．grade Iは増殖能力が低く，手術で治癒が可能な腫瘍，grade IIは浸潤性で増殖能が低いが再発も多い腫瘍，grade IIIは組織学的に悪性所見を持つ腫瘍，grade IVは最も悪性度の高い腫瘍である．grade I，IIはlow grade，III，IVはhigh gradeと呼ばれる．

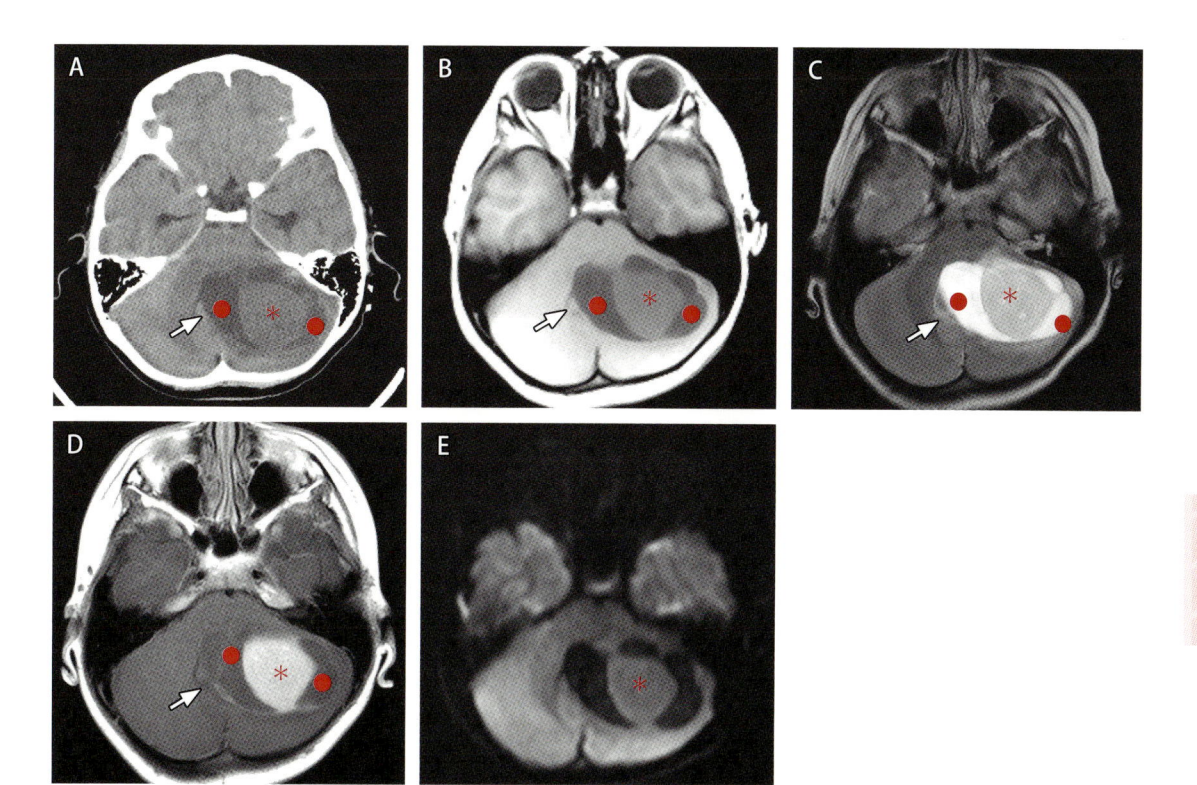

図3　毛様細胞性星細胞腫　8歳男児
2カ月前より朝食後に嘔吐あり．当日朝，嘔吐後にぐったりしていたため受診
A）単純CT，B）T1強調像，C）T2強調像，D）造影T1強調像，E）拡散強調像
左小脳半球に腫瘍性病変を認める．小脳虫部は右側に圧排されている（⇨）．中央部はCTで白質よりわずかに低濃度，T1強調像で低信号，T2強調像で高信号であり，強い増強効果を認めることより，充実成分と考えられる（＊）．また辺縁部は増強効果を認めず嚢胞成分（●）と考えられる．嚢胞成分の辺縁には薄い増強効果を認める（被膜様構造）．髄芽腫（図6）と異なり，充実成分は拡散強調像で低信号（＊）である

2 髄芽腫（medulloblastoma）

　小型で未分化な細胞からなる悪性腫瘍（WHO grade Ⅳ）で，小児では星細胞腫に次いで2番目に多い．男児にやや多く，5〜14歳に好発する．小脳虫部に好発する充実性腫瘍で第四脳室に突出し，水頭症をきたしやすい．充実成分は単純CTで高濃度，T1強調像，T2強調像とも灰白質に類似した信号強度であり，比較的強い増強効果を認める（図6）．**星細胞腫と異なり，充実成分はCTで高濃度，拡散強調像にて高信号となりやすい（図3，6）**．また，髄腔内播種をきたしやすく，初診時に全脊椎のスクリーニングが必要である．

●専門家のクリニカルパール：単純CTで高濃度の腫瘍

小型類円形の核と乏しい胞体からなる腫瘍細胞（いわゆるsmall round cell）が高密度に増殖している場合は単純CTで白質より高濃度になることが多い．このような性質をもつ腫瘍としては，悪性リンパ腫，髄芽腫（図6），胚腫（図10）などがある．

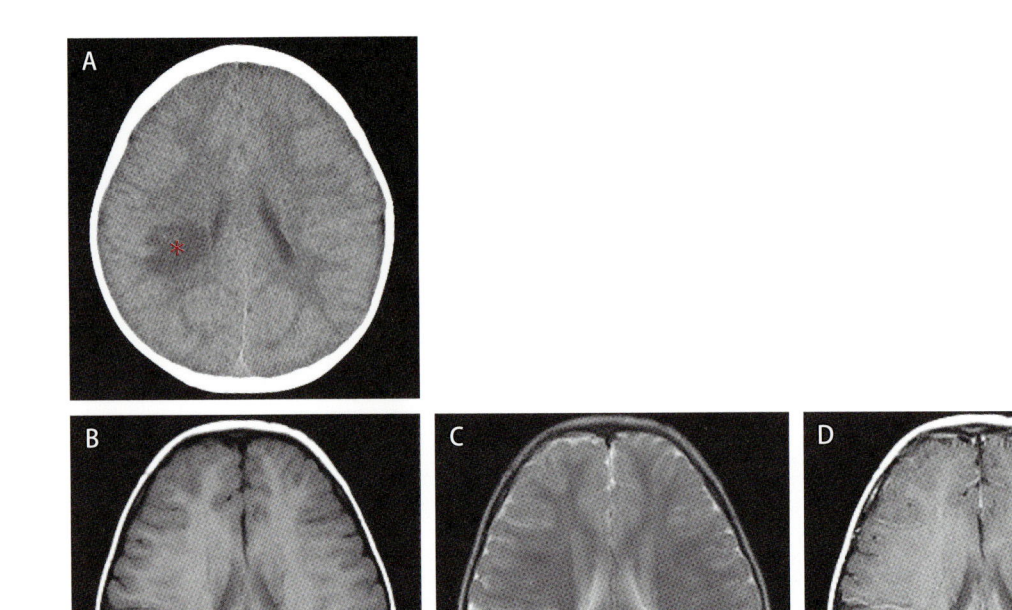

図4　びまん性星細胞腫　4歳女児
　　昼ごろより発熱，夜間に痙攣発作あり，救急搬送された
　　A）単純CT，B）T1強調像，C）T2強調像，D）造影T1強調像
　　右放線冠に境界不明瞭な病巣（＊）を認め，CTでは低濃度，T1強調像で低信号，T2強調像で高信号である．増強効果は認めず，びまん性星細胞腫として典型的な画像所見を呈している

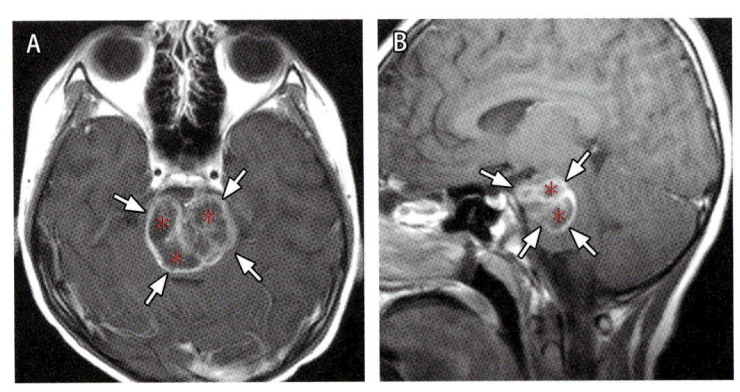

図5　膠芽腫　10代男子
　　4日前より急に発語困難，呂律困難あり
　　A）造影T1強調像，B）造影T1強調像矢状断像
　　中脳から橋にかけて異常増強像（⇨）を認め，内部には広い範囲で造影不良域（壊死領域）を伴っている（＊）．脳幹部は小児星細胞腫の好発部位の1つであり，異常増強像を伴う場合は膠芽腫などのhigh grade gliomaを疑う所見となる

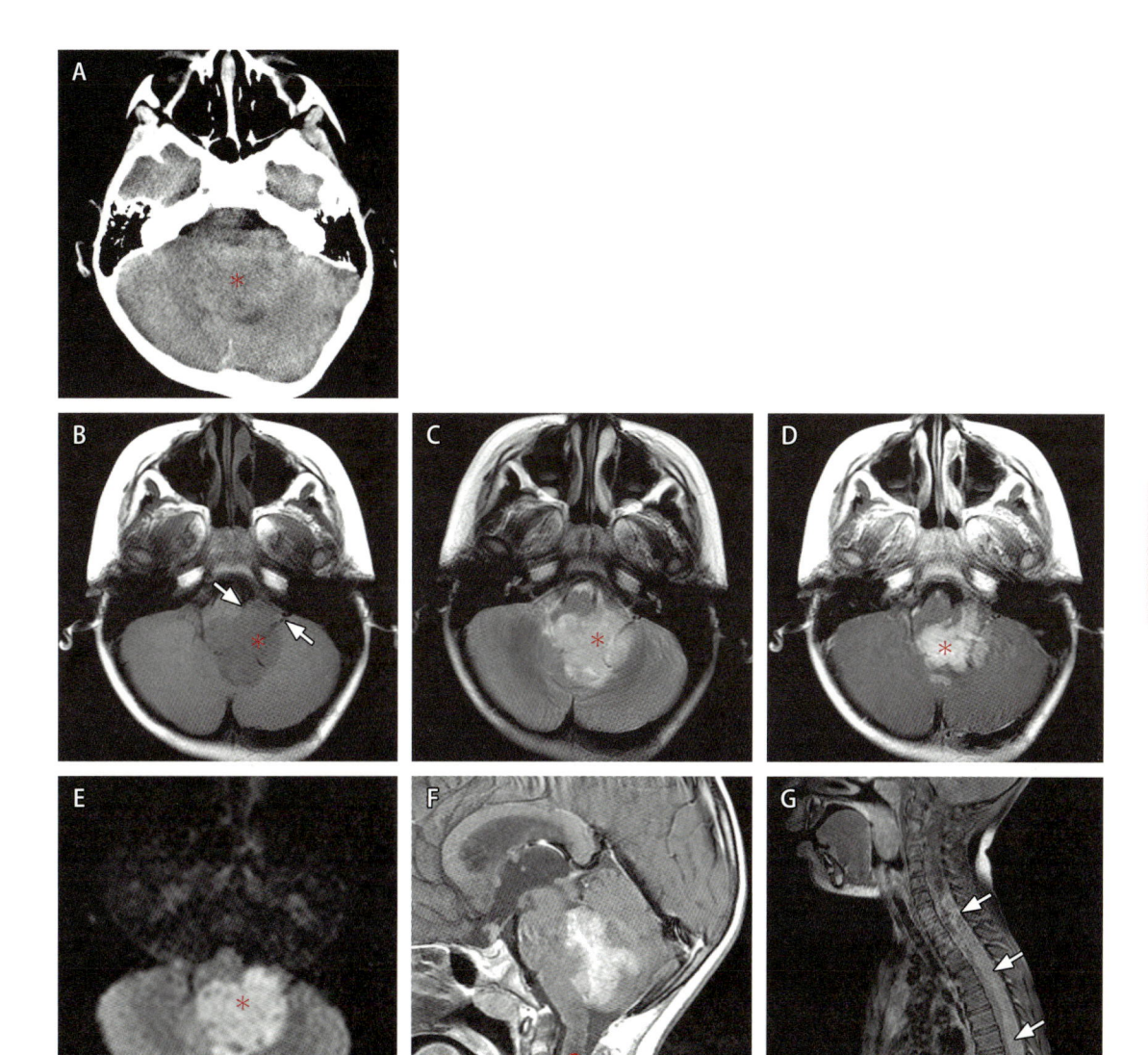

図6　髄芽腫　脊髄播種　6歳女児
1週前より背部痛があり，ふらつき歩行認めた．2日前より嘔吐あり
A）単純CT，B）T1強調像，C）T2強調像，D）造影T1強調像，E）拡散強調像，F）造影T1強調像矢状断，G）頸胸髄造影T1強調像矢状断
小脳虫部から第四脳室に突出する腫瘤影があり，左Luschka孔に進展している（B：⇨）．
腫瘤は単純CTで淡い等〜高濃度，T1強調像で低信号，T2強調像で高信号，造影T1強調像で不均一に増強されている（＊）．拡散強調像で高信号であり，細胞密度の高い腫瘍と考えられる．矢状断画像では頸髄の腫大と内部の低信号化（●）を認め，脊髄病巣の存在が疑われる．引き続き撮影された頸胸髄MRIで脊髄に沿った播種病巣（G：⇨）が確認された

3　上衣腫（ependymoma）

　脳室や脊髄中心管の上衣細胞を由来とする良性腫瘍（WHO grade Ⅱ）で，第四脳室に好発する．好発年齢は5〜9歳で，年長児では大脳半球に発生する頻度が高くなる．画像所見は多彩で，多くは内部に囊胞や石灰化を伴い，時に腫瘍内出血なども認められる（図7，8）．充実成分は

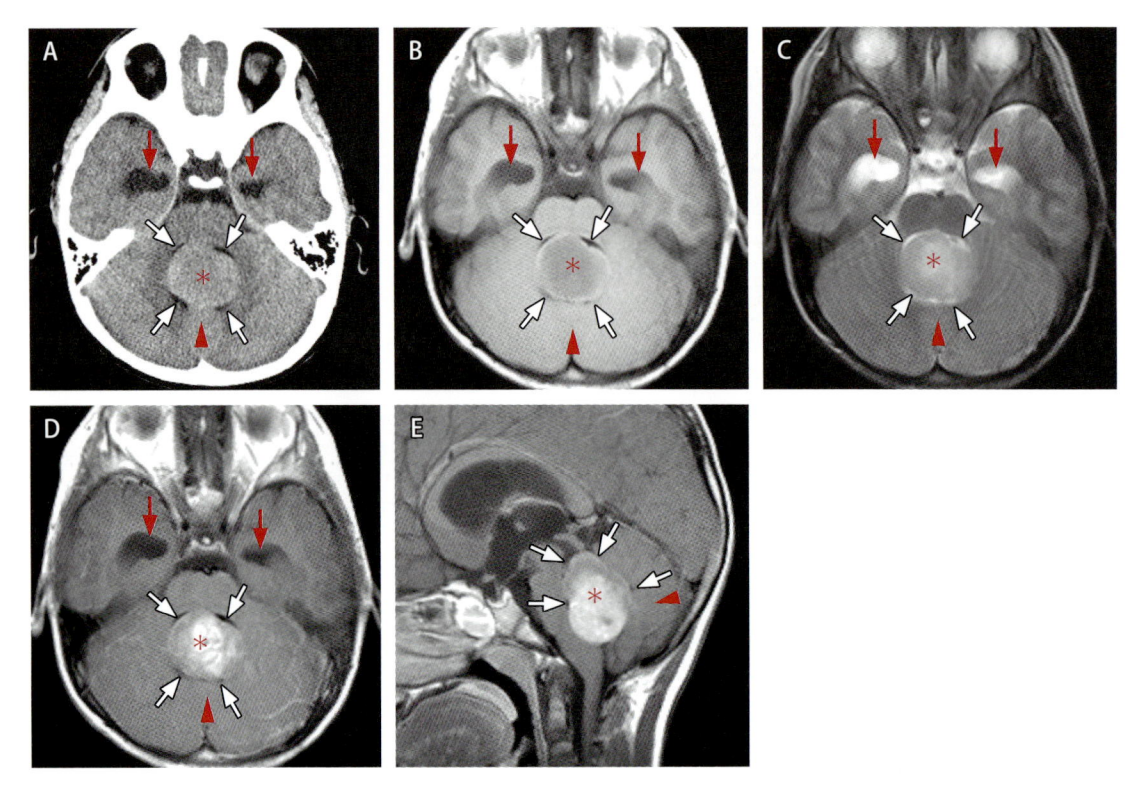

図7 退形成性上衣腫 10代前半女子
A）単純CT，B）T1強調像，C）T2強調像，D）造影T1強調像，E）造影T1強調像矢状断像
単純CTで後頭蓋窩の中央に淡い高濃度の腫瘤影を認める（＊）．病変の周囲は脳脊髄液と考えられるスリット状の低濃度領域（⇨）で囲まれており，第四脳室に存在していると考えられる．小脳虫部は腫瘍により後方に圧排されている（▶）．水頭症を伴い，側脳室下角は拡大している（→）

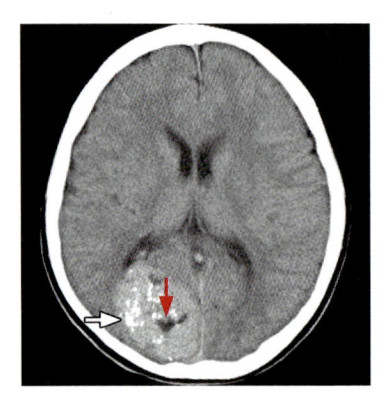

図8 上衣腫 10代後半男子
造影CT
右後頭葉皮質から皮質下にかけて石灰化（⇨）と囊胞変性（→）を伴う腫瘤影が認められる．周辺の浮腫はほとんど認められない．上衣腫は年長児でテント上に発生する頻度が高くなる

CTで等〜高濃度，T1強調像で低信号，T2強調像で灰白質と同程度の信号強度であり，増強効果は中程度で不均一なことが多い．

4 頭蓋咽頭腫（craniopharyngioma）

　胎生期の頭蓋咽頭管の遺残組織を由来とする良性上皮性腫瘍（WHO grade Ⅰ）で病理学的に

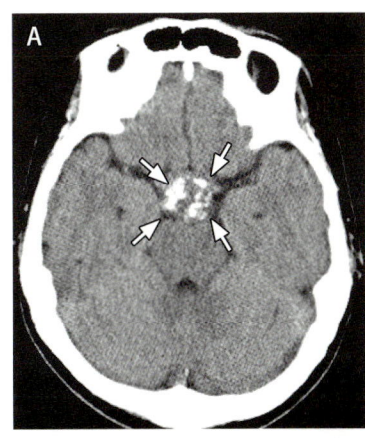

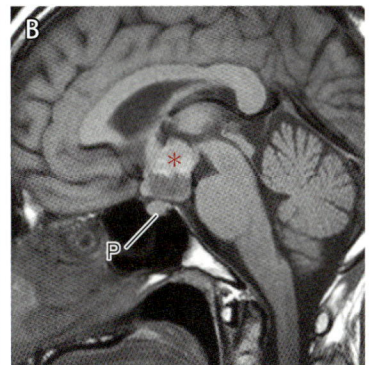

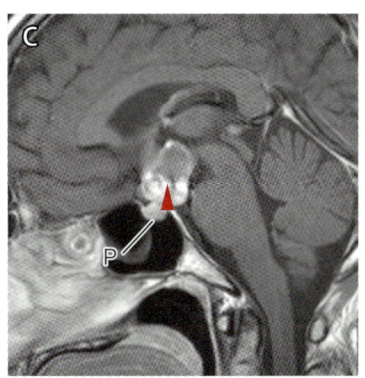

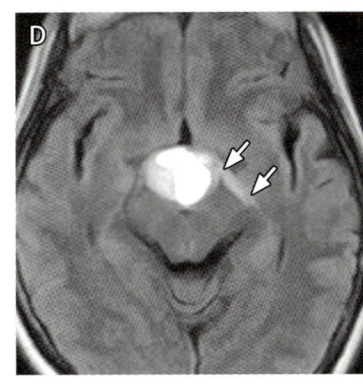

図9 頭蓋咽頭腫（エナメル上皮型） 40歳代女性
乳汁分泌，無月経にてMRI施行
A）単純CT，B）T1強調像矢状断，C）造影T1強調像矢状断，D）FLAIR像
単純CTでは鞍上部に石灰化を伴う腫瘤影を認める（A：⇨）．T1強調像では囊胞成分の信号強度はさまざまで，一部に高信号領域を伴っている（B：＊）．充実成分は強く増強されている（C：▶）．FLAIR像で腫瘍に接する左視索が高信号（D：⇨）となっており，浮腫性変化を反映していると考えられる．P：正常下垂体

　エナメル上皮型と扁平上皮型に大別される．小児では大半がエナメル上皮型で，トルコ鞍や鞍上部に好発する．分葉状の平滑な腫瘍で，充実成分はCTでは脳実質と等濃度，T1強調像で脳実質より低〜等信号，T2強調像では高信号，造影T1強調像で強く増強される．囊胞や石灰化（60〜90％）が混在し，囊胞成分はさまざまな信号強度を呈し，**コレステリン結晶や脂肪，出血性変化を伴う場合はT1強調像で高信号，T2強調像で低信号となる**．腫瘍により圧排された視索に浮腫性変化を認めることがある（図9）．

5 胚腫（germinoma）

　胚腫は頭蓋咽頭腫と並び，小児脳腫瘍の3番目に多い腫瘍で，男児に多く，10歳代に好発する．松果体や鞍上部，基底核部に好発し，5〜10％では松果体と鞍上部に同時に発生する．画像上は充実性腫瘍を形成し，時に囊胞性変化を含む．**充実成分がCTで高濃度を示すこと，拡散強調像で高信号となることが特徴的である**（図10）．CT，MRIとも増強効果は不均一である．胚腫は放射線治療や化学療法によく反応し，5年生存率は80〜90％である．

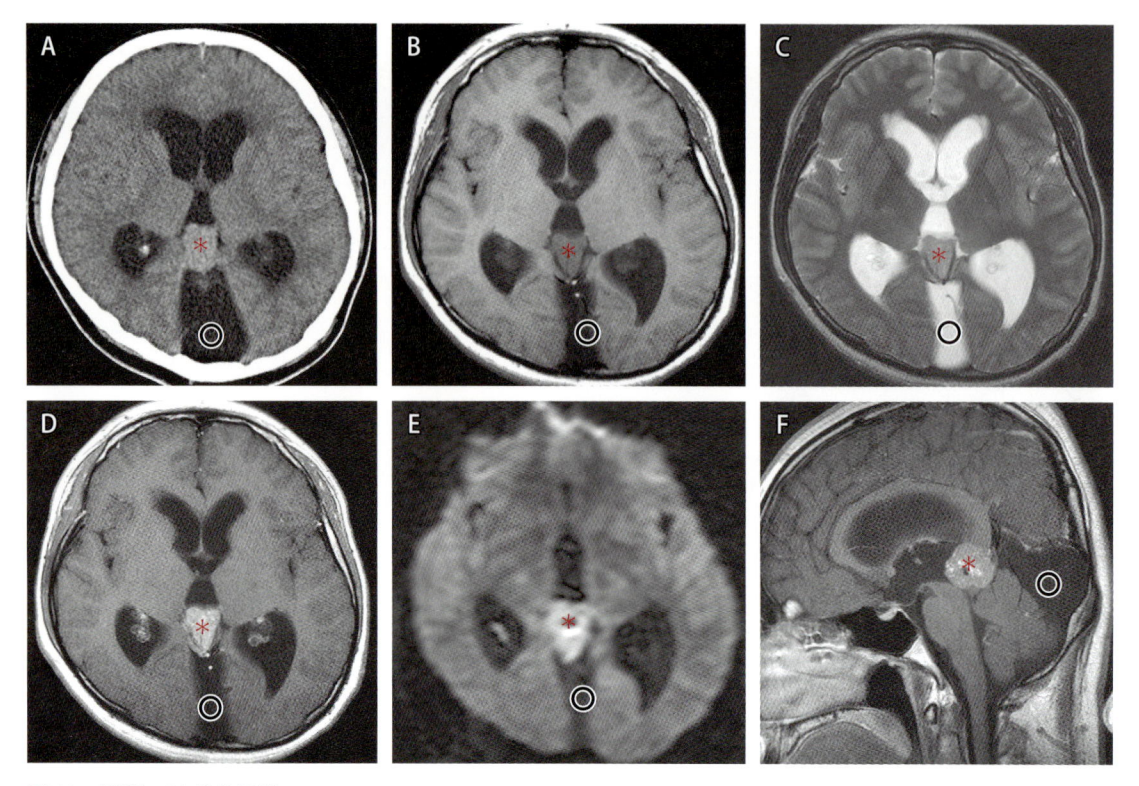

図10 胚腫 20歳代男性
くも膜嚢胞の経過観察で異常を指摘された
A）単純CT，B）T1強調像，C）T2強調像，D）造影T1強調像，E）拡散強調像，F）造影T1強調像矢状断
単純CTで松果体部に高濃度の腫瘤影を認める（＊）．背側には限局したくも膜下腔の拡大を認め，くも膜嚢胞と考えられる（○）．腫瘤はT1強調像で低信号，T2強調像で高信号，造影T1強調像で不均一中等度の増強効果を示している．本腫瘍も髄芽腫と同様，単純CTで高濃度，拡散強調像で高信号となることが特徴の1つである

Advanced Lecture

■ 基底核発生の胚腫

　基底核発生の胚腫は初期に腫瘤形成が確認できない場合がある（図11）．このような時期では増強効果も認めず，診断に難渋するが，病側基底核や大脳半球の軽度の萎縮，基底核がCTで高濃度，MRI-T2強調像やFLAIR像にて高信号，PET（特にメチオニン）での集積を認める場合は本症を疑う必要がある[6]．

おわりに

　代表的な小児脳腫瘍の画像所見について解説した．脳腫瘍は多数存在するが，まず頻度の高い腫瘍の所見を理解することが大切である．特に本稿に挙げた腫瘍については可能な限り理解を深めていただきたい．

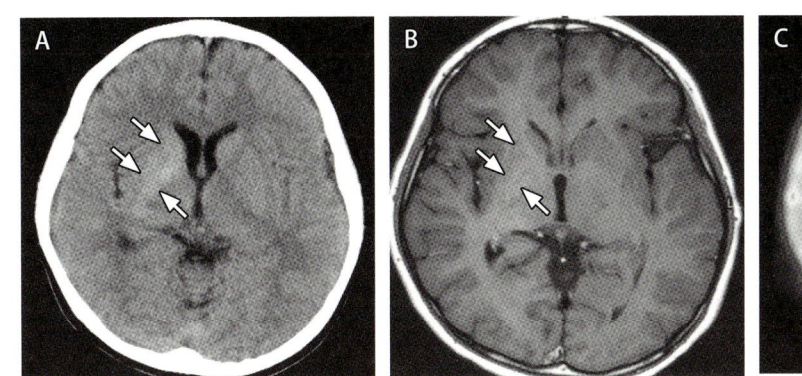

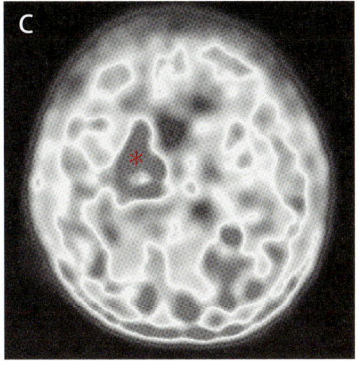

図11 胚腫 9歳男児
7カ月前より，左上下肢に不全麻痺が出現し，徐々に悪化
A）単純CT，B）造影T1強調像，C）メチオニンPET
単純CTでは右レンズ核は左に比較して小さく萎縮し，辺縁不明瞭な高吸収域となっている（⇨）．造影T1強調像では異常増強効果を認めないが，メチオニンPETで強い集積を認める（＊）．生検により胚腫と診断された
Color Atlas⑦参照

文献・参考文献

1) No authors listed：Report of Brain Tumor Registry of Japan（1984-2000）. Neurol Med Chir（Tokyo），49 Suppl：PS1-96, 2009
   ↑1984〜2000年の日本の脳腫瘍の統計．部位，年齢や予後調査の結果もある．ただし解説はなくデータの羅列のみ
2) Shibui S：The present status and trend of brain tumors based on the data of the Brain Tumor Registry of Japan. Brain Nerve, 64：286-290, 2012
   ↑文献1）の日本の脳腫瘍統計を解説した論文
3) 「Pediatric Neuroimaging 4th ed.」（Barkovich AJ），Lippincott Williams & Wilkins, 2005
   ↑小児神経放射線診断医として有名なBarkovich先生の教科書
4) 「小児神経の画像診断―脳脊髄から頭頸部・骨軟部までー」（大場洋/編），秀潤社，2010
   ↑小児神経系の画像の教科書．脳腫瘍の記載は少なめだが，頭頸部や骨軟部もあって便利
5) 「脳腫瘍臨床病理カラーアトラス 第3版」（日本脳腫瘍病理学会/編），医学書院，2009
   ↑臨床的事項と病理所見をコンパクトにまとめている教科書
6) Kawai N, et al：Use of 11C-methionine positron emission tomography in basal germinoma：assessment of treatment response and residual tumor. Childs Nerv Syst, 25：845-853, 2009
   ↑基底核胚腫におけるメチオニンPETの有用性の論文

プロフィール

外山芳弘（Yoshihiro Toyama）
香川大学医学部放射線医学講座
専門：中枢神経画像診断，頭頸部画像診断，Interventional Radiology
数多い脳腫瘍の画像所見を覚えるときは非特異的所見（例えばCTで低濃度，T1強調像で低信号，T2強調像で高信号）より，何か1つでもよいので特徴的なキーワードから覚えるようにするとよいと思います．

第5章 外傷

1. 頭部外傷によるCTの適応について

早川克己

● Point ●

・小児に対するCTによる低線量医療被曝による発がんのエビデンスが出つつある
・小児の頭部CTの適応ガイドラインを作成することで不必要な被曝を減らすことができ，それぞれの医療機関にとっては急務になっている
・医療者によるCTによる被曝の説明は，潜在的な親の要求としてあり，今後は必要とされてくる

1. 小児のCTによる被曝について

2004年のLancet論文では，がん患者の3.2％は放射線診断による被曝が原因であるという衝撃的データが発表され，一般新聞でもずいぶんと話題になった[1]．放射線発がんを推定して75歳までの発がん者数を推定すると，日本は年間7,587件で，がん発症者の3.2％は放射線診断による被曝が原因とされた．日本は，1,000人あたりの年間検査回数が最多の1,477回で，15カ国の平均の1.8倍であり，発がん率は平均の2.7倍で，1回の検査被曝量が他国より高いことが指摘された．

2012年のLancetの論文において小児期のCT被曝により，実際に脳腫瘍と白血病が増加したというデータが発表されたことは記憶に新しい[2]．17万人のCTを受けた22歳以下を対象に検討したところ，白血病は74人，脳腫瘍は135人に発生しており，1 mGyあたりの相対過剰リスクは，白血病：0.036，脳腫瘍：0.023であり，白血病において，5 mGy以下の被曝に比して30mGy以上の被曝では相対リスクは3倍に，脳腫瘍においては，5 mGy以下の被曝に比して50〜74mGyの被曝では相対リスクは2.8倍に増加すると報告した．統計学的手法に対する批判などがあり，正しくないとする意見もあるが，100 mGy以下の低線量被曝において実際に発がんが増加するというデータが出されたことの意義は小さくない．

2013年には，British medical journalにおいてCTによる発がんのデータが発表された[3]．これは，オーストラリアにおいて，population based prospective studyの1,100万人を対象とした大規模研究である．CTを受けた小児の群における発がんは，CTを受けなかった群と比較して24％多かった，という結果であった．内容的には，608症例の過剰な発がんがありその内訳は，白血病と骨髄異形成症：48例，悪性リンパ腫：57例，脳腫瘍：147例，固形腫瘍：356例である．この研究で新たに明らかになった点は，脳腫瘍と白血病のみならず固形腫瘍での増加が示された点である．

2. 頭部CTのガイドラインの必要性

　BrennerはNew England Journal of Medicineにおいて医療被曝を減らすことの重要性を指摘した[4]．アメリカでは，この30年間にて国民の平均の放射線被曝が2倍になった．医療被曝の増加が6倍になり，1980年には，放射線被曝における医療被曝の割合が15％から，2010年現在50％の比率に上昇しており，**医療被曝に対するGatekeeperの必要性**を説いている．このなかで具体的に例として挙げているのが，頭部外傷に対するCT施行に関するガイドラインの現況である．Canadian CT Head Rule，Scandinavian trauma committeeなどいくつかのガイドラインによって不必要なCT被曝を避けられた割合が31〜50％であった，と報告して，このようにCT施行に関するガイドラインをGatekeeperとして利用することの重要性を強調している．

3. 頭部CTのガイドラインの適応の実施状況

　小児頭部外傷に対する**NICEガイドライン**の適用について述べる．NICE（National Institute for Health and Clinical Health Excellence）は国営の英国保険制度（NHS：National Health Service）の一機関として1994年4月に創設された．NICE診療ガイドラインがEBMをベースに作成され，頭部外傷については，2007年9月に定められた．16歳以下の小児頭部単独外傷について，以下の12項目のうち，1項目でも該当すれば，CTをとるべきと定めている[5]．

①5分以上の意識消失
②5分以上の健忘
③嗜眠傾向
④連続しない3回以上の嘔吐
⑤虐待の疑い
⑥外傷後の痙攣
⑦GCS14未満．1歳未満はGCS15未満
⑧開放骨折，陥没骨折の疑い．大泉門膨隆
⑨頭蓋底骨折の疑い
⑩神経学的所見（＋）
⑪1歳以下で頭部に5cm以上の打撲痕，腫脹，挫創
⑫危険な受傷機転：高エネルギー外傷，3m以上の転落など（図1）．

　藤沢市民病院では，このNICEガイドラインを取り入れ小児頭部外傷に対応するように取り組みを始めた．NICEガイドラインに沿って，頭部外傷にて救急受診した小児に対してCTの適応を決定する．この際，CTの適応なし，とされた小児で，親がどうしてもCTを希望される場合には，"CTを受けた子どもの3,000人に1人が将来被曝のため癌になり死亡する"という趣旨のパンフレットを作成して親に読んでもらっているというアメリカの小児病院の試み[6]をもとに作成したCT被曝パンフレットを親に読んでもらうように指導している（図2）．CT被曝パンフレットを読んでもなお，CTを希望される場合にはCT施行する，という手順を踏んでいる．その結果，NICEガイドライン施行以前（1カ月）は，頭部外傷の小児のうち34％（75/229）に行われていたCT検査が施行後1カ月では14％（28/187）になり，約20％CT検査を減らすことができた．家族

```
┌─────────────────────────────────────────────────┐
│          頭部外傷後のCT検査の適応基準              │
│                         藤沢市民病院放射線科        │
│  ┌─────────────────────────────────────────┐   │
│  │ 5分以上の意識消失                          │   │
│  ├─────────────────────────────────────────┤   │
│  │ 5分以上の健忘                             │   │
│  ├─────────────────────────────────────────┤   │
│  │ 嗜眠傾向                                 │   │
│  ├─────────────────────────────────────────┤   │
│  │ 連続しない3回以上の嘔吐                     │   │
│  ├─────────────────────────────────────────┤   │
│  │ 虐待の疑い                                │   │
│  ├─────────────────────────────────────────┤   │
│  │ 外傷後のけいれん。てんかんの既往(-)         │   │
│  ├─────────────────────────────────────────┤   │
│  │ GCS14未満。1歳未満はGCS15未満(救急外来での評価)│ │
│  ├─────────────────────────────────────────┤   │
│  │ 開放骨折、陥没骨折の疑い、または大泉門膨隆    │   │
│  ├─────────────────────────────────────────┤   │
│  │ 頭蓋底骨折の所見(耳出血、パンダの目徴候、髄液漏、バトル徴候)│
│  ├─────────────────────────────────────────┤   │
│  │ 神経学的所見(+)                           │   │
│  ├─────────────────────────────────────────┤   │
│  │ 1歳以下では、頭部に5cm以上の打撲、腫張、挫創(+)│
│  ├─────────────────────────────────────────┤   │
│  │ 危険な受傷機転(高エネルギー外傷、3m以上の転落) │   │
│  └─────────────────────────────────────────┘   │
│    ↳ ☑ ならCTによる精査                         │
│                                                 │
│  □ 上記の項目(-) → CT検査を行いません  □パンフで了解│
│  □ 上記の項目(-) → CT検査を行います              │
│                    □Familyの希望 □その他(     ) │
└─────────────────────────────────────────────────┘
```

図1　NICEガイドラインに基づくCT適応のチェックリスト
文献7より転載

が強くCTを希望した症例のうち，パンフレットを読んで検査をやめたのは28件，それでもCTを希望されたのは13件であった．これはCT検査全体の1割弱に相当し，原発事故の影響で，被曝への関心が高まっており，医療被曝についても情報提供を行う必要があると思われた[7]．

当院でも，藤沢市民病院に見習い，小児頭部外傷に対するガイドラインを放射線科，小児科，救急科，脳外科にて検討して，NICEガイドラインを少し変更したものを作成した．変更点は，

③嗜眠傾向→**嗜眠傾向があった**
④連続しない3回以上の嘔吐→**繰り返す嘔吐**
⑦GCS14未満．1歳未満はGCS15未満→**GCS15未満**
⑫危険な受傷機転：高エネルギー外傷，3m以上の転落→**1m以上あるいは身長の倍の高さからの転落**

の4点である．2012年7月から適応に基づくCT撮影基準を施行したところ，施行前後1年間でのCT撮影の頻度は，施行前73％（CT撮影人数／全頭部外傷来院数）から施行後26％と，47％のCT検査の減少がみられた．CTで異常所見のあった割合は，全頭部外傷来院数に対して施行前6.2％，施行後6.8％であった．施行後の全頭部外傷来院数の内訳を見ると，適応なしにてCT施行せず：65％，適応なしで家族の希望でCT施行：6％，適応ありにてCT施行：20％，適応あ

CTによる被曝について ご家族の方へ
藤沢市民病院

●CT検査とは？
X線を体に照射し、体の中の情報を得る検査です。X線は放射線の一種で、体の中を通過する性質（＝透過性）があります。

●レントゲン写真との違いは？
レントゲン写真（X線写真）では、機械から照射されたX線が体の中を通過して、フィルムに焼き付けられます。骨や臓器を通過するときにX線が吸収され、吸収率の違いによって、フィルムに「影」が出来ます。CTでは、機械が体の回りを回転しながらX線を照射します。コンピュータを使用して、体を輪切りにしたような画像を撮影することが出来ます。レントゲン写真より詳しく体の中の状態を知ることが出来ます。

●CTで使う放射線の量は？
私たちは、地殻や太陽光から放出される少量の放射線を常に浴びています。これを環境放射線といいます。検査で使われる放射線の量を環境放射線と比較すると、以下の表のようになります。

	環境放射線
3時間のフライト	1.5日分
胸部レントゲン写真	2日分
頭部CT	4ヶ月分
腹部CT	1.5年分

●CTの被曝は害があるの？
少量の放射線の影響についてははっきり分かっていませんが、癌の危険性を少し高めると考えられています。

●どれぐらい癌の危険性が高まるの？
頭部CTを受けたお子さんの1000人〜5000人に1人が、将来、被曝によって癌になり死亡するとされています。

●危険性は減らせないの？
当院では、CTで使う放射線の量を必要最小限としています。危険性を減らす最もよい方法は、本当に必要なときだけ検査を行うことです。

CT検査について、心配なこと、疑問なことがある場合は、主治医におたずね下さい。

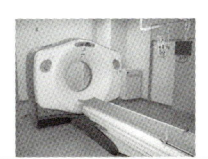

図2　CTによる被曝についてのパンフレット

りでCT施行せず：9％であった．CTの結果は、異常なし：75％，骨折のみ：5％，出血のみ：10％，骨折＋出血：11％の内訳であり、CTを施行しなかった群で後に再診にて異常が見つかったという報告はなかった[8]．

4. 親へのCTの被曝の説明

　Pediatrics 2013年の文献では、頭部外傷にて救急受診した小児の親を対象に、頭部CTによる電離放射線に子供が曝露されると、生涯において腫瘍発生リスクが高くなることを知っているかどうか、調査した[9]．742人中357人の親がこの潜在リスクを認識していた．潜在リスクを知らされた後に、医師がCT検査を勧めた場合、頭部CT検査を進んで受けるという親は90.4％から69.6％に減少した．ほぼすべての親が検査前にこのリスクを知らせてほしいと回答し、また95％の親がリスクを知ったとしても、医師がCTを必要と考えているならば、検査を受けることに影響しない、と回答した．しかし、頭部CTと頭部単純3方向撮影の線量の違いについて、さらに質問を行うと、ほとんどの親は頭部単純X線写真の被曝線量をCTの被曝線量と同等であると認識していることも明らかになった．すなわち、**CTの線量に対する過小評価**が問題点として浮かび上がった．やはり、小児に対してCT検査を行うに際しては、**事前に親に被曝の説明を行い了解をとることの必要性は生じてきている**、と考えられる．

実際，アメリカでは，小児放射線学会が，被曝低減の取り組み，すなわち，小児に対するCTの被曝線量低減とCT撮影の臨床的必要性の厳守を柱としたImage Gently campaignを行い始めてから，右肩上がりであったCT検査件数が2006〜2007年にピークとなりそれ以降は減少していることがデータとして示されている[10]．また同時にCTの撮影条件として小児に対する線量を現状より落とすことも必要とされている．まさか，大人と同じ線量で小児の頭部CT検査を行っている施設は少ないと思われるが，放射線技師を中心としたそれぞれの施設における小児頭部CTの撮影条件の適正化の取り組みが必須である．

おわりに

　現在，CT適応基準を定めずに小児頭部外傷に対してCTを撮影している施設はまだまだ多いと思われる．救急患者を扱うすべての施設にて，CT適応基準を定めてそれに沿ってCT検査を適切に行うことが，小児の被曝線量を減らす意味でも，また日本における国民被曝総線量を減少させる意味でも，火急に必要とされている．

文献・参考文献

1) De Gonzalez AB & Darby S：Risk of cancer from diagnostic X-rays：Estimates from the UK and 14 other countries. Lancet, 363：345-351, 2004
2) Pearce MS, et al：Radiation exposure from CT scans in childhood and subsequent risk of leukaemia and brain tumours: a retrospective cohort study. Lancet, 380：499-505, 2012
3) Mathews JD, et al：Cancer risk in 680,000 people exposed to computed tomography scans in childhood or adolescence: data linkage study of 11 million Australians. BMJ, 346：f2360, 2013
4) Brenner DJ：Medical imaging in the 21st century--getting the best bang for the rad. N Engl J Med, 362：943-945, 2010
5) Head injury-Triage, assessment, investigation and early management of head injury in infants, children and adults. partial update of NICE clinical guideline 4. NICE clinical guideline 56. http://www.nice.org.uk
6) Larson DB, et al：Informing parents about CT radiation exposure in children: it's OK to tell them. AJR Am J Roentgenol, 189：271-275, 2007
7) 藤井佳美，他：NICEクリニカルガイドラインを用いることによる小児頭部外傷CT抑制の効果．EMERGENCY CARE, 25：192-197, 2012
8) 林真也，他：当院での小児頭部外傷における頭部CTの適応基準前後の比較．2013年日本救急医学会での発表
9) Boutis K, et al：Parental knowledge of potential cancer risks from exposure to computed tomography. Pediatrics, 132：305-311, 2013
10) Migoletti DL, et al：The use of computed tomography in pediatrics and the associated radiation exposure and estimated cancer risk. JAMA Pediatrics, 167：700-707, 2013

プロフィール

早川克己（Katsumi Hayakawa）
京都市立病院診療部
放射線診断学全般ができるGeneral Radiologistを目指してきた．なんでも読める，できる放射線科専門医が目標であるが，実際にはまだ目標の達成にはほど遠い．特に興味を持ってやってきたことは，1）ヨード造影剤の基礎的な研究，2）急性腹症を中心とする救急画像診断，3）脳性麻痺や新生児の脳の発達，未熟児の脳損傷などを中心とした小児神経放射線診断学，などがあるが，それ以外に，研修医教育や放射線科若手教育にも，熱心に取り組んできた．2014年3月にて定年を迎えた．現在は岩手県立釜石病院放射線科に勤務している．

| 第5章 外傷 |

2. 頭部外傷におけるCT所見

村上佳菜子

●Point●
- 頭部外傷の画像診断は基本的に単純CTで行われる
- 一般的な頭部外傷のCT所見について理解する
- 頭部外傷で手術が必要となるCT所見について理解する

はじめに

頭部外傷では，外傷性くも膜下出血，急性硬膜外血腫や硬膜下血腫，脳挫傷などの頭蓋内の病変の評価や，頭蓋骨骨折などの評価ができ，検査時間が短く，必要に応じて全身の評価も行えるCTがまず施行される．本稿では，日常診療でみられる頭部外傷のCT所見について紹介する．

1. 頭部外傷の典型的な画像所見のポイント

1 外傷性くも膜下出血（図1）

くも膜下出血は，くも膜と軟膜との間のくも膜下腔にみられる出血で，**外傷による架橋静脈の破綻や脳実質内の血腫からの穿破による**．小児や高齢者はくも膜下腔が広いため，くも膜下出血が起こりやすい．他の外傷性変化と合併している場合は，その近傍に限局性のくも膜下出血がみられることがある．

外傷歴や他の外傷性変化がある場合は，外傷性くも膜下出血が示唆されるが，外傷歴があったとしても，脳動脈瘤の破裂によるくも膜下出血など**あらゆる非外傷性くも膜下出血の可能性がある**（脳動脈瘤破裂に伴うくも膜下出血により意識障害をきたして転倒したのかもしれない）．鑑別が困難な場合は，MRAやCTA，血管造影などによる血管系の精査や，MRIによる精査を行うこととなる．

くも膜下出血後の合併症として，急性期に脳室内の血腫などによる**閉塞性水頭症**や，急性期や慢性期に髄液の吸収障害による**交通性水頭症**があり，慢性期の交通性水頭症に対してはCTによるフォローが必要となる．

CTでは，**脳槽や脳溝などの脳脊髄腔に高吸収域**がみられる．少量のくも膜下出血や，亜急性期のくも膜下出血は，**脳槽や脳溝の不明瞭化や水頭症の所見のみの場合がある**．

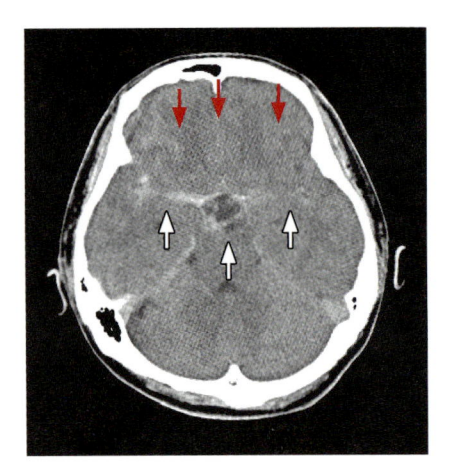

図1 外傷性くも膜下出血
20代，男性．バイクの後部座席から転倒し，後頭部打撲
鞍上槽〜右優位の両側大脳谷槽のくも膜下腔に高吸収域のくも膜下出血がみられる（⇨），大脳縦裂や両側前頭葉の脳溝にもわずかに高吸収域がみられ（→），くも膜下出血と考えられる
経過観察され，出血の増大はみられなかった

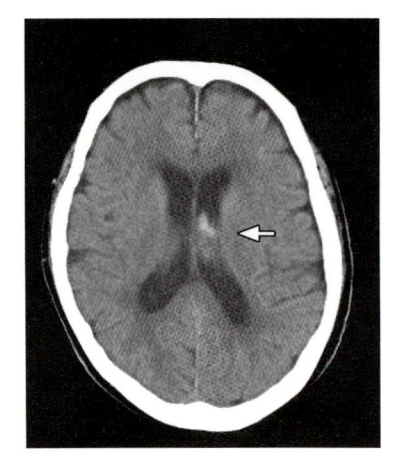

図2 外傷性脳室内出血
60代，女性．転倒による頭部打撲
左側脳室体部に高吸収域がみられ（⇨），脳室内出血である．脳出血や動静脈奇形などの脳室内出血をきたす病変はなく，外傷性の脳室内出血と考えられた
経過観察され，出血の増大はみられなかった

> **※脳室内出血（図2）**
> 脳室内出血は，他の外傷性変化に伴ってみられることが多いが，脳室内出血のみの場合もあり，上衣下静脈の破綻，くも膜下出血の進展や脳実質内の血腫からの穿破による．
> CTでは，脳室内に高吸収域がみられる．側脳室後角に血腫と脳脊髄液との液面形成がみられることが多い．

2 急性硬膜外血腫（図3，4）

　硬膜外血腫は，頭蓋骨内板と硬膜との間の新たに形成される腔内の血腫であり，**頭蓋骨骨折を伴うことが多い**（90％）．頭蓋骨骨折による**硬膜動脈の損傷が原因**で硬膜外血腫が形成されることが多く（85％），中硬膜動脈損傷により側頭頭頂部に形成されることが多い．硬膜静脈洞や導出静脈の破綻によることもあり，横静脈洞やS状静脈洞の破綻により後頭蓋窩に，蝶形骨頭頂静脈洞の破綻により中頭蓋窩前方に硬膜外血腫が形成される．小児では，頭蓋骨が柔らかいため，頭蓋骨骨折を伴わずに硬膜動脈が損傷を受けることがある．

　CTでは，**境界明瞭な凸レンズ状の高吸収域**としてみられる．血腫内部に低吸収域が混在することがあり（swirl sign），持続性出血に相当すると考えられる．硬膜下血腫との鑑別が難しいことがあるが，硬膜外血腫は**外傷側（coup）**に存在するため，**近傍に皮下血腫や骨折が存在することが多い**．また，硬膜外血腫は，縫合線で硬膜と頭蓋骨内板との結合が強いため，基本的に縫合線を超えて広がることはないが，硬膜下血腫と異なり，**大脳鎌や小脳テントを超えて広がることがある**．さらに，**静脈洞の外側に存在する場合は硬膜外血腫である**．

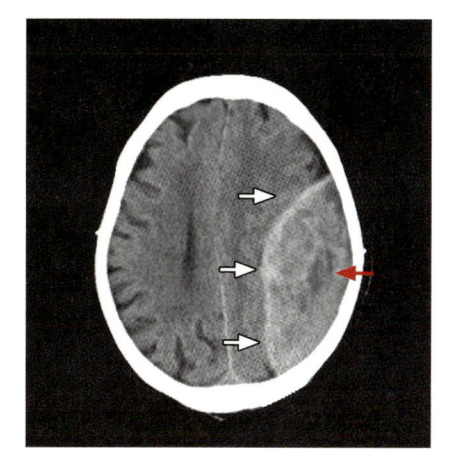

図3　急性硬膜外血腫
90代，女性．階段につまずいて転倒し，左後頭頭頂部を打撲．救急隊到着時には意識清明であったが，当院搬入時にはJCS III-100，右片麻痺あり
左頭頂部の円蓋部に凸レンズ状の高吸収域を認め（⇨），硬膜外血腫の所見である．血腫内部には，低吸収域が混在しており（➡），持続性出血が疑われる．左大脳半球の脳溝狭小化や，正中構造の右方偏位を伴っている．骨条件で血腫近傍の左頭頂骨の線状骨折がみられた（非掲載）
開頭血腫除去術が施行され，意識障害および右片麻痺は改善した

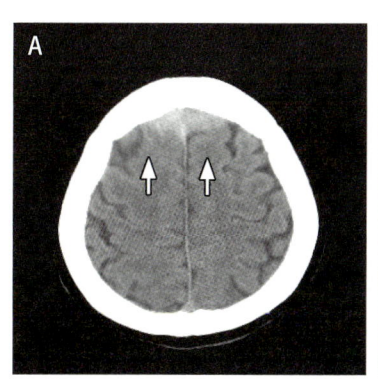

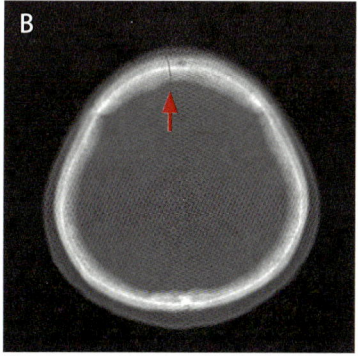

図4　大脳鎌をはさんでみられる硬膜外血腫
60代，女性．脚立から滑って転倒し，頭部打撲
前頭部に大脳鎌を越えて広がる凸状の高吸収域がみられ（⇨），硬膜外血腫と考えられる．骨条件では，血腫近傍に線状骨折を認める（➡）
経過観察され，血腫の増大はみられなかった

3　急性硬膜下血腫（図5〜7）

　硬膜下血腫は，硬膜とくも膜との間に形成される血腫であり，**外傷による架橋静脈の損傷や，脳挫傷に伴って生じる**．硬膜外血腫とは異なり，硬膜とくも膜の間は粗なスペースのため，血腫はより広汎に広がりうる．また，頭蓋骨骨折を伴わないことも多い．硬膜下血腫は，外傷側（coup）に生じるほか，外傷時に対側の架橋静脈が伸展して損傷されると**対側（contrecoup）にも生じる**．
　CTでは，円蓋部の血腫では**頭蓋内板に沿った三日月型の高吸収域**としてみられ，大脳鎌に沿った血腫では大脳鎌が厚く高吸収にみられ，小脳テントに沿った血腫では小脳テントが厚く高吸収となって左右非対称になる．硬膜外血腫と異なり，**硬膜下血腫は縫合線を超えて広がることがあるが，大脳鎌や小脳テントを超えて広がることはない**．貧血の患者では等〜低吸収域としてみられることがあり，慢性硬膜下血腫への再出血や，くも膜の破綻により髄液が混在すると，低吸収域と高吸収域が混在してみられる．数日が経過した亜急性期の硬膜下血腫は，脳実質と等吸収を示し，血腫の指摘が困難な場合があり，正中構造の偏位や側脳室の変形，脳溝の消失などの占拠性病変を示唆する所見が手がかりとなりうる．

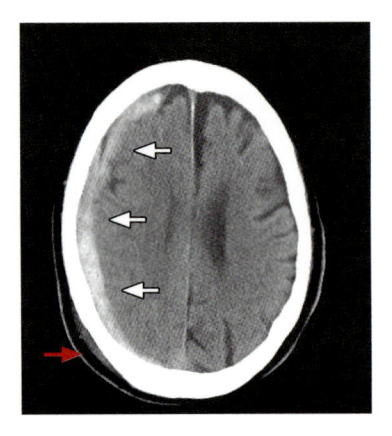

図5 急性硬膜下血腫
90代,男性.転倒して後頭部を打撲.
バイアスピリン内服中
右側に三日月型の高吸収域がみられ
(⇨),右頭頂部に皮下血腫を認める
(→).外傷側(coup)に生じた硬膜
下血腫である
経過中に血腫が増大し,開頭血腫除去
術が施行された

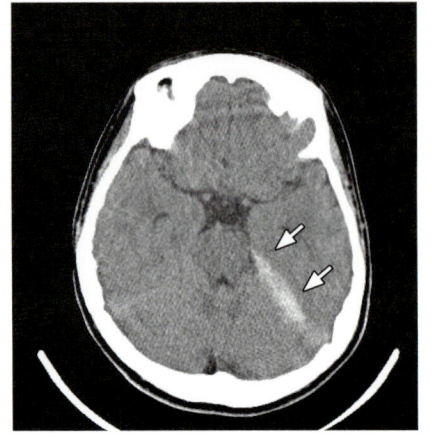

図6 小脳テントに沿った硬膜下血腫
20代,女性.自転車走行中に自動車と接触
して転倒
左小脳テントは右側と比べて厚く高吸収とな
り(⇨),小脳テントに沿った硬膜下血腫
と考えられる
経過観察され,血腫の増大はみられなかった

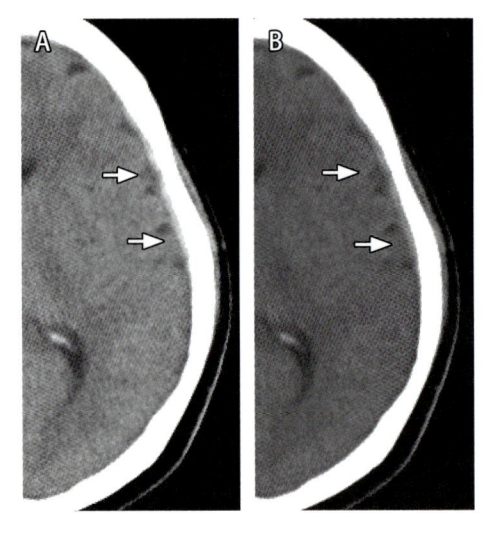

図7 少量の硬膜下血腫
50代,女性.自転車で走行中,併走してい
たバイクと接触して転倒.A)はWW90/
WL30,B)はWW150/WL50の条件であ
る.左側でも指摘できるが,右側のように
ウインドウ幅を広げると血腫が同定しやす
くなる
保存的治療により軽快した

●見逃さないためのポイント
少量の硬膜下血腫は,CTの表示条件を,ウインドウ幅を広げ(WW=150〜200程度),ウイ
ンドウレベルを上げる(WL=50程度)と指摘しやすくなる.

4 慢性硬膜下血腫(図8)

慢性硬膜下血腫は,**外傷後数週間以上経過して形成**される硬膜下血腫であり,硬膜内層の血腫
に被膜が生じ,髄液を引き込み,また出血を繰り返すことで増大していくものと思われる.高齢

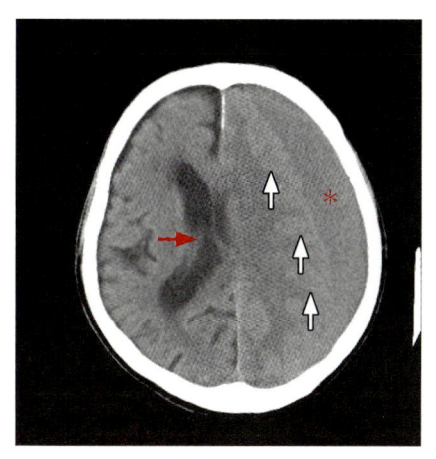

図8 慢性硬膜下血腫
80代，男性．1カ月前に転倒して左前頭部を打撲．歩行時ふらつきが出現し，来院．ワーファリン内服中．左側に脳実質より低〜等吸収な三日月型の血腫がみられ（＊），左大脳半球の脳溝の狭小化（⇨）と，左側脳室の圧排変形，正中構造の右方偏位（→）を認める．受傷後1カ月経過しており，慢性硬膜下血腫と考えられる
穿頭血腫除去術が施行され，症状の改善がみられた

者やアルコール多飲者などに発症しやすく，ごく軽微な外傷の場合や受傷歴が不明な場合もある．症状は**頭痛や認知症，麻痺**などが多い．
　CTでは，**時期により低〜高吸収を示す三日月型の血腫**としてみられる．癒着などにより凸レンズ状の形態を示すこともある．また，液面形成をきたすことや，経過が長い場合は隔壁形成や被膜の石灰化をきたすこともある．

5 脳挫傷（図9）

　脳挫傷は，外力による脳実質の損傷であり，**出血と浮腫性変化が主体**となる．脳皮質に限局するものから，脳内血腫を形成するものまでさまざまである．**頭蓋骨の隆起と接している部分が好発部位**で，錐体骨上部や蝶形骨大翼後部に接する側頭葉，篩板上部，蝶形骨平板や小翼に接する前頭葉に起こりやすい．**外傷側（coup）**に生じるほか，外力が伝わって脳実質が頭蓋骨に衝突することで**対側（contrecoup）**にも生じる．また，頭蓋骨陥没骨折の辺縁でも脳実質の損傷が生じうる．実質内の小さな血管が損傷を受けると，脳内血腫を形成する．遅発性に血腫が形成されることもあり，その場合，受傷直後の意識清明期の後に，時間をおいて意識障害が出現する．
　CTでは，浮腫を示す低吸収域の中に，出血を示す高吸収域が混在してみられる（salt and pepper pattern）．時間とともに出血が明瞭化し，浮腫が拡大して，脳挫傷として認識しやすくなる．

6 脳ヘルニア（図10，11）

　脳ヘルニアは，頭蓋内病変の増大に伴う**頭蓋内圧の亢進により，脳組織が隣接腔に偏位する**ことである．局在により，大脳鎌下ヘルニア（帯状回ヘルニア），中心性テント切痕ヘルニア，鉤ヘルニア（下行性テント切痕ヘルニア），上行性テント切痕ヘルニア，大孔ヘルニア（小脳扁桃ヘルニア）と分類されている．
　CTでは，局在に応じて，正中構造の偏位，脳幹周囲の脳槽の狭小化，大孔の狭小化などの所見がみられる．

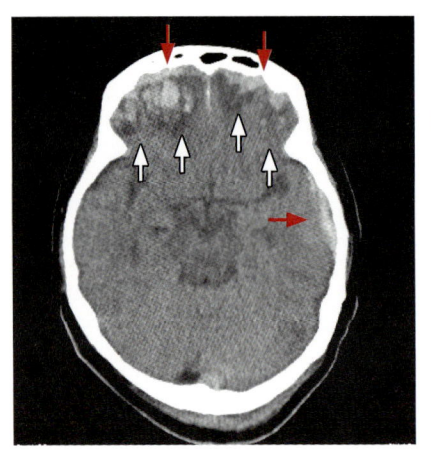

図9　脳挫傷
70代，女性．横断歩道で自動車と接触して受傷
両側前頭葉に，低吸収域と高吸収域が混在するsalt and pepper patternを示す脳挫傷がみられる（⇨）．両側前頭部や左側頭部に薄い硬膜下血腫を伴っている（→）
受傷3日後まで脳内血腫の増大がみられたが，保存的治療が行われ，脳浮腫の改善，血腫の縮小が確認された

2. 頭部外傷で手術が必要となるCT所見

　ここまで，頭部外傷でみられる一般的なCT所見について紹介してきたが，救急外来などにおける日常診療では，**どのような所見があれば手術が必要となるのか，厳重な経過観察が必要となるのか**，ということを知っておくことも大切なことである．

　日本神経外傷学会のガイドラインには，頭部外傷で手術適応について記載されており，そのなかからCT所見について抜粋すると，

●**急性硬膜外血腫**
・厚さ1〜2 cm以上の血腫，または20〜30 mL以上の血腫や合併血腫の存在時
・切迫ヘルニアの所見がある場合

●**急性硬膜下血腫**
・血腫の厚さが1 cm以上の場合，意識障害を呈し正中偏位が5 mm以上ある場合

●**脳内血腫，脳挫傷**
・血腫や挫傷性浮腫によりmass effectを呈する症例のうち，神経症状が進行性に悪化する症例や保存的治療で頭蓋内圧亢進が制御不能な症例
・後頭蓋窩病変では，第四脳室の変形・偏位・閉塞を認める症例，脳底槽の圧排・消失を認める症例，閉塞性水頭症を認める症例で，神経症状がある症例

●**頭蓋骨陥没骨折**
・1 cm以上の陥没や高度の脳挫滅が存在する場合
・静脈洞を圧排する場合
・開放性頭蓋骨陥没骨折で，骨片が脳内に存在する場合

となっている．

　その他，手術適応が考慮される病態として，びまん性脳腫脹，外傷性頭頸部血管障害（外傷性動脈閉塞，外傷性動脈瘤，外傷性動静脈瘻），外傷性髄液漏，視神経管骨折・視神経損傷が挙げられている．

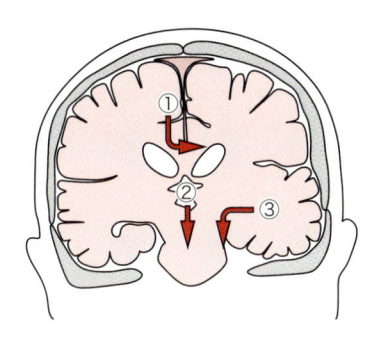

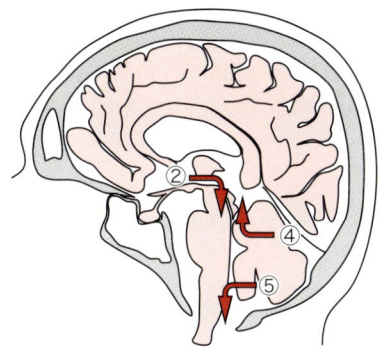

図10 脳ヘルニア
①大脳鎌下ヘルニア　②中心性テント切痕ヘルニア　③鉤ヘルニア
④上行性テント切痕ヘルニア　⑤大孔ヘルニア

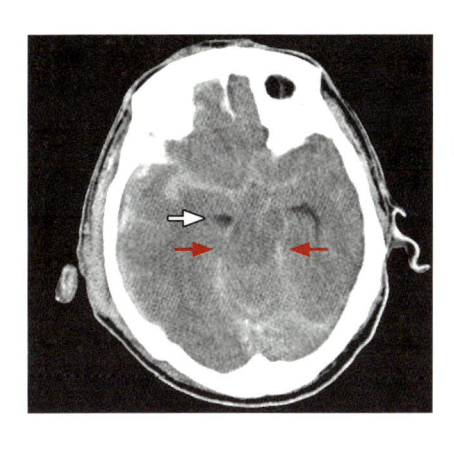

図11 鉤ヘルニア
60代，男性．自転車で道路を横断中に自動車と接触
右急性硬膜下血腫，外傷性くも膜下出血がみられ，右側頭葉内側部が内側に偏位し（⇨），両側迂回槽が消失し（→），中脳が圧排されており，鉤ヘルニアの所見である
開頭血腫除去術および外減圧術が施行され，ADL自立で退院した

おわりに

　頭部外傷のCT所見について，概説した．CT所見と合わせて，神経学的所見や全身状態，既往歴なども考慮し，治療方針を考えるための一助になれば幸いである．

文献・参考文献

1) Young RJ & Destian S：Imaging of traumatic intracranial hemorrhage. Neuroimaging Clin N Am, 12：189-204, 2002
2) Zee CS & Go JL：CT of head trauma. Neuroimaging Clin N Am, 8：525-539, 1998
3) Aiken AH & Gean AD：Imaging of head trauma. Semin Roentgenol, 45：63-79, 2010
4) Gentry LR：Imaging of closed head injury. Radiology, 191：1-17, 1994
5) Al-Nakshabandi NA：The swirl sign. Radiology, 218：433, 2001
6) Provenzale J：CT and MR imaging of acute cranial trauma. Emerg Radiol, 14：1-12, 2007
7) Le TH & Gean AD：Neuroimaging of traumatic brain injury. Mt Sinai J Med, 76：145-162, 2009
8) 「重症頭部外傷治療・管理のガイドライン 第3版」（日本脳神経外科学会，日本脳神経外傷学会/監），医学書院，2013

プロフィール

村上佳菜子（Kanako Murakami）
福岡赤十字病院放射線科
日常診療のなかで，興味深い症例に遭遇することを楽しみに読影しています．お忙しい日々と思いますが，救急外来で判断できるような読影力を付けていただければと思います．

第5章　外傷

3. 頭部外傷におけるMRIの適応について

安池政志

● Point

・頭部外傷において，MRIをいつ，どう撮像するかを知ろう
・CTでは見つけにくい外傷性の頭蓋内病変の知識を身につけよう
・びまん性軸索損傷の検出は，特にMRIが優れることを覚えよう

はじめに

　頭部外傷の初期診療では，CTが第一選択の画像診断法であり，基本的にMRIの適応はない．では，MRIはいつ，どのように撮像されるのだろうか．本稿では，頭部外傷におけるMRIの適応について述べ，さらにCTでは見つけにくい外傷性の頭蓋内病変について概説する．

1. 頭部外傷におけるMRIの適応と撮像方法[1〜5]

■1 そもそもCTとMRIはどう違う？

　CT・MRIにはそれぞれ長短が存在するが，以下に挙げた理由により，**頭部外傷では，CTが第一選択の検査法**として広く使用されている．

1）検査の容易さ

　CTは緊急検査に対応しやすく，検査時間が短い．原則としてsecondary surveyはバイタルサインが安定した後に行われるが，検査中に病状が急変する可能性が十分にあり，検査室内に高磁場が発生しているMRIでは，急変の発見およびその迅速な対応がCTよりも困難となる．

2）禁忌事項

　MRIは入室自体に禁忌事項が多く存在する．外傷の初期診療の場合，体内金属やペースメーカー挿入の既往などの確認が困難なことも多く，重症外傷のため患者に整形外科的なデバイスや生命維持装置が装着されている場合も，MRIの使用は困難となる．

3）病変の検出

　頭蓋骨骨折，異物，気脳症などは**MRIよりもCTが検出に優れる**場合が多い．一方，**微小な脳実質外血腫や脳実質内病変については，MRIの検出能がCTよりも優れている**．しかし，緊急手術を要するような粗大な病変に関しては，その検出能に変わりはない．

4）他部位の評価

切迫する重篤な神経症状を認める患者では，頭部CTに引き続いて，外傷パンスキャンとして体幹部CTの撮像が考慮される．また，頭部の高エネルギー外傷では，頭部に加えて頸椎CTを撮像することもある．CTはこれらを一度に短時間で撮像可能であるが，MRIは撮像に時間がかかるうえに，部位ごとにコイルを交換せねばならず，緊急時の全身のチェックには不向きである．

2 MRIをいつ撮るか？

頭部外傷ではCTがまず撮像されるが，**CTの所見では説明がつかないような強い意識障害が遷延する場合は，MRIの最もよい適応となる**．これは，**びまん性軸索損傷**（diffuse axonal injury：DAI）の検出に特にMRIが優れるからである．また，外傷性くも膜下出血（traumatic subarachnoid hemorrhage：traumatic SAH）が疑われるが，CTで所見があいまいな場合もMRIの撮像を考慮してもよい．

脳実質外血腫に対して血腫除去術が施行された場合でも，外傷性の局所性脳損傷の有無を評価するために術後にMRIで確認することが望まれる．その他，脳血管の損傷や仮性動脈瘤など外傷性の血管病変の評価には，MR angiography（MRA）が有用である．

概して，MRIはCTで描出されにくい病変を可視化できる場合が多いが，その情報の多くは受傷後早期の治療法を変えるものではない．よって，MRIの撮像が診断に影響しない場合，受傷後早期（2〜3日）に検査する必要はなく，7日以内にMRIを行えばよいという意見もある[2]．

3 MRIはどう撮るか？

基本的なT1強調像，T2強調像に加えて，FLAIR（fluid attenuated inversion recovery）像，T2*強調像，拡散強調画像（diffusion-weighted imaging：DWI），MRAを追加する．

FLAIR像は脳表や脳室周囲の病変を特に検出しやすい．T2*強調像は微小な出血や陳旧性の血腫を検出しやすい．MRAでは造影剤を用いずに**脳動脈のスクリーニング**が可能である．また，撮像断面に関しては，横断像だけではなく，冠状断像や矢状断像を撮像する．特に，**頭蓋底部や頭頂部，脳梁などの評価には多断面での観察**が有用である．

2. CTでは見つけにくい外傷性病変[5〜7]

頭部外傷において，MRIがその検出に有用な病態である，びまん性軸索損傷，外傷性くも膜下出血，および局所性頭蓋内損傷について以下に解説する．

1 びまん性軸索損傷（DAI）

CTの所見が乏しいにもかかわらず，受傷直後より重篤な意識障害が遷延する場合，DAIを疑ってMRIを施行する．

1）病態

回転性加速／減速による神経線維の断裂（剪断損傷：shearing injury）であり，血管損傷による微小な出血を伴うこともある．受傷機転は**交通事故**が最も多く，**頭部が強く揺れた場合**に起こりやすい．

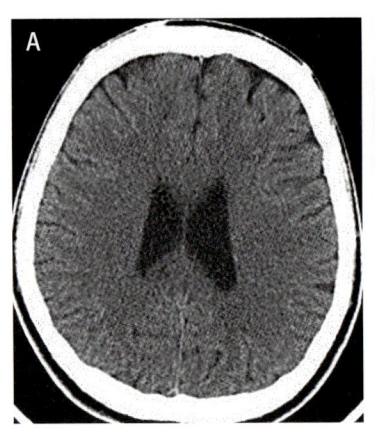

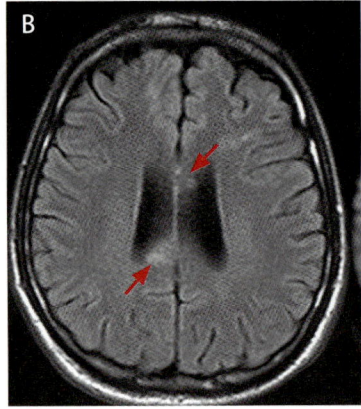

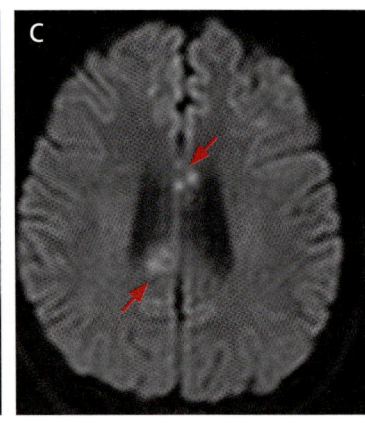

図1　DAI　脳梁の非出血病変
30代男性，受傷3日後．バイク対自動車事故のバイク側で，ヘルメットを着用しており頭部の表在性外傷はなかったが，受傷直後からの意識障害が遷延していた
A）CT，B）FLAIR像（放線冠レベル），C）拡散強調像：FLAIR像，拡散強調像で脳梁に高信号域が散在している（B，C➡）．この異常信号はFLAIR像よりも拡散強調像の方が明瞭である．これらの異常の指摘はCTでは非常に困難である

●ピットフォール

DAIは頭蓋内血腫や脳挫傷にもしばしば合併する．CTで血腫や脳挫傷などの所見が明らかな場合でも，それにそぐわない意識障害があれば，DAIの合併を疑うべきである．また，脳が強く揺れる状況があればDAIは生じるので，例えばバイク事故でヘルメットを着用しており頭部に直接の外傷がないといった場合（図1）にも起こりうるため，注意する必要がある．

2）画像所見のポイント

CTでは，浮腫による低吸収や出血による高吸収を呈するが，感度が低い（図1A）．この疾患の検出にはMRIが有用であり，出血を伴わない病変は，T2強調像やFLAIR像で高信号を呈する（図1B）．拡散強調像では特に早期の病変で高信号を示し検出しやすい（図1C）．

また微小な出血の検出には，T2*強調像が有用である（図2）．ある程度の出血を伴えば，急性期～亜急性期にT1強調像で高信号を示す．**好発部位は大脳の皮髄境界と脳梁（図3），脳幹部**であり，皮髄境界では傍矢状部に多く，比較的軽い外傷でも単独で発生する．脳梁では膨大部，脳幹部では中脳や橋上部の背外側に多い．

●専門家のクリニカルパール

磁化率強調画像（susceptibility-weighted imaging：SWI）：磁化率の変化による位相差を用いる手法で，**T2*強調像よりもさらに微小な出血に対する感度が高い**．SWIで検出される病変数が予後と相関するとの報告もあり，可能であれば撮像が推奨される[8]．

3）鑑別のポイント

脳梁膨大部や脳幹部の病変は，大脳鎌との衝突による**脳挫傷や脳ヘルニアとの鑑別**が必要である．一般的に，挫傷は正中背側部に生じるが，DAIはどの部位にでも生じるため，**病変が左右に偏っている場合，脳挫傷は否定される**（図4）．また，脳梁のDAIは皮髄境界の病変を，脳幹部

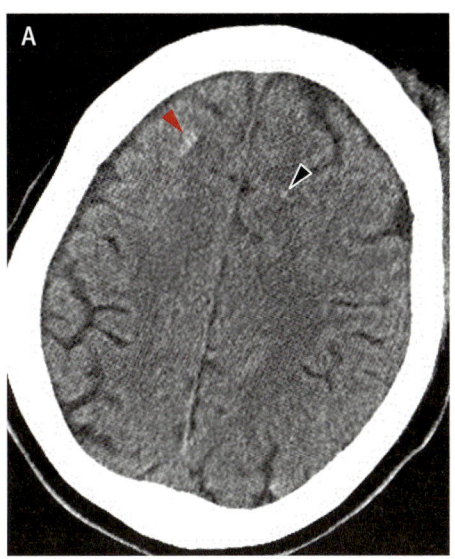

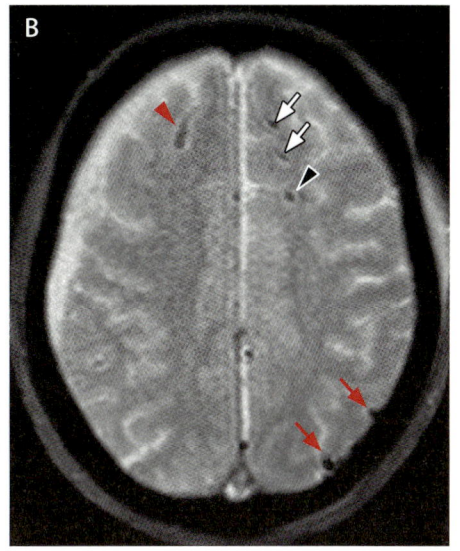

図2 DAI

50代女性，受傷後5日．バイク対自動車事故のバイク側で左後頭部を打撲．受傷直後から意識障害が遷延していた

A）CT，B）T2＊強調像（半卵円中心レベル）：CTにて左前頭葉に点状の高濃度域を認め（図A▶），T2＊強調像でも点状低信号として観察される（図B▶）皮髄境界に生じた出血性のDAI病変と思われる．またさらにT2＊強調像では，CTでは検出できない微小な出血性病変を指摘可能である（図B⇨）．また，右前頭部の脳溝にみられるくも膜下出血はCTで高濃度，T2＊強調像で低信号を示し（A，B▶），いずれの画像でも検出可能だが，左後頭部のくも膜下出血（B➡）はCTでは指摘困難である

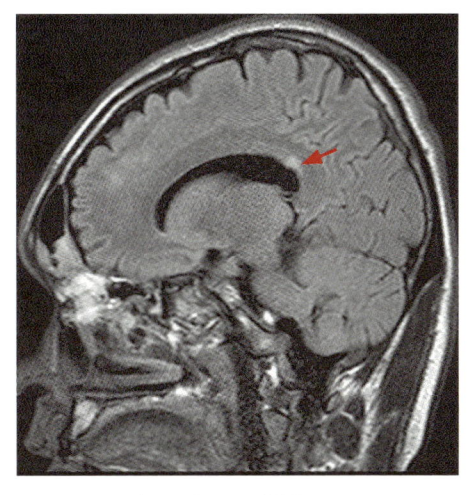

図3 DAI（図1と同一症例）

FLAIR矢状断像（右傍正中部）：図1Bの横断像と比べて，脳梁の高信号病変が非常に明瞭である（➡）．FLAIR像は脳室や脳溝周囲の病変を見つけやすく，また脳梁の病変の評価は矢状断像が有用である

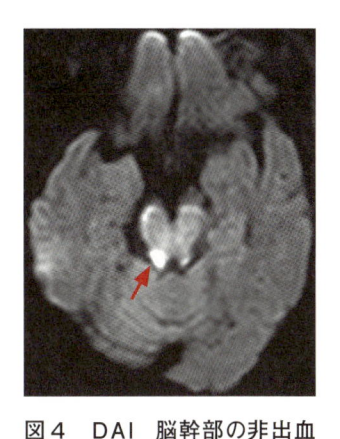

図4 DAI 脳幹部の非出血性病変（図2と同一症例）

拡散強調像にて，高信号を示す中脳右背側のDAI病変は，正中ではなく右側に寄っており，脳挫傷との鑑別が可能である（➡）

第5章 外傷

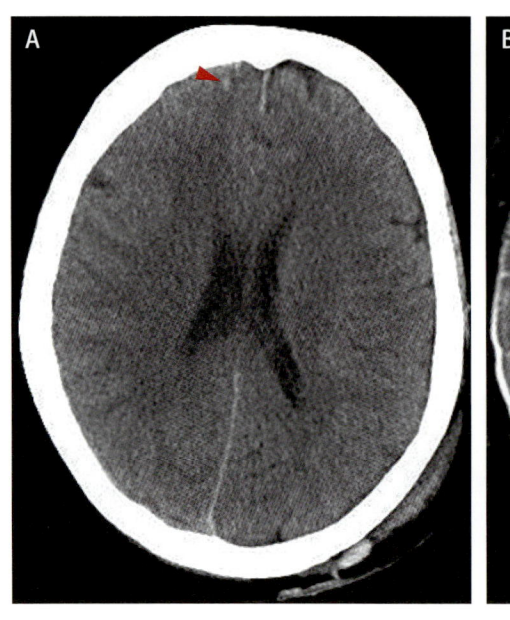

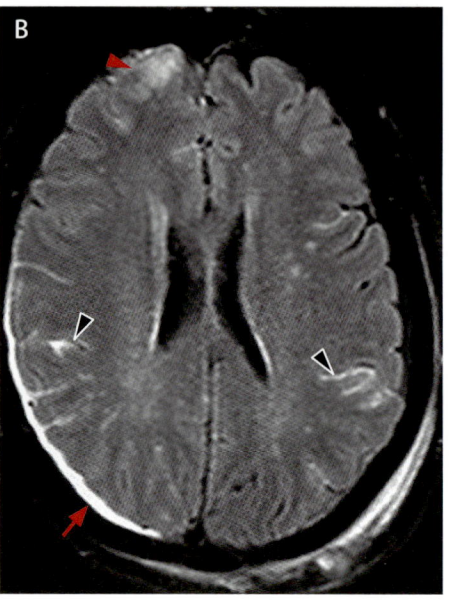

図5 外傷性くも膜下出血，急性硬膜下血腫，脳挫傷
30代男性，受傷直後のCT，受傷3日後のMRI．自転車対自動車の自転車側で搬送時は意識清明，左頬部に打撲痕あり
A) CT，B) FLAIR横断像（放線冠レベル）：CTでは右前頭葉前部に点状の高濃度域を認め（A▶），脳挫傷による微小出血を反映した所見である．FLAIR像にて，同部は明瞭な異常信号域として観察される（B▶）．またFLAIR像では，両側の頭頂側頭葉などの脳溝に線状の高信号域を認め，くも膜下出血が確認される（B▶）．さらに右側の側頭後頭部の脳実質外には三日月状の高信号を示す硬膜下血腫（B→）が明瞭である

のDAIは皮髄境界や脳梁に病変を伴うことが多い．これらが単独の場合は脳挫傷を考える．

4）治療方針，予後
基本的に**外科的適応はなく，保存的治療が原則である**．脳幹徴候を示す例は，生命が助かったとしても，重篤な後遺症を残す場合が多い．逆に，当初は強い意識障害を認めていても，脳幹部の損傷がない例では中長期的には転帰良好となるものもある．

2 外傷性くも膜下出血（traumatic SAH）

1）病態
架橋静脈の破綻による単独発症や脳挫傷／脳内血腫からのくも膜下腔への穿破により生じる．多くの場合，**随伴する脳損傷の程度により重症度が決まり，外傷性くも膜下出血そのものはあまり問題とならない**．

2）画像所見のポイント
急性期〜亜急性期のくも膜下出血は**FLAIR像で高信号**を示す（図5B▶，図6A▶）．特に亜急性期ではCTで血腫の吸収値が低下し検出が難しくなるため（図5A），MRIが有用である．出血量が多い場合，2週間以内に血管攣縮が生じることがあり，その評価にはMRAが有用である．

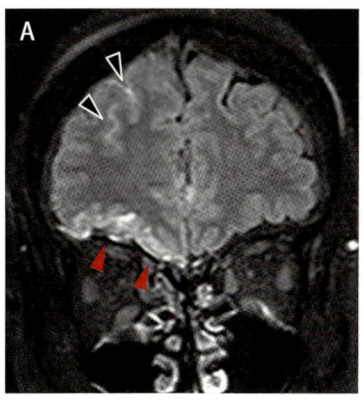

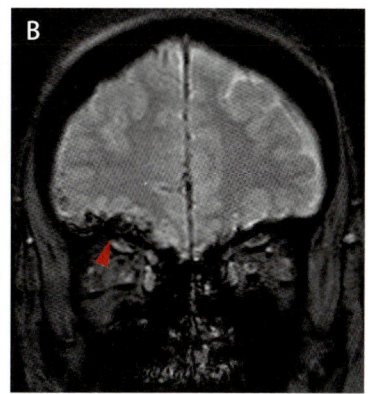

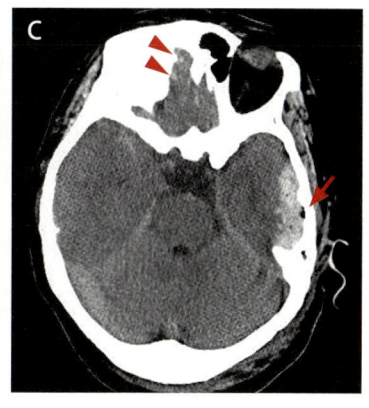

図6 脳挫傷，外傷性くも膜下出血，急性硬膜外血腫（図5と同一症例）
A）FLAIR冠状断像，B）T2*強調像冠状断像，C）CT（眼窩上縁レベル）：右前頭葉底部に，FLAIR像にて高信号域，T2*強調像にて低信号域を認め，脳挫傷を呈している（A, B▶）．CTでも同部に一致して点状の淡い高濃度病変が散在しているが（C▶），骨のアーチファクトやpartial volume effectの影響も考慮され判断が難しい．同部の病変は，A, Bのような冠状断像で観察しやすい．また，FLAIR像では右大脳半球の脳溝に線状高信号が認められ，くも膜下出血が確認される（A▶）．このくも膜下出血は，T2*強調像では指摘困難である（B）．CTでは，左側頭部の急性硬膜外血腫に混じて，MRIでは検出が難しい気脳症を示すair densityを指摘できる（C→）．

●専門家のクリニカルパール

外傷歴が明らかでも，血腫の広がりによっては脳動脈瘤破裂などによるくも膜下出血との鑑別をするために，MRA，CTA（CT angiography）などを施行する必要のある場合がある．くも膜下出血による意識障害や神経症状が生じた結果，転倒や交通事故を起こしたのかもしれないからである．

3 局所性頭蓋内損傷

緊急手術を要する血腫，脳の形態異常（正中偏位，脳槽の圧排・消失，脳室の変形・拡大・縮小）などの検出はCTで十分である．一方，MRIはCTよりも検出能に優れ，より小さな挫傷や血腫も評価が可能である．

1）急性硬膜外血腫，急性硬膜下血腫

血腫のMR信号は時期によりさまざまだが，**受傷後1〜3週では，T1強調像やFLAIR像で高信号を呈する**（図5B→）．CTよりも微量な血腫を検出でき，またCTでは診断しにくい高位円蓋部，後頭蓋窩，頭頂高位正中部，小脳テント上などの**小さく薄い実質外血腫の診断にも有用**である．

2）脳挫傷，脳内出血

脳挫傷は前頭葉底部や側頭葉前部に多いが，これらの観察にはFLAIRやT2*強調像の冠状断像が有用である（図6A, B）．浮腫はT2強調像やFLAIR像で高信号を呈し，出血は前述の通り，時期によりさまざまな信号を示す．

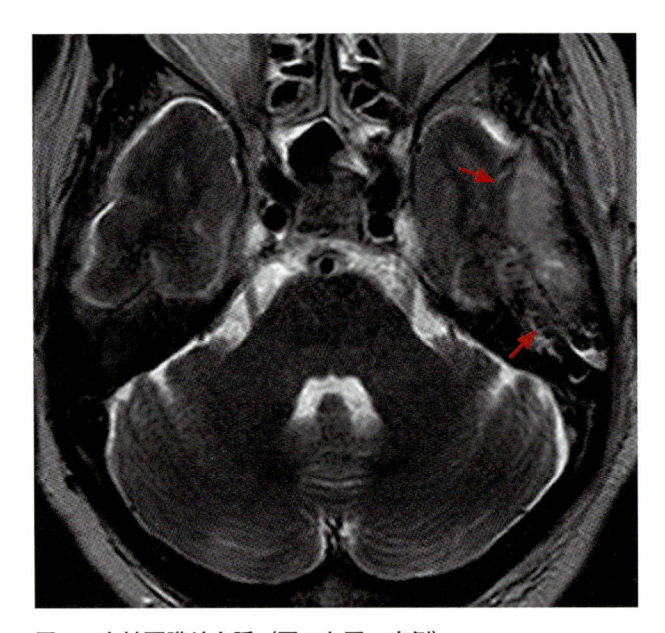

図7 急性硬膜外血腫（図5と同一症例）
T2強調像（橋レベル）：左側頭部に脳実質を外側から圧排する血腫が認められる．形態が凸レンズ状であるとともに，血腫と脳実質との間に硬膜を示す線状低信号が認められ，硬膜外血腫を示唆する所見である（→）

●専門家のクリニカルパール

小さな脳実質外血腫は硬膜外か硬膜下か判別が難しいことがある．T2強調画像で線状低信号を示す硬膜が内方へ偏位していれば，硬膜外血腫である（図7）．

Advanced Lecture

■ MRIによる意識障害の原因の検索

　強い意識障害を呈する頭部外傷において，意識障害の原因がその頭部外傷であるとは必ずしも言えない．背景に他の疾患が隠れている場合もあり，特に目撃者がなく受傷機転が不明の場合には，原因の検索を慎重に行う必要がある．MRIは，脳血管障害，低血糖性脳症や一酸化炭素中毒といった代謝性障害など，遷延する意識障害の他の原因の検出にも有用である．

おわりに

　頭部外傷におけるMRIの適応，およびCTでは見つけにくい外傷性の頭蓋内病変について概説した．特にびまん性軸索損傷は，CTでは検出が難しく，その診断にMRIが有用であることは，よく理解されたい．

文献・参考文献

1) 「改訂第4版 外傷初期診療ガイドライン JATEC」（日本外傷学会，日本救急医学会/監），へるす出版，2012
2) 「重症頭部外傷治療・管理のガイドライン 第3版」（日本脳神経外科学会，日本脳神経外傷学会/監），医学書院，2013
3) 「画像診断ガイドライン2013年版」（日本医学放射線学会，日本放射線科専門医会・医会/編），金原出版，2013
4) 「画像診断に絶対強くなるワンポイントレッスン」（扇和之/編，堀田昌利，土井下怜/著），羊土社，2012
5) 「脳・脊髄のMRI 第2版」（細矢貴亮，他/編），メディカルサイエンスインターナショナル，2009
6) 「よくわかる脳MRI 第3版」（青木茂樹，他/編著），秀潤社，2012
7) 「脳MRI 2 代謝・脱髄・外傷・他」（高橋昭喜/編著），秀潤社，2008
8) Tong KA, et al：Diffuse axonal injury in children：clinical correlation with hemorrhagic lesions. Ann Neurol, 56：36-50, 2004

プロフィール

安池政志（Masashi Yasuike）
京都府立医科大学放射線医学教室
若いレジデントへ（自戒を込めて）：外傷患者では病変が多発していることが多い．1つの所見を見つけて満足せずに，他の所見を探しにいく姿勢を常に持とう．また，MRIを撮像したら，その前のCT画像を見返し，病変のMRIでの見え方とCTでの見え方の違いを比べよう．日々の症例でのこうした努力が，画像診断力の向上に必ず繋がります．

第5章 外傷

4. 頭部外傷における頸椎クリアランス CT

齋藤尚子，酒井　修

> **Point**
> ・NEXUSの頸椎撮影基準やCCRを用いて検査適応を判断することが重要である
> ・頸椎損傷は多断面画像や3D画像での評価が有用である
> ・重篤な症状を引き起こす頸椎損傷の画像所見に精通する

はじめに

　頭部外傷では頸椎損傷を伴うことが少なくなく，時に重篤な合併症を伴う．適切かつ迅速な診断が非常に重要で，治療方針決定に大きな影響を与える．その一方で，頸椎クリアランスのためのCT検査は非常に有用だが，陰性検査も多く，医療被曝および診療コストの軽減の観点からも適切な適応基準の設定が重要である．本稿では頭部外傷患者における頸椎CT検査の適応基準，読影ポイント，そしてよく遭遇する代表的な頸椎外傷について概説する．

1. 頭部外傷における頸椎クリアランスCT検査の適応

　頭部外傷患者の1.2〜19%に頸椎損傷を合併し，その頻度は決して稀でない[1〜3]．項頸部痛や神経学的異常所見を認めた場合は容易に頸椎損傷を疑うが，症状や身体所見からは検出困難な頸椎損傷もあり，診断の遅れが重篤な後遺症を引き起こすことがある．

　頸椎クリアランス検査について，2007年に提唱されたAmerican College of Radiology（ACR）のガイドライン[4]や2009年のEastern Association for the Surgery of Trauma（EAST）のガイドライン[5]では，頸椎損傷検索での画像検査の第一選択は**頸椎CT**としている．これはCTの感度が非常に高いことに加え，単純X線写真と比較し撮影時間が短いことが挙げられる．**本邦では頸椎CTが第一選択の検査法であることのコンセンサスはまだ得られていないが，MDCTを用いた外傷パンスキャンは広く一般化している．**

　一方で，画像撮影の頻用は医療費の高騰や過度の放射線被曝につながるという問題がある．このようななか，**頸椎損傷の可能性が低く，検査の必要がない患者の同定に役立つ判断基準として，**頸椎X線撮影に関する検査適応基準であるNational Emergency X-Radiography Utilization Study Low-Risk Criteria（**NEXUSの低リスク頸椎撮影基準**，**表1**）[6]やCanadian C-Spine Rule（**CCR**，**表2**）[7]が提唱された．頸椎損傷の検出においてNEXUSの基準は感度83〜100%，

表1 National Emergency X-Radiography Utilization Study Low-Risk Criteria（NEXUSの低リスク頸椎撮影基準）

	外傷患者が下記の5つの項目すべてに当てはまる場合を除いて，頸椎のX線撮影が必要である
1	正中後頸部に圧痛がない
2	中毒（アルコールや薬物の使用）がない
3	意識清明（GCSスコア15点）
4	限局性の神経脱落症状がない
5	患者の注意をそらすような他部位の疼痛などがない

文献6より引用

表2 Canadian C-Spine Rule（CCR）

	外傷患者が下記の3つの項目すべてに当てはまる場合を除いて，頸椎のX線撮影が必要である	
1	高リスクファクターがない	高リスクファクター：年齢65歳以上，危険な受傷メカニズム*1，四肢の知覚麻痺
2	頸椎の可動域評価が可能で，低リスクファクターがある	低リスクファクター：単なる自動車追突事故*2，救命救急室で座位，歩行可能，遅発性の頸椎痛，頸椎の圧痛なし
3	頸を45度左右に回旋できる	

注）CCRは，GCSスコア15点の患者に適用
*1 危険な受傷メカニズムは，約1mまたは階段5段以上からの転落，ダイビングなど頭部への軸方向の外力による事故，高速（>100km/hr）または車外放出や横転を伴う自動車衝突事故，RV車を含む衝突事故，自転車衝突事故を含む
*2 単なる自動車追突事故は，対向車線へ押しやられた追突事故や，高速の自動車やバス，大型トラックによる追突事故，横転を伴う追突事故を除く
文献7より引用

特異度2〜46％，CCRは感度90〜100％，特異度1〜77％と報告され[8]，NEXUSとCCRの直接的な比較を行った検討ではCCRの精度がよりよいとする報告がある[9]．両者の基準ともに高い感度を有しているが，特異度は低く，高い偽陽性率のためにさらなる改善が必要であるとも言われている．

2. 頸椎CT検査の読影ポイント

頸椎CTの読影の際は，横断骨条件および軟部条件画像での評価に加え，multi-planar reconstruction（MPR）画像による多断面（矢状断，冠状断）や，volume rendering（VR）法による3D画像での評価が有用である．

読影ポイントは，**最初に矢状断像，冠状断像で頸椎の配列**（椎体前縁・後縁線，脊柱管後縁線，棘突起線，各棘突起間隔のバランス）を確認し，次に**骨折の局在，広がり**（脊柱管，横突孔，神経孔，関節突起などへ骨折線が及ぶか否か），**脊柱管内へ突出した骨片の有無**について見る．そして，**頭蓋頸椎移行部の距離**（図1）[10]や椎周囲間隙の血腫や浮腫の有無，それらによる**気道狭窄の有無**を見る．

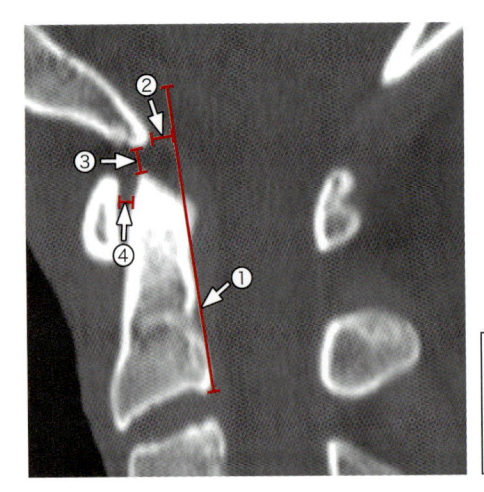

正常距離（成人）[10]
②5.4 mm未満，③9.5 mm未満：異常がある場合は環椎後頭脱臼
④3 mm未満：異常がある場合は環軸椎脱臼

図1　頸椎CT（骨条件）正中矢状断像　頭蓋頸椎移行部
①軸椎体後縁に沿った線（posterior axial line）
②①の線から大後頭孔の前下縁点（basion）までの距離（basion-axial interval）
③大後頭孔の前下縁点から歯突起先端部までの距離（basion-dens interval）
④環椎前弓後縁から歯突起前縁までの距離（atlantodens interval）

3. 頸椎外傷の特徴

　頭部に加わった外力が間接的に頸椎に作用し，生理的可動域以上のストレスが加わると頸椎損傷をきたす．多くの場合，一方向からではなく，過屈曲，過伸展，過回旋，過側屈や軸方向の圧力や伸張力といったさまざまな外力の組み合わせにより損傷をきたす[11, 12]．

　若年や成人では可動域の広い下位頸椎（C5-7）の損傷が多いのに対し，**高齢者では歯突起骨折といった上位頸椎の損傷が多い**[11〜13]．また，高齢者では**転倒・転落による過伸展性の下位頸椎損傷**も多くみられる[12, 13]．上位頸椎への外力の反動で，下位頸椎にも損傷を生じることがあり，非連続性の損傷・骨折に注意しなくてはならない．

　変形性脊椎症や脊柱管狭窄症を背景に有する場合には，軽微な外傷でも頸椎損傷を生じうるため，これらの変化を認めた場合には注意する．変形性脊椎症や頸部脊柱管狭窄症，後縦靱帯骨化症，DISH（diffuse idiopathic skeletal hyperostosis，びまん性特発性骨増殖症）など脊椎の可動性が低下した状態では，過伸展損傷が生じやすい[12, 13]．

4. 頸椎損傷の代表的な画像所見

1 環軸椎脱臼

　頭部から頸部の急激な過屈曲，過伸展，回旋により，環椎横靱帯や翼状靱帯，横靱帯，前環軸靱帯などの断裂により生じる[11, 14]．軸椎歯突起骨折により生じることもある．環椎が軸椎に対し前方へ偏位することが多い．**環椎歯突起間距離（atlantodens interval，図1）の開大**（図2）や，**冠状断像での歯突起と環椎外側塊との間隙の左右差**を認める[11, 14]．

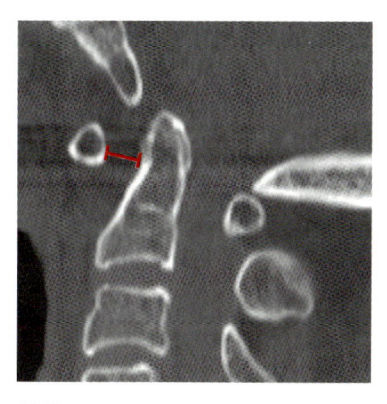

図2　環軸椎亜脱臼
80歳代女性，転倒し，前額部を強打．両上肢のしびれと痛みを訴える
頸椎CT（骨条件）矢状断像で，環椎前弓後縁から歯突起前縁までの距離（atlantodens interval，⊢⊣）の開大を認める．環椎が軸椎に対し前方へ偏位し，このレベルで脊柱管は狭窄している

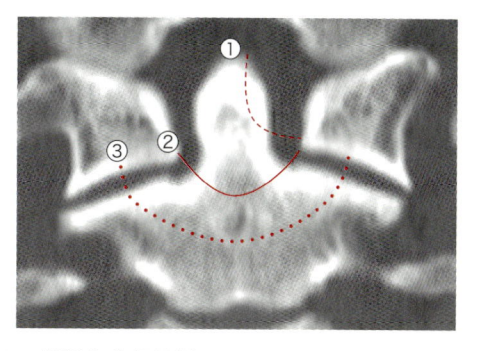

図3　軸椎歯突起骨折　Anderson–D'Alonozo分類
頸椎CT（骨条件）冠状断像
①Ⅰ型：歯突起先端部の骨折．②Ⅱ型：歯突起基部の骨折．③Ⅲ型：椎体に及ぶ骨折

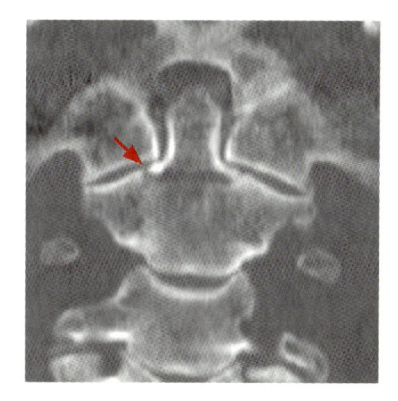

図4　軸椎歯突起骨折Ⅱ型
60歳代男性，自転車ロードレース中に転倒し，四肢運動障害が出現
頸椎CT（骨条件）冠状断像で，軸椎歯突起基部に骨折を認める（→）

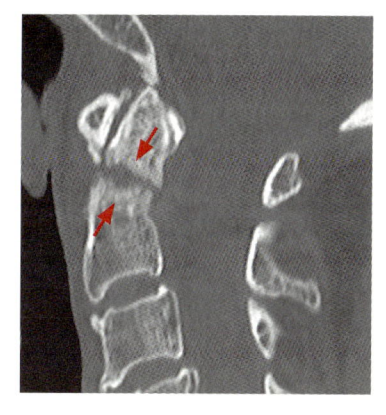

図5　軸椎歯突起骨折Ⅱ型，偽関節形成
60歳代女性，階段より転倒．手術拒否のため保存的治療にて経過観察中
頸椎CT（骨条件）矢状断像で，軸椎歯突起基部に斜走する骨折を認め，辺縁に硬化性変化が見られる（→）．偽関節を形成している

2 軸椎歯突起骨折

上位頸椎損傷のなかで最も頻度の高い骨折である[11〜13]．Anderson–D'Alonozo分類により3型に分けられ[11〜13]（図3），Ⅱ型（図4）が最も多く，次にⅢ型で，Ⅰ型は稀である．Ⅰ，Ⅲ型は骨癒合が生じやすく，保存的治療が選択される．一方，Ⅱ型は偽関節を高率に形成する（図5）ために外科的治療が必要となる[11]．

3 hangman骨折（軸椎関節突起間部骨折）

軸椎関節突起間部での骨折で，過伸展損傷によることが多い[12]．hangman骨折は**軸椎の外傷**

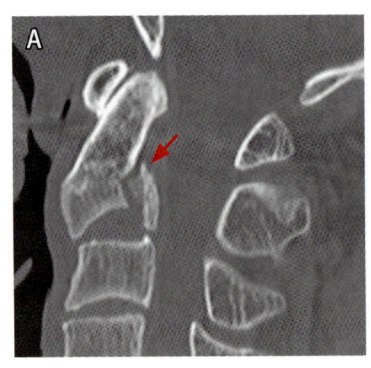

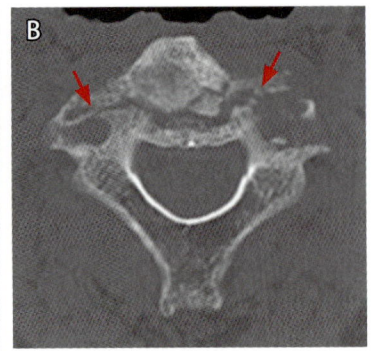

図6 hangman骨折
70歳代男性，転倒し，1m下の側溝に転落．項頸部痛を訴える
A) 頸椎CT（骨条件）矢状断像で，軸椎椎弓根部に骨折を認める（→）．
B) 横断像で，骨折は軸椎後縁を横走し，両側横突起孔へ及んでいる（→）

性すべりとも呼ばれ，C2/3レベルの前方偏位を伴うことがある．椎体後縁に骨折が及ぶ（図6）場合には，脊柱管狭窄をきたし，神経症状を呈することがある．

4 脱臼骨折

過屈曲による外力で生じることが多く，その場合には下位椎体に圧迫骨折や破裂骨折をきたし，上位椎体が下位椎体に対し前方へ偏位する（図7A）．**脊柱管は狭窄し，頸髄損傷を伴うことがあり，頸椎骨折のなかで重篤な骨折の1つである**[11, 12]．

椎体部での約50％以上の偏位を生じた脱臼骨折では，両側性の椎間関節嵌頓が生じる[11]（図7B，C）．片側性では軽症であるが，両側性では重篤な神経症状を呈する．

5 過屈曲損傷

過屈曲損傷では，上位椎体の前方偏位や脱臼骨折，楔状骨折（図7A），棘間靱帯や後縦靱帯の損傷による頸椎の後弯，椎間関節や棘突起間隔の開大，過屈曲性涙滴骨折（下位椎体前下部を斜走する骨折，図8）を認める[11〜13]．**過屈曲性涙滴骨折は，破裂骨折や脱臼骨折の亜型であり，これを認めた場合は脊柱管狭窄，脊髄損傷を伴うことが多く，重篤な骨折の1つである**[11〜13]．

6 過伸展損傷

過伸展損傷では，前縦靱帯の断裂により，上位椎体の後方偏位や過伸展性涙滴骨折（椎体前縁の小さな剥離骨折で，過屈曲性のものとは異なる），椎間板腔の開大（図9）がみられる[12]．

7 横突孔骨折，椎骨動脈損傷

脱臼骨折や横突孔に及ぶ骨折では，椎骨動脈損傷を疑い，造影剤を用いたCT angiography（CTA）を行う必要がある．造影剤が使用できない場合には，MR angiography（MRA）が有用である．**CTAやMRAでは，椎骨動脈損傷として解離や閉塞を認めることが多い**（図10）[11, 12, 14]．

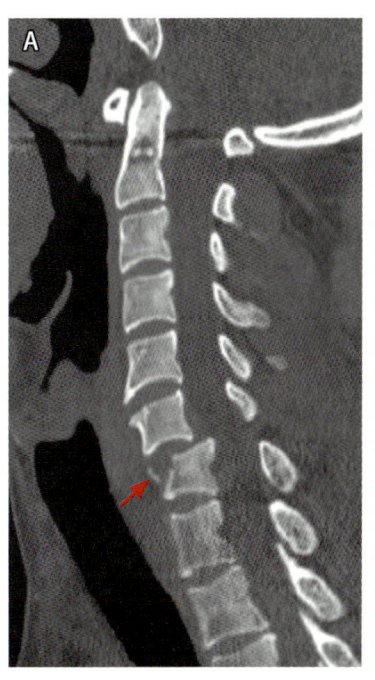

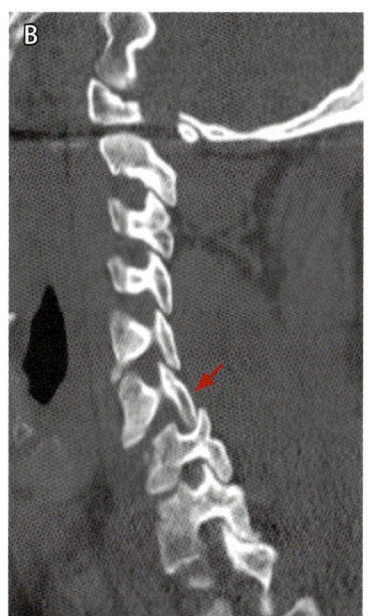

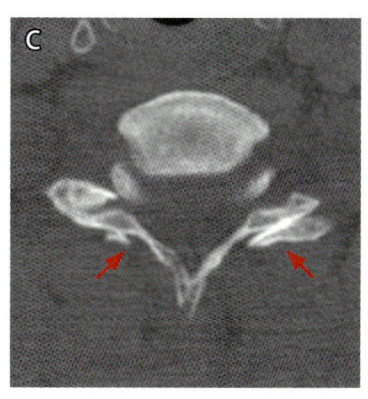

図7　C6/7脱臼骨折，椎間関節嵌頓
　　30歳代男性，浅瀬（1.5 m）へ飛び込み，頭部を強打し，両上肢しびれと麻痺が出現
　　A）頸椎CT（骨条件）正中矢状断像で，C6椎体は前方へ偏位し，C7椎体前上縁に楔状骨折を伴っている（→）．
　　B）外側矢状断像，C）横断像で，両側のC6下関節突起がC7上関節突起を乗り越えている（→）

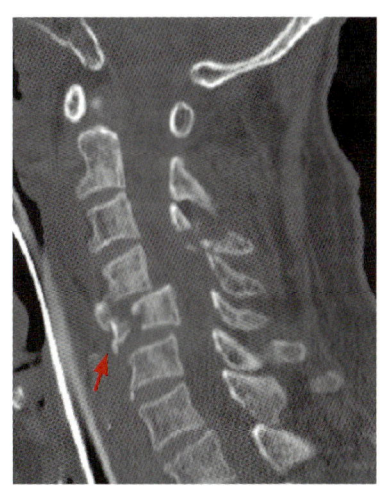

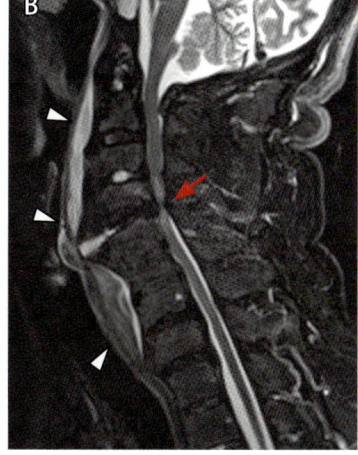

図8　過屈曲損傷
　　70歳代男性，路上に倒れているところを発見され，交通事故が疑われた
　　頸椎CT（骨条件）矢状断像で，C5椎体前部に三角状・涙滴状の骨折を認める（→）．C5椎体は後方へ突出し，脊柱管狭窄を認める

図9　過伸展損傷
　　70歳代男性　DISH，後縦靭帯骨化症を合併．階段7段目から転落し，前額部を強打．上下肢のしびれ感と軽度の脱力を訴える
　　A）頸椎CT（骨条件）矢状断像で，頸椎にはDISH，後縦靭帯骨化を認める．C4/5レベルの椎間板腔は開大している（→）．B）頸椎T2強調矢状断像で，C4/5レベルの前縦靭帯の断裂と椎間板腔開大，C4椎体の僅かな後方への偏位による脊髄圧排を認める（→）．椎前間隙には広範な浮腫または血腫を認める（▷）

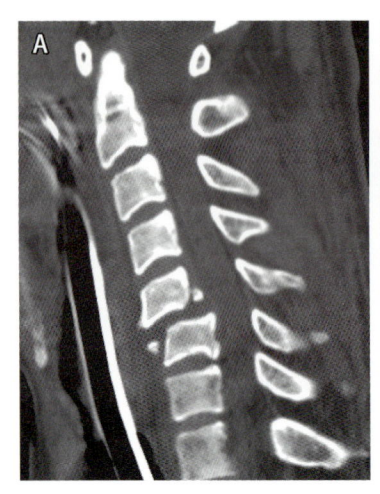

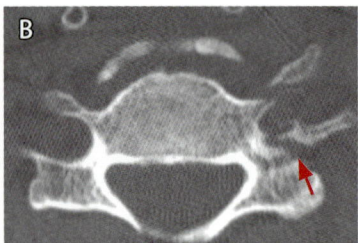

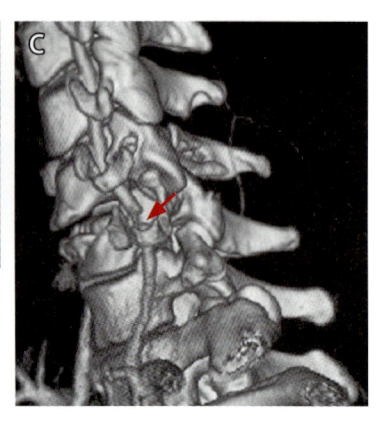

図10 C5/6脱臼骨折，椎骨動脈損傷
40歳代男性，オートバイで走行中に10tトラックにより追突される
A）頸椎CT（骨条件）矢状断像で，C5/6の脱臼骨折を認め，C5椎体は前方へ偏位している．B）横断像で，左横突孔に骨折を認める（→）．C）造影3D-CTAで，左椎骨動脈は横突孔骨折部で狭小化している（→）
Color Atlas⑧参照

Advanced Lecture

■ MRI検査が必要となる場合

　MRIはCTと比較し，組織コントラスト分解能が高いため，脊髄や硬膜嚢，靱帯，軟部組織の損傷の評価に有用である．しかし，眼窩，頭蓋および脊柱管内に金属片を単純X線写真やCTで認める場合は，MRIは原則禁忌となる．MRI検査の適応は，①単純X線写真やCT所見と臨床症状が乖離している場合，②急速に神経症状が悪化した場合，③手術を前提とした場合などが挙げられる．

　頸髄の神経症状を呈するのに単純X線写真で骨折や脱臼などの異常所見を認めないことが約10％にみられ，これを **SCIWORA**（spinal cord injury without radiographic abnormality）という．小児に多いとされ，成人の場合は椎間板ヘルニアや変形性頸椎症，後縦靱帯骨化症などを背景とした外傷によって生じる[11, 13]（図9，11）．

おわりに

　頭部外傷患者における頸椎クリアランスCT検査の適応基準，頸椎損傷の読影ポイント，代表的な画像所見について概説した．頸椎クリアランスCT検査の適応と頸椎外傷の特徴，画像所見を知ることは，無用な検査を省き，迅速かつ適切な治療方針決定にとても重要である．

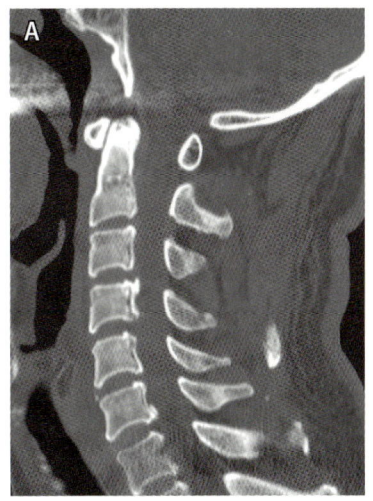

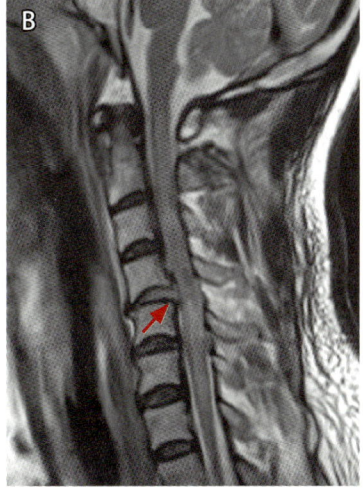

図11 SCIWORA（spinal cord injury without radiographic abnormality）
60歳代男性，高さ5mから転落し，両側上肢のしびれと麻痺が出現
A）頸椎CT（骨条件）矢状断像で，明らかな骨折を認めない．B）頸椎T2強調矢状断像で，C4/5レベルの椎間板に突出を認め（→），これによる脊髄圧排と広範な頸髄の浮腫を認める

文献・参考文献

1) Michael DB, et al：Coincidence of head and cervical spine injury. J Neurotrauma, 6：177-189, 1989
2) Bayless P & Ray VG：Incidence of cervical spine injuries in association with blunt head trauma. Am J Emerg Med, 7：139-142, 1989
3) Soicher E & Demetriades D：Cervical spine injuries in patients with head injuries. Br J Surg, 78：1013-1014, 1991
4) Daffner RH & Hackney DB：ACR Appropriateness Criteria on suspected spine trauma. J Am Coll Radiol, 4：762-775, 2007
5) Como JJ, et al：Practice management guidelines for identification of cervical spine injuries following trauma: update from the eastern association for the surgery of trauma practice management guidelines committee. J Trauma, 67：651-659, 2009
6) Hoffman JR, et al：Validity of a set of clinical criteria to rule out injury to the cervical spine in patients with blunt trauma. National Emergency X-Radiography Utilization Study Group. N Engl J Med, 343：94-99, 2000
7) Stiell IG, et al：The Canadian C-spine rule for radiography in alert and stable trauma patients. JAMA, 286：1841-1848, 2001
8) Michaleff ZA, et al：Accuracy of the Canadian C-spine rule and NEXUS to screen for clinically important cervical spine injury in patients following blunt trauma：a systemic review. CMAJ, 184：E867-876, 2012
9) Stiell IG, et al：The Canadian C-spine rule versus the NEXUS low-risk criteria in patients with trauma. N Engl J Med, 349：2510-2518, 2003
10) Chang W, et al：Diagnostic determinants of craniocervical distraction injury in adults. AJR Am J Roentgenol, 192：52-58, 2009
11) 稲岡努，他：頸椎外傷の画像診断．臨床画像，28：28-41, 2012
12) Rao SK, et al：Spectrum of imaging findings in hyperextension injuries of the neck. Radiographics, 25：1239-1254, 2005
13) 名嘉山哲雄，他：癒合・変性した脊椎外傷の画像診断．臨床画像，28：72-83, 2012
14) Deliganis AV, et al：Radiographic spectrum of craniocervical distraction injuries. Radiographics, 20：S237-250, 2000

プロフィール

齋藤尚子（Naoko Saito）
埼玉医科大学国際医療センター画像診断科
神経放射線，頭頸部領域の画像診断を専門にしています．当院は埼玉県有数の外傷センターの役割も担っており，多くの外傷患者さんが来られます．外傷を的確に診断することは画像診断の大きなテーマと考えます．

酒井　修（Osamu Sakai）
ボストン大学医学部放射線科

第5章 外傷

5. 小児虐待の画像診断

相田典子

● Point ●

- 小児虐待による頭部外傷では，事故に比べて硬膜下出血（SDH）の頻度が有意に高い
- 自ら活発に動くことのできない年少児が事故で重度の頭部外傷を負うことはきわめて少ない
- SDHに加えて脳実質損傷を伴えば，虐待の結果である可能性がきわめて高い
- 画像診断においても，申告された外傷機転を鵜呑みにせず疑いをもたない限り小児虐待は発見できない．病院を受診する機会は虐待の場から子どもを救い出す絶好の機会であり，疑いの時点，軽微な損傷の時点で適切な対応をとらないと重大な転帰を招く

はじめに

　乳幼児揺さぶられ症候群（shaken baby syndrome：SBS，図1，2）に代表される小児虐待による頭部外傷は，直達外力が加わったものや，低酸素性虚血性脳症（hypoxic ischemic enceph-alopathy：HIE）が加わるものなど，受傷機転が正確にわからないことが多く実際には多様であるため，現在では abusive head trauma（AHT）という用語で総称されている[1]．

　小児虐待による頭部損傷は致死率も後遺症の頻度も高く，大きな社会問題であるとともに，われわれ医療者にとって診療上も，子どもの保護という点でも重要である．小児虐待の場合，問診（医療面接）で正しい病歴が得られることはほとんどないので，「問診（医療面接）と理学的診察をし，それに沿って画像診断を行う」という方法では小児虐待の診断をつけることができないことが多い．ある英文の小児画像診断の教科書によると小児虐待はそのほとんどが6歳以下に起こり半数以上は1歳以下に起こると記載されている[2]．つまり半数以上は自分でほとんど言葉を話せず，ほとんどの被虐待児が状況を的確に説明できるとは考えられないのであり，たとえ話せる年齢であっても初対面の医療者に親の行為を伝えることはまずないのが現実である．一方で画像診断は客観的であり，虐待診断の契機にも証拠にもなり得るとともに虐待以外の鑑別疾患を診断するためにも有用である[3]．前述の教科書では被虐待児の3分の2は放射線学的に何らかの有所見をもつとも書かれており，正確な病歴を得ることがほとんど不可能な小児虐待の診断における画像診断の意義は大きいのである．また，虐待は繰り返し行われ，エスカレートしていくという傾向があるため，初回受診時に適切な対応をとらないと，その子の予後に重大な影響を与える可能性があり，次回受診時には重症または死亡ということも稀ではない．

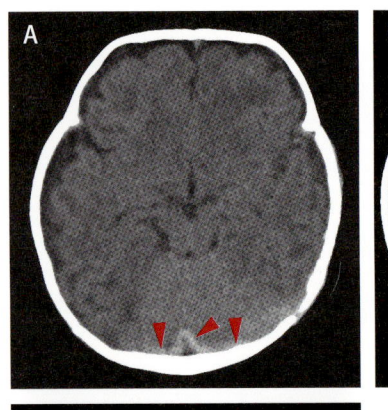

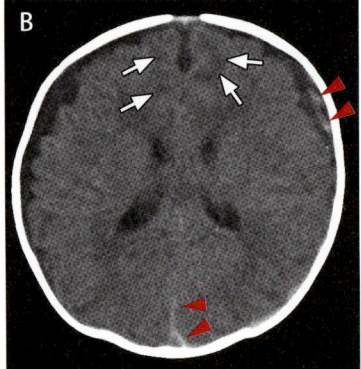

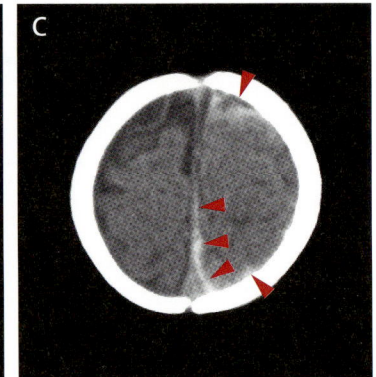

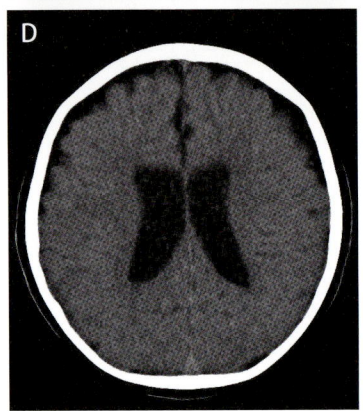

図1　SBS症例
1カ月男児　けいれん，意識障害，呼吸停止で緊急搬送．受傷機転不明
A)～C)　受診時のCT　D)　1年後のCT
受診時には後頭蓋窩背側，半球間裂部，左前頭部に高吸収値を示すSDHを認める（A～C▶）．脳実質に著明な異常吸収値は指摘できないが，両側後頭側頭葉に軽度の低吸収値化（A，B），両側前頭葉皮質下に初期の白質裂傷を疑う淡い低吸収値（B）を認める（⇨）．1年後には脳萎縮の進行を認め，患児は重度の障害を呈している
見合う病歴がなく，自ら動くことのできない月齢の児にテント上下のSDHを認め，神経症状も重篤であることが本症の特徴である

1. 見逃しなく読むための手順・考え方

　神経症状がありCTが必要と判断した場合には，**体動によるアーチファクトのない鮮明で評価可能な画像を撮って診断にあたることが重要である**．アーチファクトのある画像では，AHTの診断の重要ポイントである少量のSDHや初期の脳実質異常を判断することができず，無駄な被曝をさせるだけの結果となる．

　活動性の少ない乳幼児で，**軽微な外傷（特に家庭内事故）の病歴にもかかわらず神経症状のある場合**には，小児虐待による頭部外傷（AHT）の可能性が高い．また，小児虐待では受傷後すぐに医療機関を受診しないことも多い．以上のことを頭に置いて，次の点に注意して読影に当たる．

1 硬膜下出血（SDH）

　硬膜下出血（subdural hemorrhage：SDH）はAHTに最も頻繁に認められる重要な所見である．揺さぶりによる回転，加速/減速の力が生じ，一次性脳損傷とともに架橋静脈の破綻による

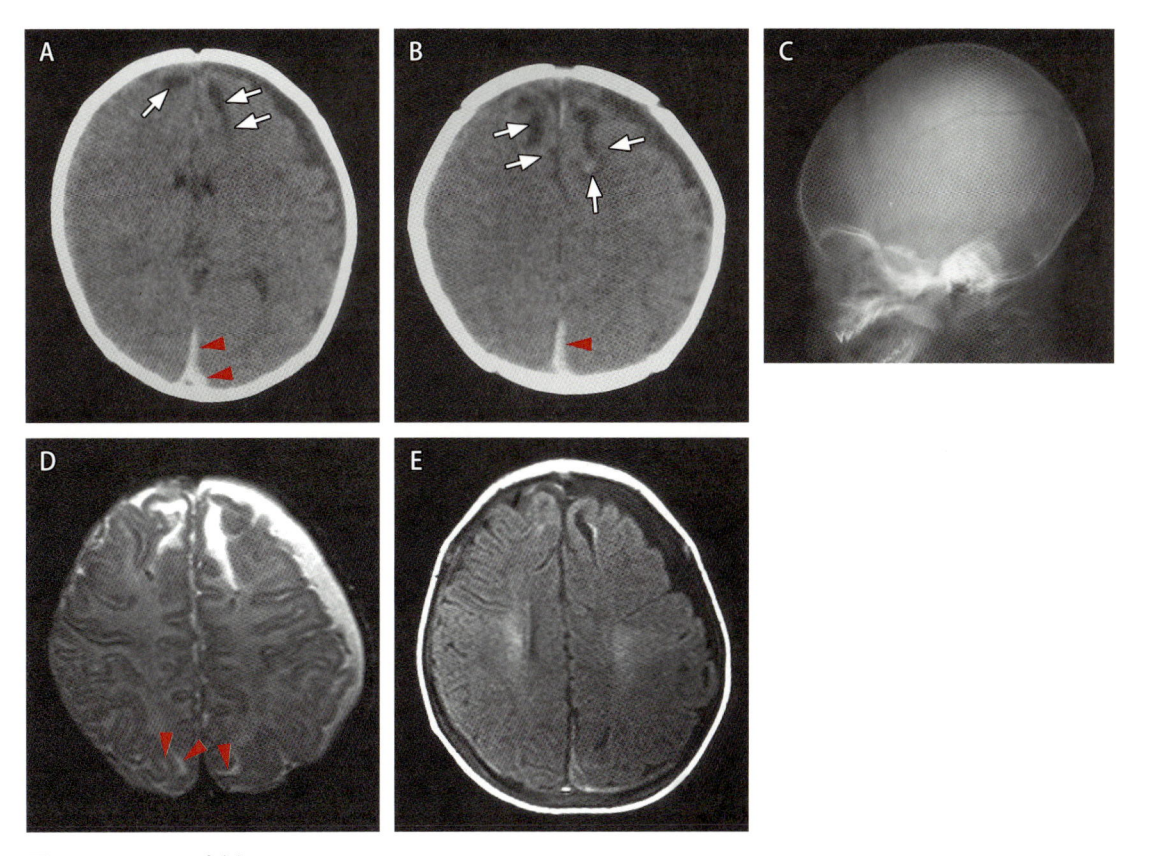

図2　SBS/AHT症例
1カ月女児　お風呂で父の腕より滑り落ちたという．全身けいれんで落下後5時間以上してから救急車を呼び受診．受診時のCT（A，B），単純頭部X線側面像（C），翌日のMRI，T2強調像（D），T1強調像（E）
CTでは半球間裂後半分に高吸収値（▶）の，左前頭部に低～等吸収値のSDHを認め，新旧のSDHの存在は明らかである．両側前頭葉に小出血を伴う白質裂傷（⇨）を認める（A，B）．単純X線写真では左頭頂骨に長い骨折線が確認できる（C）．翌日のMRIでは，T2強調像で前頭葉の白質裂傷だけはなく両側頭頂葉の皮質白質境界部の高信号（▶）を認め，剪断損傷の所見である．T1強調像では高信号を示す薄いSDHは両側頭頂部から半球間裂に広範に認められ，低信号のSDHが両側前頭部に認められる（D，E）
（文献11より許可を得て転載）

SDHやくも膜下出血（subarachnoid hemorrhage：SAH）を起こすので，その量は少量であることも多い．頭蓋冠下，半球間裂部（大脳鎌周囲），後頭蓋窩，テントに沿った領域を，くまなく探すことが肝要である．正常の大脳鎌や小脳テントの吸収値と厚さを確認し，それより高吸収値のところや厚いところがないかを丁寧に見る必要がある．また，生理的なくも膜下腔の拡大ではない，脳回を押すような髄液と等吸収値の慢性SDHが存在しないかにも気をつける．

2 脳実質損傷

AHT/SBSではさまざまの脳実質損傷が起こる．殴る蹴る，高所から落とされる，投げつけられるなどの直達外傷では**脳挫傷**が起こるが，暴力的な揺さぶりなどによる回転，加速/減速の力が加えられた場合は軸索損傷や皮質白質境界の**剪断損傷**（図2D，E，図3E，F），**白質裂傷**（図2A，B，D，E）などが起こる．これらの一次損傷に続発する著明な**脳浮腫**もよくみられる所見であり，外傷性脳浮腫は通常の虚血性病変より早く数時間以内に脳に低吸収値化と腫張が出現

することがある[4]．胸郭の強い圧迫や頭蓋頸椎移行部損傷などによる呼吸困難でHIEが起こることがあり，脳梗塞様病変もみられる．またこれらの病変は混在し重なってみられる．純粋に首を絞めたり，口をふさいだりのHIEでない限り少量でもSDHまたはSAHを伴うことが多い．

明らかな脳挫傷は容易に指摘できると考えられるが，HIEなどによる早期の軽微な脳実質異常の診断は，丁寧に皮質白質コントラストを確認することが基本となる．脳浮腫に関しては，小児ではかなり脳溝が狭く見えても正常の時期（1歳以降から学童期など）があるものの，脳底槽やシルビウス裂が確認できないことは明らかな異常で著明な脳腫脹の所見である．

3 骨折，その他

原因が特定されていないのに神経症状を呈する場合には，**必ず骨条件を丁寧にチェックして異常の有無を確認する**．横断像だけではCTの撮影面に平行な線状骨折は診断できない．疑いが強い場合には冠状断などのMPRや3D画像を作成，または頭部単純X線写真を撮像する．CTで撮影された範囲の軟組織にも腫張や血腫を含めた異常がないかも必ず確認する．

頭蓋骨骨折の受傷原因のなかでの虐待の割合は約30％と低いが，年少児の頭蓋は軟らかく縫合も閉じていないので，家庭内事故で頭蓋骨骨折が起こることは稀であり，起こったとしても頭頂骨の短い線状骨折が多い．それより重い骨折は虐待か家庭外の重大事故の結果であり（図2，3），**多発あるいは縫合線を越える頭蓋骨骨折は虐待の可能性が高い**とされている[5]．頭蓋骨骨折の治癒過程では仮骨が形成されないので時期を特定するのは困難であるが，3～6カ月で骨折線は消えていく．

> ●ピットフォール
>
> 脳腫脹が非常に強いときには少量のSDHは圧排されて診断しにくい．CTの撮像範囲は必ず頭頂部まで撮影し，あると考えて少量のSDHを探すようにする．

2. AHTの典型的な画像所見のポイント

1 硬膜下出血

SDHのなかでは古典的には半球間裂のSDHが虐待に特徴的とされ（図1～3），最近では均一な高吸収値のSDHが事故による受傷で多いのに対し，Mixed density SDHがAHTに有意に多いことが報告されている[6]．66例のprospective studyでは，新旧混在のSDHと慢性SDHの原因はAHTまたは受傷機序不明であったと報告されている[7]．また，2歳未満のSDH，77例の画像検討では，半球間裂部，複数部位，異なる吸収値のSDHが虐待を示唆するとし，6カ月以下では事故によるSDHはなかったと報告するとともに，MRIで新たな異常の発見が多いのでその施行を強く勧めている[8]．

2 剪断損傷，白質裂傷，びまん性脳浮腫，梗塞様病変

AHT/SBSではさまざまの脳実質損傷が起こる．前述のように，投げつけられるなどの直達外傷では脳挫傷が起こるが，暴力的な揺さぶりなどによる回転，加速/減速の力で軸索損傷や皮質白質境界の剪断損傷（図2，3），白質裂傷（図2）などが起こる．**剪断損傷**は組成の違う組織の境

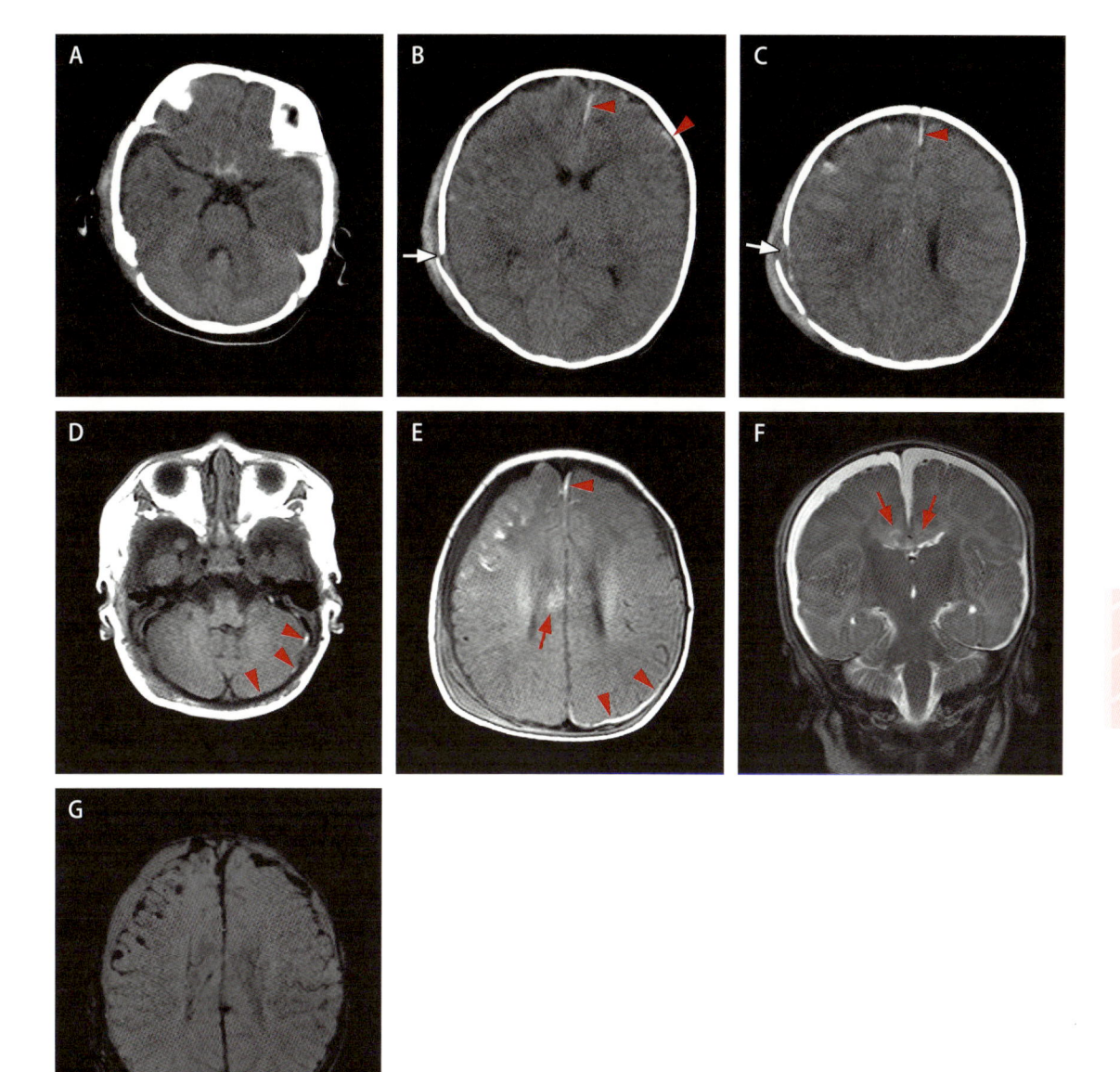

図3 AHT症例

2カ月男児 父に蹴られて受傷
受診時のCT (A～C), 4日後のMRI T1強調横断像 (D, E), T2強調冠状断像 (F), SWI (位相強調画像, 出血に特に敏感なシーケンス, G)
受診時のCTでは, 右頭頂骨の骨折 (⇨) と周囲軟組織の腫張 (B, C), 半球間裂部と左前頭部のSDH (▶, B, C), 鞍上部と右頭葉脳溝のSAHを認める (A～C). 右前頭側頭葉部に低吸収値変化も疑われる (B). 蹴られたことによる直達外傷だけでなく, 回転性の外力も加わったことが示唆される. 4日後のMRIでは, SDH (▶) がテント上だけでなく後頭蓋窩にも認められることがわかり (D), 右前頭葉の出血を伴う挫傷の他に脳梁に挫傷 (→) が認められ (E, F) 剪断損傷を疑う画像所見である. SBS様の受傷機転が存在したことがより示唆される. SWI (G) ではSDHと挫傷部の出血が明瞭に描出されている

界（図2D）や脳梁部（図3F）にみられることが多い．**白質裂傷**は前頭葉前部が好発部位で，白質に亀裂が入ったような損傷を呈し急性期には少量の出血を伴うことが多い（図2A, B, D, E）．慢性期には囊胞性変化を示すことがある．側頭葉底にも認められるが，横断像では診断しにくい場合がある．

脳浮腫もよくみられる所見であり，虚血性病変より早く数時間以内に脳に低吸収値化と腫脹が出現することがあり小児でその傾向が強く[4]，AHTでは最短1.2時間，全例で27時間以内に出現したとも報告されている[9]．外傷性脳浮腫ではテント上下に所見を認めることがHIEや急性脳症より多い．著明な場合ではびまん性の低吸収値化を示し異常の指摘は容易であるが，**軽度のものでは皮質白質コントラストを丹念に確認する必要がある**．胸郭の強い圧迫や頭蓋頸椎移行部損傷などによる呼吸困難で純粋なHIEによる脳浮腫が起こることがあり，脳梗塞様病変もみられる．これらの病変は混在し重なってみられる．いずれにしろ，**SDHに加えて何らかの脳実質異常があることがAHTを強く疑う所見である**．純粋に首を絞めたり，口をふさいだりのHIEでない限り少量でもSDHまたはSAHを伴うことが多いが，死亡を含めた予後不良の原因は脳実質損傷による[10]．

3. MRIはできるだけ早く撮る

MRIは少量SDHの診断，時制の診断に有用である（図2D, E, 3D～G）．AHT/SBSでは頭部CTとともに状況が許せばできるだけ早期に頭部MRIを施行する．アメリカ小児科学会の勧告では2～3日してMRIと書かれているが，可能であれば初診時のCTと同時でもよいので，早く施行することで，MRIの得意とする血腫の時期の特定，頭蓋冠直下や後頭蓋窩の少量SDHの検出に役立つ（図3D, E）[11]．

4. こんな所見のときも

SBS/AHTが劇症型のときには，急性期に大脳小脳ともに全体が信号異常を呈し腫脹しているのに対し，MRIでは一見皮質白質コントラストが保たれ異常でないかのように見えることがある．このようなびまん性異常のときには，拡散強調像でも異常の指摘が難しくなるため，脳のADC値を計測し異常低値を確認することでびまん性の異常が診断できることがある[12]．

おわりに

すべての医師は，けがを負った小児を診た場合には虐待の可能性を常に頭の中に置いて診療に当たるべきである．虐待の可能性を指摘することの目的は，虐待─被虐待の連鎖の中にいるかもしれない目の前の傷ついた子どもを救うことである．証拠がないとか他の可能性もあるというのは言い訳に過ぎない．忙しい臨床のなかで，保護者に伝えて虐待通告を行い，児童相談所や警察に対応することは非常に大変ではあるが，われわれ医療者のなすべきことは明らかである[11]．疑わなければ被虐待児を救うことはできないのであり，救急受診するすべての外傷，すべての意識

障害,すべての突然死では虐待を鑑別に挙げるべきである[13].

文献・参考文献

1) Christian CW, Block R, and the Committee on Child Abuse and Neglect:Abusive head trauma in infants and children. Pediatrics, 123:1409-1411, 2009
2) Laor T, et al:Batted-Child syndrome.「Practical Pediatric Imaging. 3rd ed.」(Kirks DR ed.), pp443-446, Lippincott-Raven, 1998
3) 相原敏則:画像診断.「子ども虐待の臨床―医学的診断と対応」(坂井聖二,他/編著), pp107-139, 南山堂, 2005
　↑数少ない日本語の小児虐待をまとめた教科書.医局に1冊はほしい.
4) Osborn AG:Craniocerebral trauma.「Diagnostic Neuroradiology」, pp199-247, Mosby-Year Book, 1994
5) Care MM:Neuroradiology.「Abusive head trauma」, pp73-98, GW Medical, 2006
6) Tung GA, et al:Comparison of accidental and nonaccidental traumatic head injury in children on noncontrast computed tomography. Pediatrics, 118:626-633, 2006
7) Feldman KW, et al:The cause of infant and toddler subdural hemorrhage:A prospective study. Pediatrics, 108:636-646, 2001
8) Datta S, et al:Neuroradiological aspects of subdural haemorrhages. Arch Dis Child, 90:947-951, 2005
9) Bradford R, et al:Serial neuroimaging in infants with abusive head trauma: timing abusive injuries. J Neurosurg Pediatr, 12:110-119, 2013
10) Gilles EE & Nelson MD Jr:Cerebral complications of nonaccidental head injury in childhood. Pediatr Neurol, 19:119-128, 1998
11) 相田典子:小児虐待の頭部画像診断.脳神経外科, 39:229-242, 2011
　↑筆者のまとめたAHTの総説.本稿よりは詳しいが簡便.図書館で一読を.
12) Tanoue K, et al:Apparent diffusion coefficient values predict outcomes of abusive head trauma. Acta Paediatr, 102:805-808, 2013
13) 上村克徳:＜子ども虐待を見逃さないために＞小児救急外来でのpltfall.小児内科, 42:1779-1782 , 2010

プロフィール

相田典子（Noriko Aida）
神奈川県立こども医療センター放射線科
専門：小児放射線診断,特に小児神経放射線診断
わが国では小児放射線診断医が不足しています．小児では病歴や理学所見を成人ほど容易に得ることができないため画像診断は重要で，かつ，被曝などの侵襲をできるだけ少なくしながら未来のある子ども達のために正しい診断を導く専門性の高い仕事です．興味を持ってくれる若い人材を期待しています．

第6章 こんなときはMRI！〜でもときどきCT

1. 脳血管障害および外傷における MRIのアドバンテージ

鈴木卓也，中村尚生

Point

- 脳血管障害や外傷のような急性期頭蓋内疾患の初期評価はCTが主体である
- CT画像で神経学的所見が説明可能な病変が検出されない場合は，病変検出能に優れるMRIを行う
- 脳血管障害におけるMRIは微小な急性期梗塞や，出血性疾患の原因を評価できる
- 脳血管障害と類似の症状をきたす頭蓋内疾患もMRIでの評価が有用なことが多い
- 外傷におけるMRIはCTで描出できない微小な脳損傷や微小な脳出血，頸髄損傷，頸椎硬膜外血腫の評価が可能である

はじめに

　脳血管障害や外傷は急性期疾患であり，緊急手術の適応である頭蓋内血腫の有無と局在，血腫による脳幹などの深部構造への圧排を確認する必要がある．初期診療においては頭蓋内血腫の診断が容易で，金属や人工呼吸器の装着の制限を受けないCTをまず施行し，十分神経学的所見が説明できればMRIを行う必要はない．神経学的所見が説明できないとき，あるいはその高い濃度分解能で病変をより正確に描出する必要がある際はMRIを行う．本稿においては，脳血管障害および類似疾患，外傷診療においてどのような疾患を疑った際にMRIを行えばよいかを画像を交え，以下に記載する（疾患の詳細については他稿や成書に譲る）．

1. 脳血管障害（＋α）におけるMRIのアドバンテージ

　以下にMRIにアドバンテージがある脳血管障害を挙げる．また脳血管障害の症状と類似し，MRIにアドバンテージがある疾患も挙げる．

■ MRIにアドバンテージがある脳血管障害

1）急性期脳梗塞（図1）

　近年高い濃度分解能でこの分野の主役となっている**拡散強調画像**を用いると，CTでは骨のアーチファクトのため評価が困難な脳幹梗塞や，病変が小さなラクナ梗塞，CTで異常を検出できない超急性期梗塞を明瞭に描出することができる．脳血管障害のハイリスク群である腎不全の患者に対

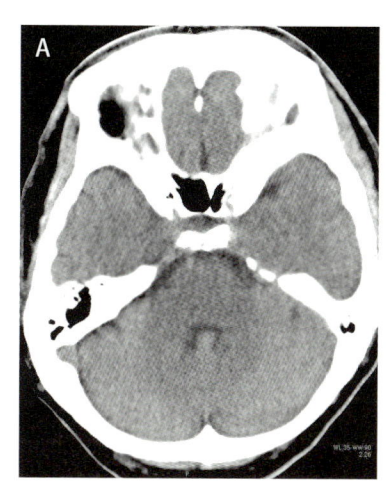

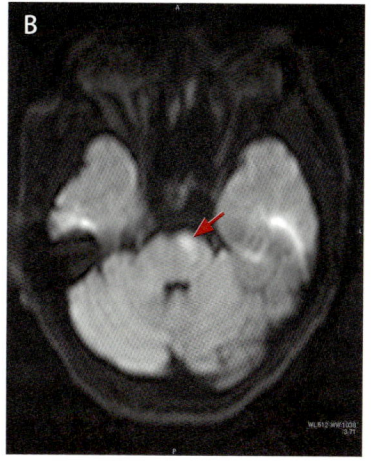

図1　急性期脳梗塞の症例
62歳男性
A）単純CT軸位断像（橋レベル）．異常所見は指摘できない
B）単純MRI拡散強調像　軸位断像（Aと同レベル）．橋底部左側に限局的な高信号を認め（➡），ADC map（非呈示）では低信号を呈している．急性期脳梗塞の所見である

して，造影剤を用いずに血管を評価できるMRAで頭蓋内脳動脈や頸部動脈を評価できるのも利点である．

2）少量や亜急性期のくも膜下出血（図2）

少量のくも膜下出血は髄液と混ざり，CTで明瞭な高吸収を呈さないことがある．時間の経過によっても血腫の濃度が低下し，CTでは診断が困難なことがある．MRIのFLAIR像で少量のくも膜下出血の評価ができる[1]．

3）血管奇形

脳動静脈奇形，硬膜動静脈瘻，内頸動脈海綿静脈洞瘻，海綿状血管腫（図3），もやもや病などの血管奇形を直接描出できる利点がある．

2 脳血管障害と類似した症状を呈し，CTよりもMRIでアドバンテージを有する疾患

1）脳炎（図4）

感染や自己免疫性，傍腫瘍性，薬剤性などが原因として挙げられ，原因により画像所見や病変分布が異なる．通常は発症経過や炎症所見，髄液検査などで区別は可能であるが，麻痺などの神経学的な巣症状が強い症例もあり[2]，MRIでの精査が有用である．

2）脳膿瘍（図5）

特に発熱，炎症反応上昇を伴わないときは鑑別が難しい．その際にMRIで拡散強調像での高信号，ADC（apparent diffusion coefficient：見かけの拡散係数）の低信号の特徴的な画像が描出できれば診断できる．膿瘍は内科的に抗生物質のみで治療可能という意見もあるが，一般的には施行可能であれば外科的治療が優先される[1]．いずれにせよ治療が遅れると予後へ影響するため，MRIは治療方針の決定に対しても寄与が大きい．

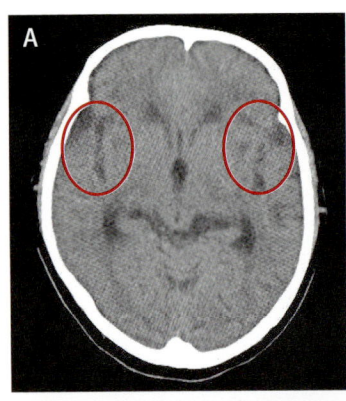

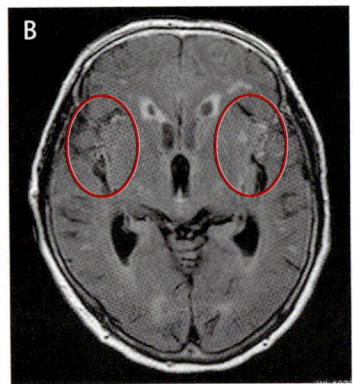

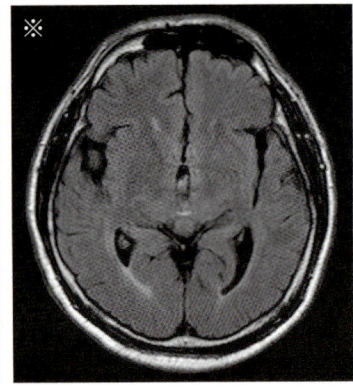

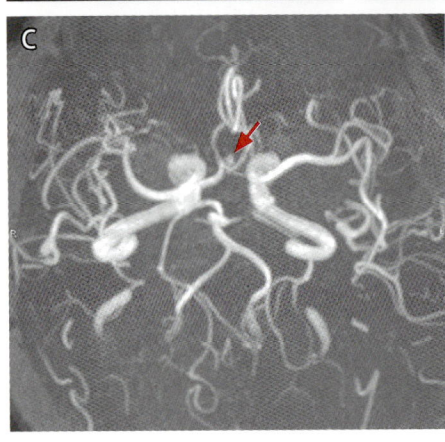

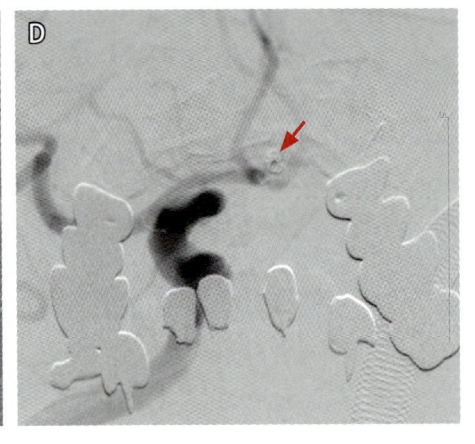

図2 脳動脈瘤破裂による少量のくも膜下出血
　81歳女性．頭痛で他院受診しCT，MRI撮影されるも異常なしとの診断（当院への画像持ち込みなし）．頭痛遷延のため次の日に当院でCTを再撮影し，さらに主治医の希望でMRIも追加撮影を行った
　A）単純CT軸位断像（基底核視床レベル）．両側シルビウス裂はCTで若干不明瞭である．他のレベルの脳溝は明瞭であった（非呈示）
　B）単純MRI FLAIR軸位断像（Aと同レベル）．両側シルビウス裂に限局的な高信号が散見され，少量のくも膜下出血の所見である
　※）正常な高齢者の単純MRI FLAIR軸位断像．B）との比較のための正常高齢者の画像
　C）単純MRA MIP像　正面やや腹側寄り．MRAにて前交通動脈瘤（→）を認め出血の原因と考えられた
　D）脳血管撮影（右内頸動脈造影の前交通動脈付近正面拡大像）．プラチナコイルにて動脈瘤塞栓術を行った

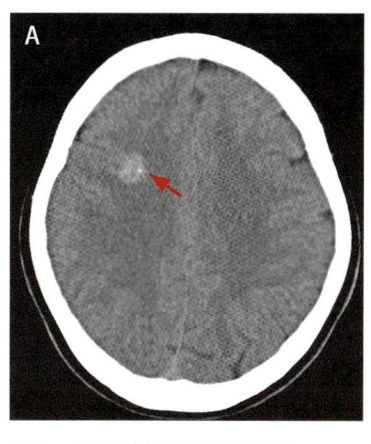

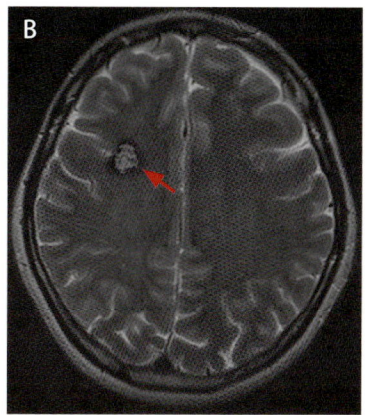

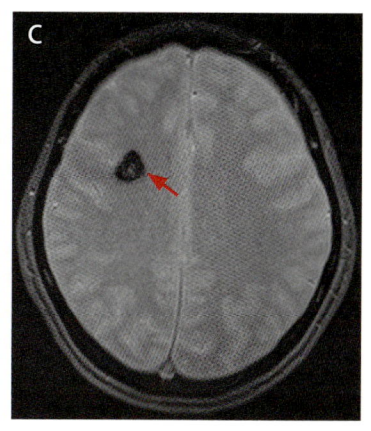

図3 脳海綿状血管腫の症例
28歳女性　めまいで受診
A）単純CT軸位断像（半卵円中心レベル）．右前頭葉深部白質に淡い低吸収の結節（→）があり，一見脳出血を疑わせる．左側に点状石灰化がみられる
B）単純MRI T2強調像　軸位断像（Aと同レベル）．同部位には中心部が高信号，辺縁が低信号の結節（→）を認める．内部には蛇行した管状の構造がみられ，異常血管を疑う．周囲低信号は過去の出血後のヘモジデリン沈着が示唆される
C）単純MRI T2*強調像　軸位断像（Aと同レベル）．出血後のヘモジデリン沈着の所見がより強調されている

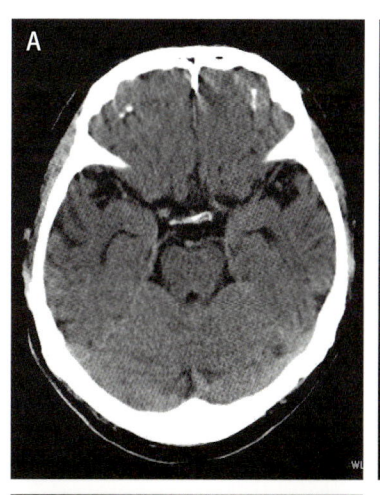

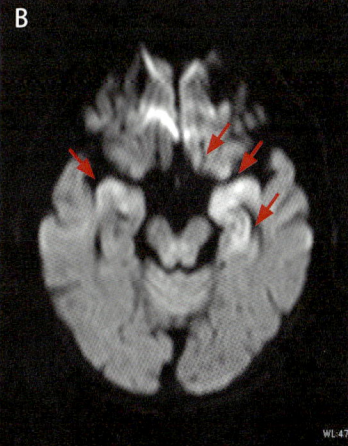

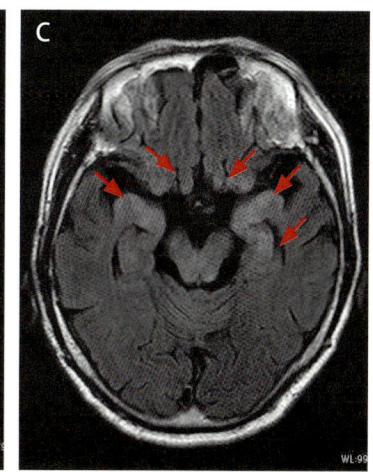

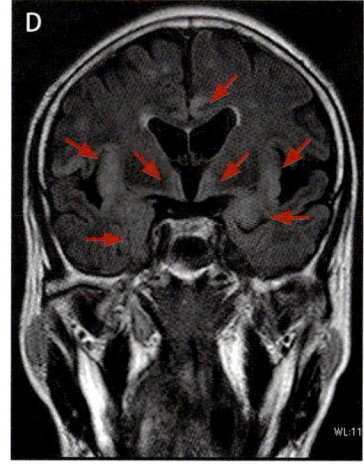

図4 ヘルペス脳炎の症例
71歳男性．意識障害，発熱にて当院受診．夏期の農作業中より症状が出現した．脱水症，脳炎／髄膜炎，脳血管障害などが鑑別に挙げられた．補液にて改善なく，MRIにて精査を行った
A）頭部単純CT軸位断像（扁桃体・海馬頭部レベル）．異常は指摘できない
B）頭部単純MRI拡散強調像　軸位断像（Aと同レベル）．扁桃体，海馬頭部，前頭葉辺縁に高信号を認める
C）頭部単純MRI FLAIR像　軸位断像（Aと同レベル），D）頭部単純MRI FLAIR像　冠状断像（レンズ核，海馬頭部レベル）．扁桃体，海馬頭部，島皮質，前頭葉辺縁などに高信号を認める．いわゆる辺縁系に病変が分布している

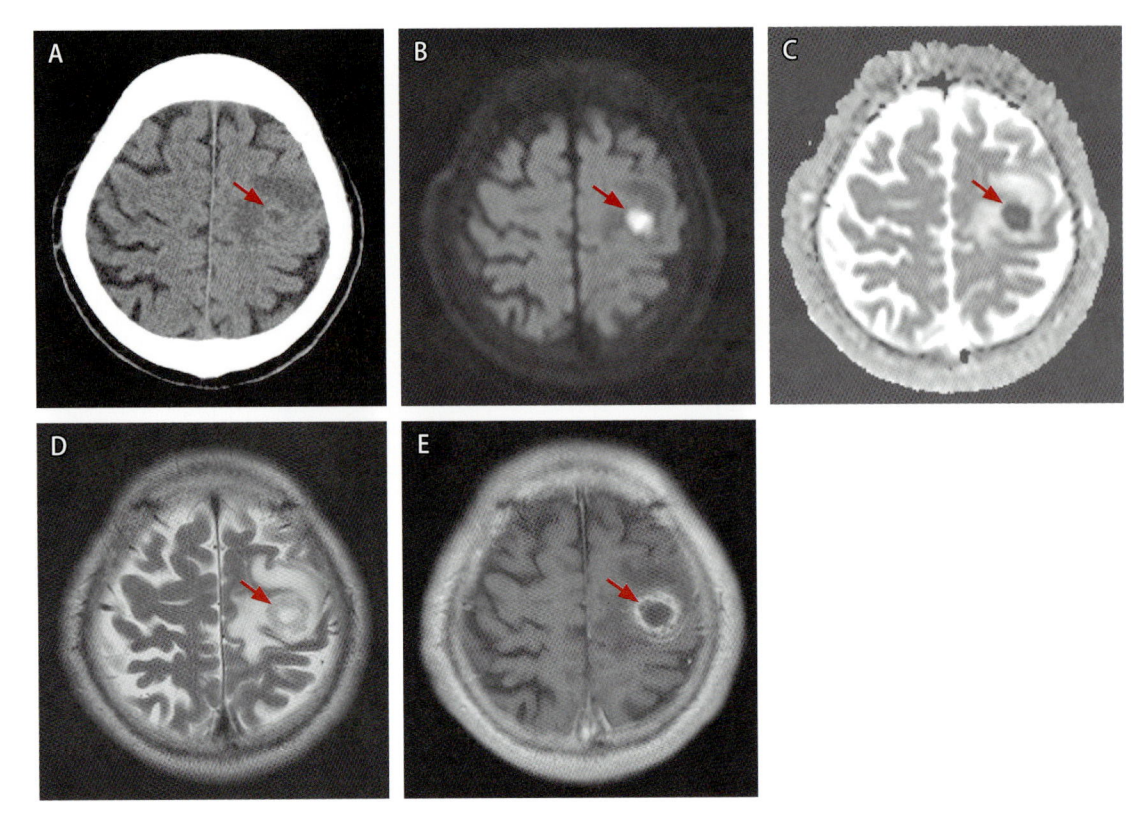

図5　脳膿瘍の症例
66歳男性
A）単純CT軸位断像（高位円蓋部レベル）．左前頭葉皮質下白質に内部が低吸収，辺縁が淡い高吸収の類円形の結節性病変（→）があり，周囲白質には浮腫と思われる低吸収が広がっている．この画像のみでは脳腫瘍や亜急性期脳梗塞との鑑別は困難である
B）単純MRI拡散強調像　軸位断像（Aと同レベル），C）単純MRI ADC map軸位断像（Aと同レベル）．B）では上記病変は明瞭な高信号，C）では明瞭な低信号を呈している
D）単純MRI T2強調像　軸位断像（Aと同レベル）．上記病変は内部が高信号，辺縁が灰白質と同程度の信号を呈している．周囲白質には浮腫と思われる高信号が広がっている
E）Gd造影MRI T1強調像　軸位断像（Aと同レベル）．上記病変の辺縁にリング状の造影増強効果がみられる

2. 外傷におけるMRIのアドバンテージ

次に外傷診療におけるMRI画像のアドバンテージについて述べる．

外傷診療の主役はCTであるが，CTで描出しにくい疾患を疑った場合はMRIを検討する．特に**脊髄損傷**を疑った場合は髄内の評価はMRIが優れる[3]．以下頭部と脊椎の損傷に分けて記載する．

■ 頭部外傷におけるMRIのアドバンテージ

1）びまん性軸索損傷（diffuse axonal injury：DAI）

CTで粗大な頭蓋内病変がみられないにもかかわらず，意識障害が遷延する場合などに疑う．皮髄境界や脳梁，脳幹，大脳基底核などに小さな挫傷や小出血の所見がみられる（図6）．ただしMRIで検出される病変は一部であり，多くの病変は病理学的にのみ検出される[4]．

2）脳幹損傷

CTでは骨のアーチファクトで評価しにくいため，T2強調像の軸位断像や矢状断像が評価に有

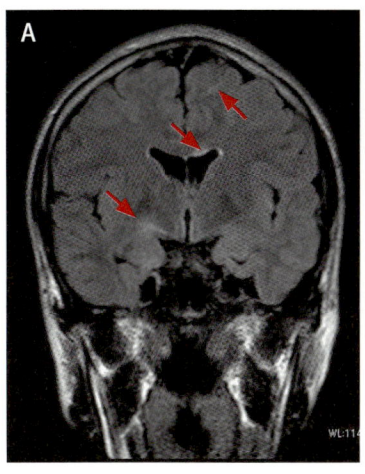

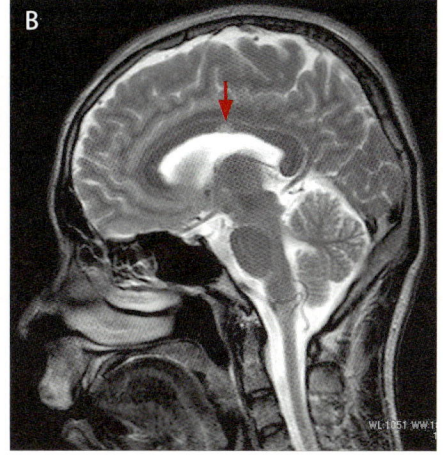

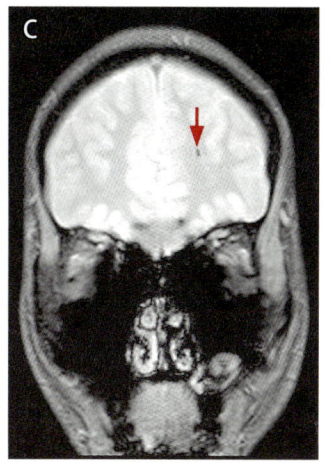

図6　びまん性軸索損傷の症例
20歳男性．CT（非呈示）では異常を指摘できなかった
A），B）大脳皮質下，脳梁体部，右視床下部などに高信号が散在（→）し脳挫傷の所見である
C）左前頭葉皮質下に小出血を認める（→）

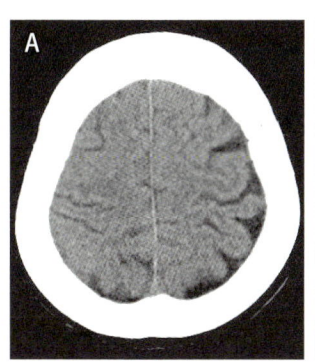

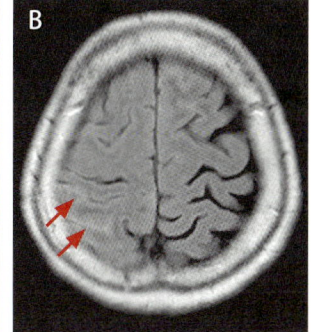

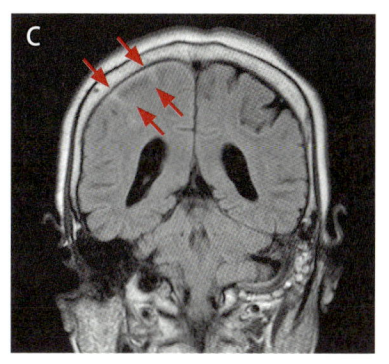

図7　少量の外傷性くも膜下出血，外傷性硬膜下血腫の症例
A）単純CT軸位断像（高位円蓋部レベル）．脳溝の見え方に左右差があるものの，明らかな血腫は同定できない
B）単純MRI FLAIR像軸位断像（Aと同レベル）．右大脳脳溝に高信号（→）を認め，くも膜下出血の所見である
C）単純MRI FLAIR像　冠状断像（第四脳室レベル）．くも膜下出血の所見に加え，脳表に沿って少量の硬膜下血腫を示唆する薄い高信号域（→）を認める

用．FLAIR像はアーチファクトなどのため後頭蓋窩の病変検出能はT2強調像に劣る．

3）動脈解離

外傷による椎骨脳底動脈や内頸動脈解離が生じることがあり，それに伴い脳梗塞やくも膜下出血が惹起されることもある．CT angiographyで診断できることもあるが，MRIの方が偽腔の血栓などをより検出しやすい[5]．

4）少量の出血，頭蓋底のcontracoup injury（受傷部位と対側の脳損傷）の検出

CTでは少量の出血は指摘困難なことが多い（図7）．また頭蓋底病変は骨のアーチファクトやpartial volume（部分容積効果）などで評価困難なことが多い（図8）．

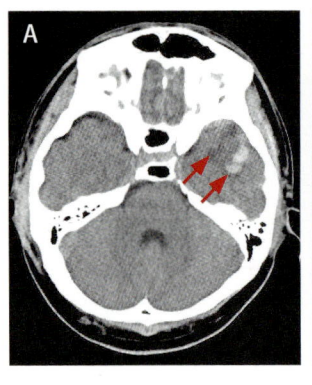

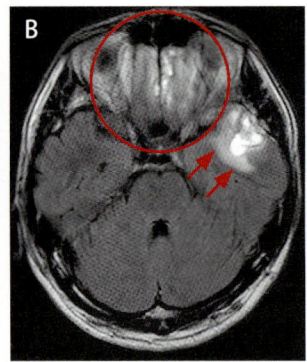

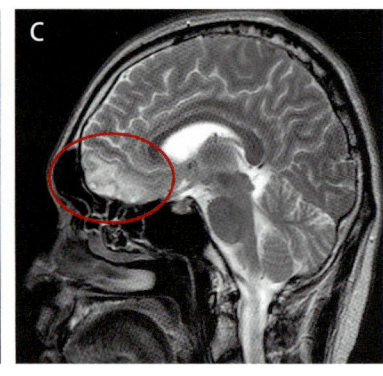

図8 外傷性脳挫傷および血腫の症例
20歳男性
A) 単純CT軸位断像（橋レベル）．左側頭葉底部には低吸収と高吸収が混在した領域（→）があり，挫傷および血腫と考えられる．前頭蓋底の病変の指摘は困難である
B) 単純MRI FLAIR像軸位断像（Aと同レベル）．左側頭葉底部には血腫，浮腫，挫傷が混在する不均一な高信号（→）を認める．前頭蓋底の両側前頭葉内側底部にも高信号（○）があり，側頭葉病変とも併せcontracoup injuryによる脳挫傷の所見である
C) 単純MRI T2強調像　矢状断像（傍正中レベル）．前頭蓋底部の挫傷を示唆する高信号が明瞭である（○）

●**ピットフォール：軽度外傷性脳損傷（mild traumatic brain injury：MTBI）**
軽度の外傷性軸索損傷である軽度外傷性脳損傷が近年問題となっているが，4～7割は通常のMRIでは検出できないとされる．外傷性脳損傷（traumatic brain injury：TBI）は世界で年間1,000万人が罹患し，その90％を軽度外傷性脳損傷が占める[6]．

　このようにMRIにおいても異常を指摘できない病態がある．MRIに限らないが，**画像検査をオーダーする際には何を目的として，その検査においてどのような画像所見が予想され，治療にどのように役立つのかを常に考える必要がある**．

2 頸椎外傷におけるMRIのアドバンテージ

　頸椎骨折や脱臼の評価はCTが優れているが，脊髄自体の評価はCTでは難しく，MRIが圧倒的に優れている[3]．受傷直後あるいは受傷直後から急速に進行する四肢麻痺の場合など，頸髄損傷や硬膜外血腫を疑った場合は，可及的速やかにMRIでの評価を行い治療に移る必要がある．

1）頸髄損傷
　T2強調像で頸髄が高信号を呈する．議論が多いものの，受傷後48時間以内にステロイド大量療法が行われることがある[7]．

2）頸椎硬膜外血腫（図9）
　外傷性あるいは特発性に発症する．血腫の増大により急速に神経症状が悪化するが，CTでは評価が難しいときがある．血腫吸引術の適応となるため，疑われれば速やかにMRIで評価を行う[3]．胸椎，腰椎レベルで疑われた場合も同様である．

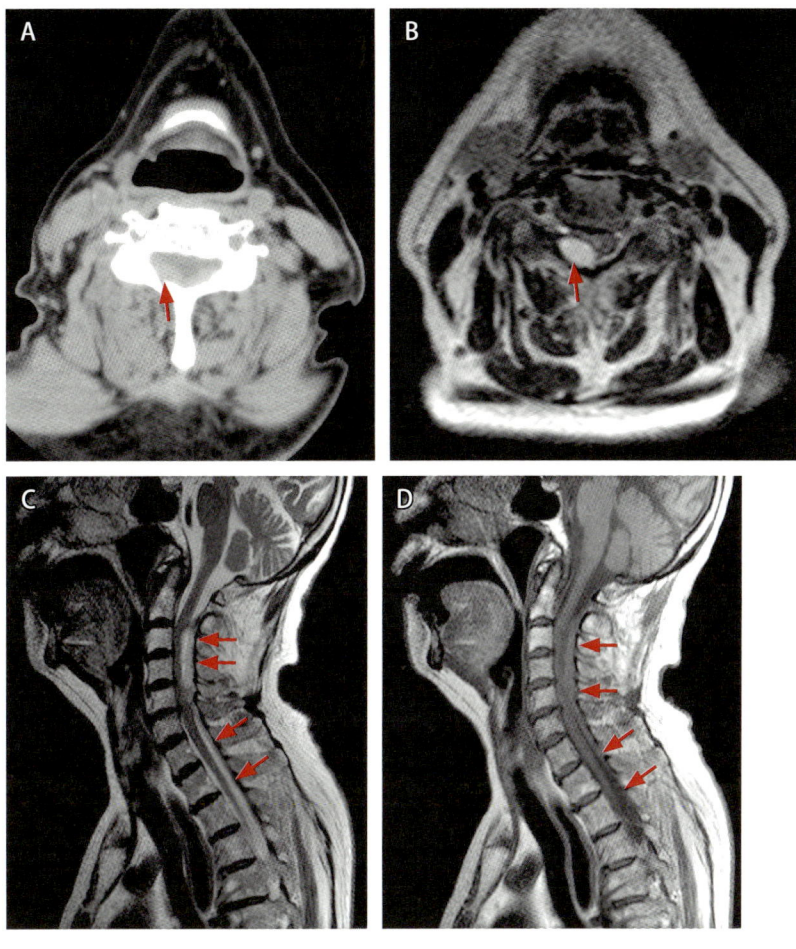

図9 外傷性頸椎急性硬膜外血腫の症例
84歳女性
A）頸椎造影CT軸位断像（C3レベル）．脊柱管背側に淡い扁平な高吸収構造（→）を認める．硬膜外血腫の可能性があるが，硬膜外静脈叢あるいは骨のアーチファクトとの鑑別が難しい
B）頸椎単純MRI T2強調像　軸位断像（Aと同レベル）．脊柱管右側背側の硬膜外血腫が高信号として明瞭にみられる（→）
C）単純MRI T2強調像矢状断像（正中レベル），D）頸椎単純MRI T1強調像矢状断像（正中レベル）．硬膜外血腫が脊柱管背側に接し，頭尾方向の淡い高信号として描出されている（→）

おわりに

　脳血管障害（＋α）および外傷におけるMRIのアドバンテージについて述べた．これらの疾患は迅速な診断および治療が必要であるものも多く，MRIのアドバンテージを理解し，治療方針の決定に必要があるか吟味したうえでMRIの撮影を検討するべきである．
　分量の問題で割愛したが，脳血管障害に類似した症状を呈しCTよりもMRIにアドバンテージがある疾患も他に多数存在しており，成書や論文などで確認されたい．

文献・参考文献

1) 南出尚人：脳膿瘍に対する外科治療の検討．Neurosurgical Emergency, 10：75-81, 2005
2) 高橋一夫：ここがポイント！ 脳卒中と紛らわしい病呈の鑑別　単純ヘルペス脳炎．分子脳血管病, 5：509-514, 2006
3) 「エキスパートのための脊椎脊髄疾患のMRI 第2版」（柳下章/編），三輪書店，2010
4) 「脳MRI 2．代謝・脱髄・変性・外傷・他」（高橋昭喜/編），秀潤社，2008
5) 「脳MRI 3．血管障害・腫瘍・感染症・他」（高橋昭喜/編），秀潤社，2010
6) 石橋徹：軽度外傷性脳損傷（mild traumatic brain injury：MTBI）．整形外科Surgical Technique, 1：218-220, 2011
7) 加藤宏：脊椎・脊髄外傷．救急医学, 36：58-64, 2012

プロフィール

鈴木卓也（Takuya Suzuki）
聖マリアンナ医科大学放射線医学教室

卒後9年目で神経放射線を専門としております．ここ数年は日本全国から若い先生がたくさん入局し大変活気のある医局となりました．彼らより刺激を受けることも多いです．よろしければ一度見学にいらしてください．

蛇足ですが，当科では救急画像診断に力を入れております．現在は日本との時差を利用し，日本の夜間の救急画像診断をハワイにて行うことを計画しております．ハワイでの生活に興味がおありの方（笑）の見学もお待ちしております．

中村尚生（Hisao Nakamura）
聖マリアンナ医科大学放射線医学教室

第6章 こんなときはMRI！〜でもときどきCT

2. 小児における検査選択に関して

西村 陽

> ● **Point**
> ・MRI検査は非侵襲ではない
> ・MRI検査の鎮静には麻酔に準じた管理が必要である

はじめに

　小児中枢神経画像診断のバイブルとされるPediatric Neuroimagingの著者のJim Barkovichも，第一版のPrefaceで，次のように述べている．"I feel CT and MR, particularly MR, are the best modalities by far for imaging the pediatric brain"[1]．確かに，MRIは（小児）中枢神経系の画像診断では解像度の点からも最も優れており，CTと比較して被曝がなく低侵襲で安全でもあるとされているが，本当にそうなのだろうか．

1. CT vs MRI

　CTがMRIよりも優れている点は，①急性期の出血病変の検出，②石灰化の有無の検出，③頭蓋縫合早期癒合症などの頭蓋をはじめとした骨の評価，の3点に集約される．強いて挙げるならば，検査時間が短くて済む点も優れている点と言うことができる．ただ，CTの劣っている点は，**MRIと比較して，解像度が劣り，放射線被曝があることであろう**．

2. 小児のMRIの問題点

1 小児のMRIにおける鎮静のリスク

　MRIの短所は検査時間が長く，うるさい音が生じる点であり，検査に非協力的な小児で，良質な画像診断のためには，**十分な鎮静**が必要になってくる．十分な鎮静に必要な鎮静薬はいずれも合併症の危険があり，万が一のための備えが必要になってくる．しかしながら，わが国の小児医療の現場では，必ずしも鎮静リスクを十分に考慮してMRI検査が行われてきたとは言えない．2010年に日本小児科学会医療安全委員会が全国の小児科専門医研修施設520施設を対象にアンケートを行い，全体の35％で鎮静による呼吸抑制などの合併症がみられたとしている[2]．また，MRI検査装置はトンネル構造になっていて，医療者から一定の距離を離れていることから，胸郭

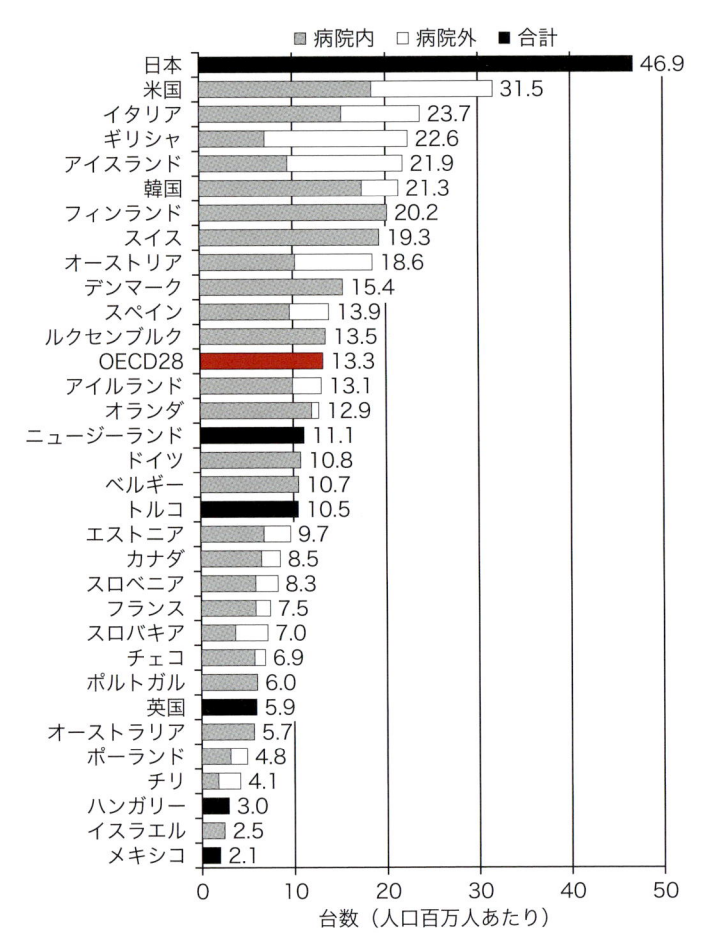

図1 人口百万人あたりの世界各国のMRI装置の保有台数（2011年調査）
文献3より引用

の動きを見て呼吸の有無を確認することが非常に難しい．さらに検査室内に磁性体の医療機器を持ち込めないことから，被検者のバイタルサインをリアルタイムでモニタリングすることはほとんど不可能と思われる．一旦，検査開始後は操作室から遠隔モニターを見つめて無事を祈るしかない面がある．これでは，実のところ，安全な検査が担保できていない．

2 日本の病院のMRI実施状況

ところで，図1のグラフは，2011年に調査された世界各国のMRI保有台数を人口百万人あたりでみたデータである．日本は2位のアメリカの約1.5倍，3位のイタリアの約2倍と他国を突き放し，ダントツの首位である．全世界のMRIの約35％が日本一国に集中しているとの試算もあるようだ．地域の中核病院でMRIがない病院はわが国ではおそらくないのではないだろうか？このようにわが国でMRI検査装置が諸外国に比べて気軽にアクセスしやすいことから，真に必要最小限の検査のみが行われているかどうか，というところも十分に検討が必要だと思われる．わが国の地域の中核病院はほとんどが小児科専門医研修施設と言い換えることができると思われる

が，そういった施設の39.2％では小児科の常勤医師が4名以下であり，脳波検査と同様，MRI検査を受ける5歳未満の児ではほぼ全員，鎮静薬であるトリクロホスナトリウム（トリクロリール®シロップ）をはじめとする鎮静薬で鎮静されている．前出のアンケートでは，小児科医師または看護師が検査終了まで患者のそばに付き添うか？という風に質問したところ，「いいえ」と回答した施設が25％あったことからも，指示された量の鎮静薬を看護師が内服させ，小児科医師が立ち会うことなく検査が行われていることが多いと言わざるを得ない．

3. 小児のMRI検査時の鎮静に関する共同提言[4]

　上記のような問題点が小児のMRI検査にはあり，これまでわが国では鎮静リスクをやや軽視したMRI検査が行われてきたことを受けて，関係学会が提言をまとめた．「MRI検査の適応」「患者の評価」「緊急時のためのバックアップ体制」などからなる，この提言では，鎮静下の患者の監視に集中する人員の配置を優先しており，手術中の外科医が麻酔を行わないことと同様という思想が感じられる．

　パルスオキシメーターは最低限，患者のモニターとして使用すべきであるが，呼気CO_2をみるカプノメーターの使用も推奨しており，一歩踏み込んだ内容になっている．

　鎮静薬の種類はどうであれ，すべての鎮静薬でリスクがあると認識することが前提となっており，①**検査の適応とリスクに対する患者説明と同意**，②**鎮静前の患者のリスク評価**，③**鎮静前の経口摂取制限**（母乳を飲んで満腹になった方が入眠しやすいといったことで従来，施設によっては鎮静前に必ずしも経口摂取制限はされていなかった）が必須としている．種々の項目を推奨度A）必ずしなければならない，B）強く推奨する，C）望ましい（5年以内の実施を推奨）に分けて提言している．

　しかしながら，現実には，麻酔科医不足はどの施設でも深刻であり，MRI検査の鎮静すべてに協力を得ることは難しく，今後，2～3名の小児科医師しか常勤していない施設では，この提言を受けて従来と同様のやり方で漫然とMRI検査を行うことは難しくなると思われる．

おわりに

　今までは，地域住民に対する医療サービス提供という観点から，地域の中核病院では小児のMRI検査は気軽に行われてきた．しかし，今後は少々不便にはなるが，紹介してまで提言の推奨項目を十分に満たすだけのマンパワーをもった基幹施設でMRI検査を行う勇気をもつべき時代が到来することと予想される．これは，本当に診断に必要な画像はしっかりとした鎮静を提言に則って安全に十分行える施設で施行すべきで，鎮静が不十分で診断に耐えない画像でよしとする文化は考え直さなくてはならないだろう．

文献・参考文献

1) 「Pediatric Neuroimaging 5th Edition」（Barkovich AJ & Raybaud C eds），Lippincott Williams & Wilkins，2012
2) 勝盛宏，他：MRI検査を行う小児患者の鎮静管理に関する実態調査．日本小児科学会雑誌，117：1167-1171, 2013

3)「Health at a Glance 2013」, OECD, 2013
4) 日本小児科学会・日本小児麻酔学会・日本小児放射線学会：MRI検査時の鎮静に関する共同提言. 日本小児科学会雑誌, 117：1172-1201, 2013

プロフィール

西村　陽（Akira Nishimura）
京都第一赤十字病院新生児科・総合周産期母子医療センター／京都府立医科大学小児科
小児神経学・小児の頭痛が専門です．病院の近くにも紅葉で有名な東福寺をはじめ，お寺などが多数あります．ぜひ古都・京都で新生児医療を勉強してみませんか？
興味のある方は，奮って見学にお越しください．
akirans@mac.com まで．

第6章 こんなときはMRI！〜でもときどきCT

3. CT技術の進歩 up to date

村山和宏，片田和広，外山　宏

Point

- 320列面検出器CTではCTPやDynamic CTAといった全脳の機能画像を得ることが可能である
- 全脳CTPやDynamic CTAは急性期脳梗塞，脳動脈瘤，脳動静脈奇形などの脳神経疾患における診断や治療方針決定に有用である
- CTには検査自体の禁忌事項が少ないため，特に救急診療において優位性が高い

はじめに

　最近では脳卒中の画像診断にもっぱらMRIを用いることが多い．例えば急性期脳梗塞において，単純CTでearly CT signs（急性期脳梗塞においてみられる初期虚血性変化）を探すことは時にベテランの画像診断医でも難しく，正確な診断には経験を要する．それよりもMRIの拡散強調像で高信号域を探す方が，経験が少なくても急性期脳梗塞を容易に診断することができる．しかし，CTには検査そのものに対する禁忌がほとんどなく，安全で簡便な検査法として重要度は依然高いと思われる．本稿では，最近のCT技術の発展について概説し，特に救急現場において役立つ最新のCTの臨床応用例を紹介する．

1. CT技術の進歩

① シングル・マルチスライスCT，コンベンショナル・ヘリカルスキャン

　シングルスライスCTは体軸方向に1列の検出器を有するCTのことであり，1回転の撮影で得られる画像は1スライスのみであった．その後，多列検出器（マルチスライスCT）を有するCTが開発され，2列，4列，8列，16列，64列と列数が増えるごとに1回転の撮影で複数のスライス画像が得られるようになった．撮影方法には**寝台移動のないコンベンショナルスキャン**と，**寝台が移動しながら撮影するヘリカルスキャン**がある．広範囲を高速に撮影するにはヘリカルスキャンが必須である．このマルチスライスCTとヘリカルスキャンの組み合わせは現在のCT検査の主流となっており，これにより広範囲をより高速にボリュームで撮影することが可能となっている（**図1A**）．しかし，従来までのマルチスライスCTではヘリカルスキャンが必須であったため，同一部位を連続的に撮影することができず，例えばCT灌流画像（CT perfusion：CTP）やDynamic

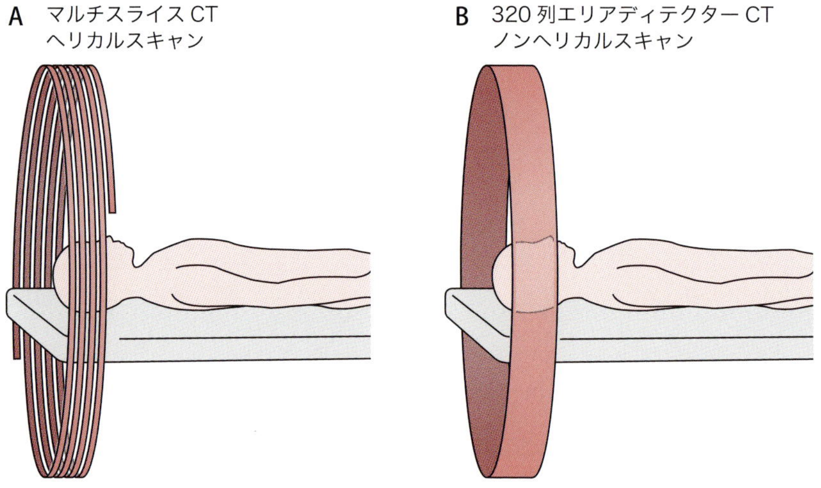

図1　ヘリカルスキャンと320列エリアディテクターCT
マルチスライスCTを用いたヘリカルスキャン（A）と比べ，320列エリアディテクターCT（B）では，寝台移動を必要とせず（ノンヘリカルスキャン）1回転で全脳をスキャンすることができる

CT angiography（CTA）といった機能画像を得ることはできなかった．

2 エリアディテクターCTの登場

320列エリアディテクターCT（Aquilion ONE，東芝メディカルシステムズ）は，1回転のスキャンで16 cm幅を撮影することが可能である．これは寝台移動なく（ノンヘリカルスキャン）頭部全体を撮影できることを意味している（図1 B）．造影剤をボーラス静注しながら複数回の連続スキャンを行うことによって，**造影剤到達前データから単純CT画像，造影動脈優位相のデータからCTA，造影静脈優位相のデータからCT venography（CTV）を作成**することができる[1]．さらに，**ダイナミックデータ全体を使用してCTP，Dynamic CTAを作成**することができる（図2）．すなわち，従来までのマルチスライスCTでは形態評価が中心であったのに対し，エリアディテクターCTでは形態評価に加え機能評価が可能となる[1～3]．得られる画像データの時間分解能や組織コントラストは撮影方法や条件，造影方法に影響されるため，目的とする疾患に対してエリアディテクターCTの装置特性を生かした最適な撮影方法を選択することが重要である．

2. 320列エリアディテクターCTの使い方

1 CTでもここまでわかる

救急現場における脳神経領域の画像診断には，検査の第一段階としてまずCTが使われることが多い．ここから呈示するCTPやDynamic CTAは，単純CT検査を行った後に引き続いて施行可能なアプリケーションである．従来までの形態画像に加えてこれらの機能画像を用いることで，形態画像だけではわからなかった病態をより詳細に把握することができる．臨床応用例として急性期脳梗塞（図3），脳動脈瘤（図4），脳動静脈奇形（AVM）（図5）を呈示する．

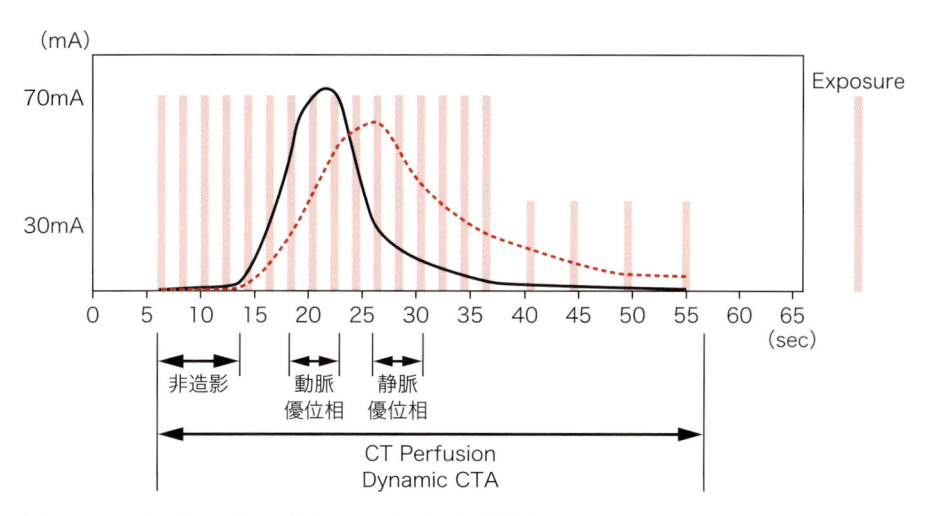

図2 320列エリアディテクターCTを用いた撮影方法
造影剤をボーラス静注しながら間欠的に連続撮影を行う．得られたデータの内，動静脈優位相でCTA，CTVを作製し，すべてのデータを用いてDynamic CTAの作製やCTP解析を行う．1回の連続スキャンで脳神経領域の診断に必要なデータをすべて得ることができる

1）CTP，Dynamic CTA

　CTPは，造影剤をボーラス静注しながら同一部位を連続撮影し，得られた時間濃度曲線から局所脳血流動態を解析し，CBF（cerebral blood flow），CBV（cerebral blood volume），MTT（mean transit time），TTP（time to peak），Tmaxの各パラメータを画像化したものである[4]．CTPは，単純CTで識別できない超急性期の灌流異常域を簡便に短時間で判定できる診断法として，その有用性が評価されている[5〜9]．急性期脳梗塞において，CTPでは**単純CTで識別できない超急性期の灌流異常域の範囲，分布，程度を簡便に短時間で判定でき**，IVRによる血栓溶解療法の適応判断要因の1つとして有用である．Dynamic CTAでは血管の形態診断に加えて，**側副血行路の発達の有無，Willis輪を介したcross flowの描出，循環速度の左右差**などの評価が可能となる．静脈優位相の画像はいわゆるCT venographyそのものであり，静脈血栓症の評価に用いる．

2）実際の臨床での使い方

　急性期脳梗塞が疑わしい場合以外にも，臨床症状や発症様式が脳梗塞として典型的でない場合，あるいは臨床所見とCT所見（early CT signなど）が合致しない症例では，CTPとDynamic CTAを行うことで虚血性疾患の有無が明らかとなる（図6）．脳動脈瘤では，Dynamic CTAで拍動を伴う動脈瘤は破裂リスクが高いと報告されていることから，多発脳動脈瘤の症例においてどの動脈瘤から治療すべきか，治療方針の選択に有用である[10]．AVMでは，single-phase CTAと比べfeeder，nidus，drainerの同定が容易となる（図5）．

2 被曝線量

　320列面検出器CTではその性質上，広範囲の連続スキャンを必要とすることが多く，従来法と比べ被曝線量の増加が懸念される．Iterative Reconstructionの応用技術の一種であるAdaptive Iterative Dose Reduction（AIDR 3D，東芝メディカルシステムズ）は，ノイズやストリークアーチファクトのみを選択的（Adaptive）に除去し，収集部位に合わせて自動的に逐次近似回数が適

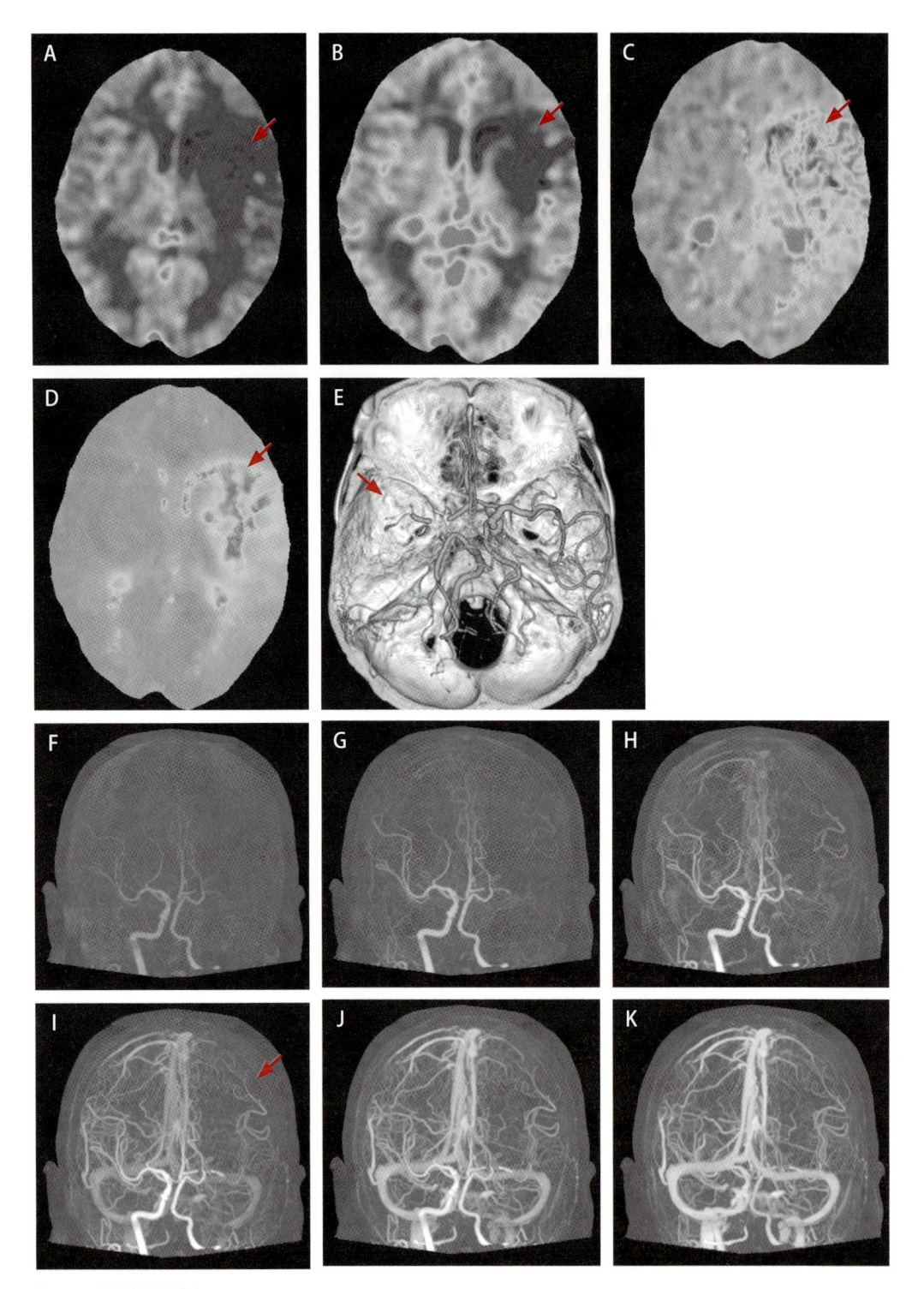

図3 急性期脳梗塞
A〜D) CTP (CBF, CBV, MTT, TTP), E) single-phase CTA, F〜K) Dynamic CTA
左前頭葉〜頭頂葉にCBF低下,MTT,TTP延長領域を認める(A,C,D➡).左前頭葉白質〜基底核部には限局性のCBV低下領域を認める(B➡).Single-phase CTAでは左MCA(M1)の閉塞を認める(E➡).Dynamic CTAでは,early phaseにおいて側副路を介した左MCA末梢の描出を認める(I➡) Color Atlas⑨参照

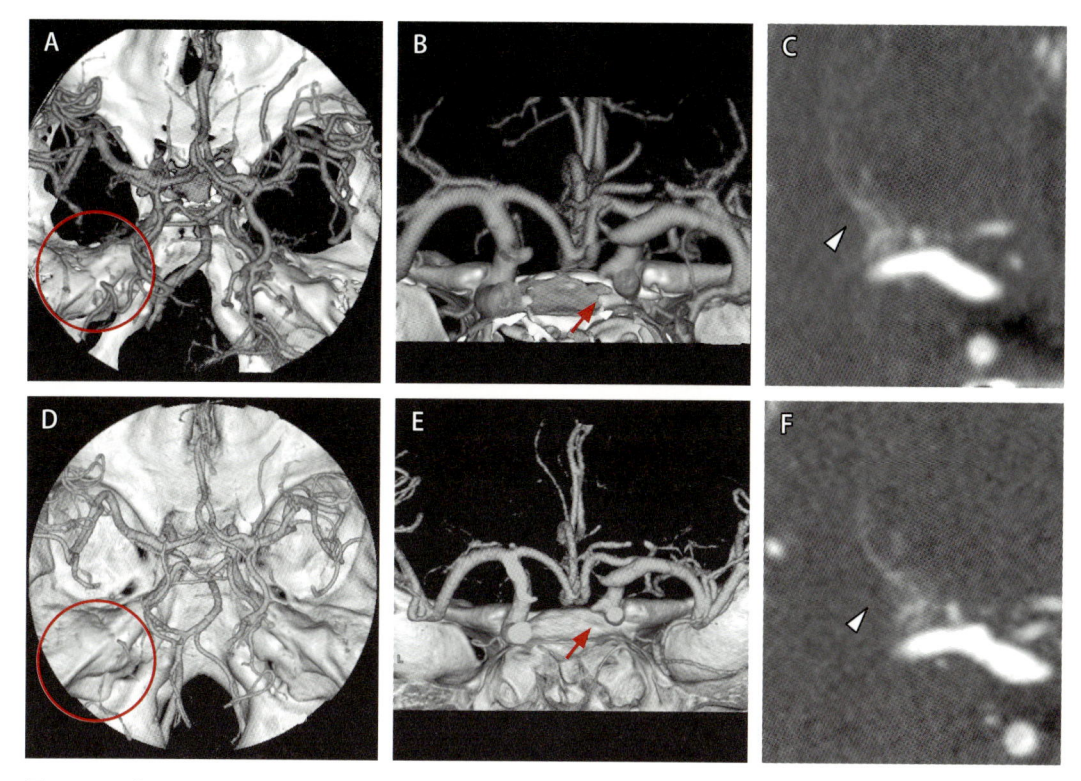

図4 64列マルチスライスCTと320列エリアディテクターCTの比較
A～C）64列マルチスライスCTで撮影したCTA
D～F）320列エリアディテクターCTで撮影したCTA
右内頸動脈（C2-C3）に動脈瘤を認める（→）．320列エリアディテクターCTと比べ，64列マルチスライスCTでは同一範囲の撮影に約7～8倍の時間を要するため，動脈瘤の診断には不要な静脈の描出が目立っている（○）
冠状断（C，F）において，320列エリアディテクターCTではボリュームデータ内の時相が均一であり，MCA穿通枝など細い血管が明瞭に描出されている（▷）
Color Atlas ⑩参照

用され，繰り返し（Iterative）ノイズを除去する新しい被曝低減技術である．一般的なCTPダイナミックスキャンプロトコルの被曝線量は，従来法と比べ約60％低減され，**低線量撮影でも良好な画質が得られる**ようになった[11]．

●ピットフォール

造影剤の体格別投与量の算出法

造影剤注入条件が固定されている場合，体格の小さな症例では過剰に，大きな症例では過小に注入されてしまう．造影剤の体内循環動態は体格や心機能によって個々の症例で異なるため，造影剤注入条件を一様に設定することは困難である．そこでわれわれは個々の体格（体重）別に250 mgI/kgで造影剤量を決定し，10秒間の一定注入法を用いている．その結果造影剤の頭蓋内到達時間はほぼ一定となり，かつ造影剤量は一定の注入条件と比べて最大40％の減量が可能となっている．最近では，体表面積やBMIに準じて造影剤投与量を決定することで，体重の少ない症例，多い症例でも適正な投与量を算出できると考えられている．

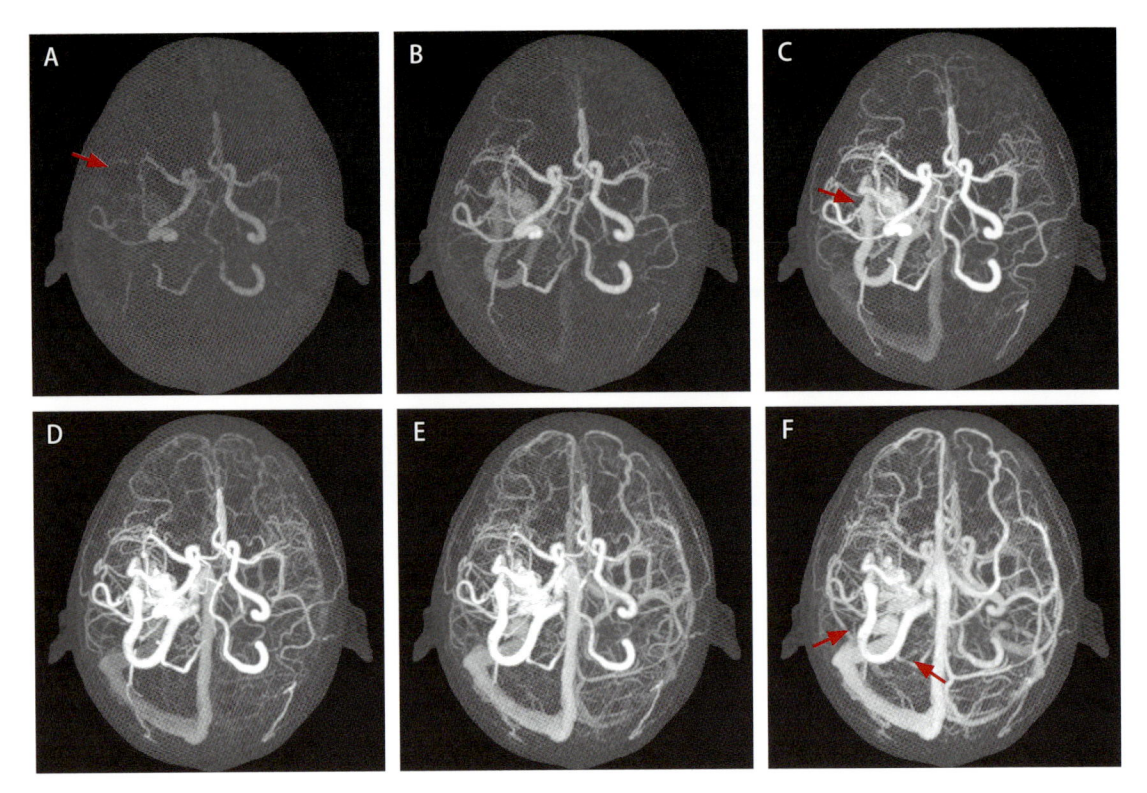

図5　脳動静脈奇形
A〜F）Dynamic CTA
Dynamic CTAでは，各時相で優位に描出される血管が異なるため，feeder（A➡），nidus（C➡），drainer（F➡）の同定が容易となる．FeederであるACA，MCAから，nidusを介してdrainerである皮質静脈，上矢状静脈洞に灌流していることがわかる

> ### ●専門家のクリニカルパール
> **CTA・CTPの造影剤投与ルート**
> いわゆるルーチン検査ではなくCTAやCTPを目的とした検査の場合には，頭蓋内に造影剤をボーラスで到達させる必要があるため，造影剤投与には心臓への最短ルートである右上肢の尺側皮静脈を選択すべきである．やむを得ず左上肢でルート確保した場合，造影剤のボーラス性が低下しCTAの画質が劣化するばかりでなく，左総頸静脈の弁不全があると頭蓋内（S状静脈洞〜横静脈洞）へ造影剤が逆流してCTPで解析エラーを生ずるため注意が必要である．

Advanced Lecture

■ dual energy CT（DECT）

　最新のCT技術に**dual energy CT（DECT）**がある．高エネルギーと低エネルギーからなる2種類の混合エネルギーのX線を用いて撮影することで，CT値が同一である物質の弁別，単色X線等価画像（monochromatic image）・仮想単純画像（virtual plain image）の作製，物質密度・

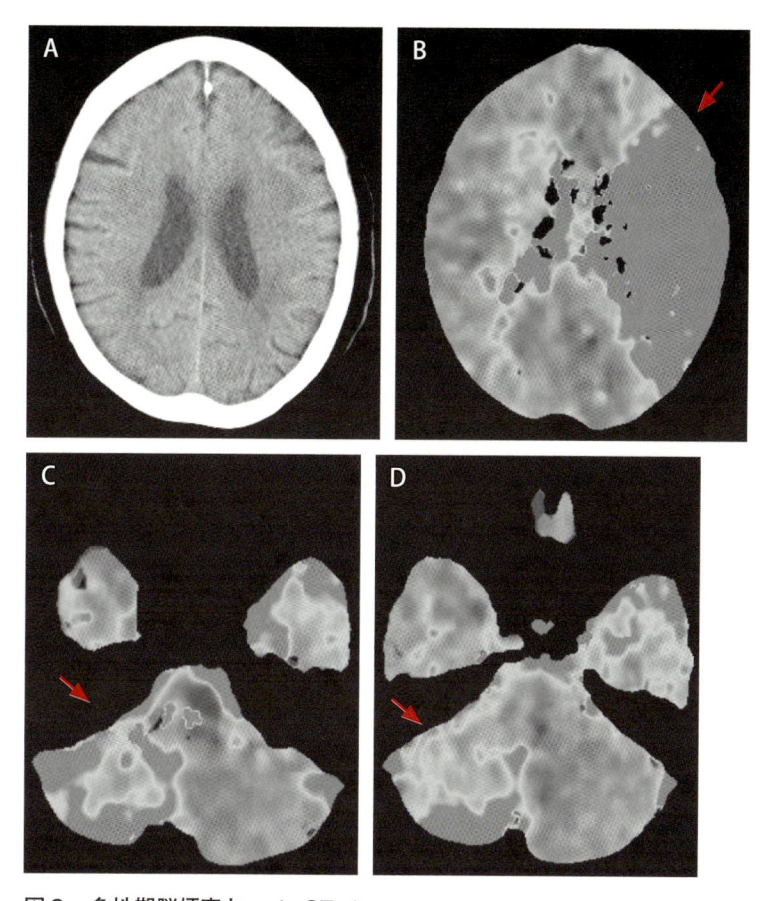

図6 急性期脳梗塞と early CT signs
A) 単純CT，B) CTP-Tmax（側脳室体部レベル），C〜D) CTP-Tmax（後頭蓋窩レベル）
単純CTでは明らかな異常を指摘できず，early CT signs は明らかでない．CTPでは左大脳半球広範にTmax延長領域（B➡）を認めることから脳虚血性疾患と診断でき，灌流異常範囲もよくわかる．右小脳半球には，テント上の病変による対側小脳半球の一過性血流低下，crossed cerebellar diaschisis（CCD）を認める（C, D➡）
Color Atlas⑪参照

実効原子番号の推定などが可能になる．現在臨床応用に関する研究が進行中であるが，DECTの登場によって，これらマルチパラメータを用いた質的診断などの臨床応用が期待される．

おわりに

　昨今MRIが脳神経領域の画像診断において大きな役割を占めるなか，このようにCT技術も確実に進歩しており，単純・造影CT以外にもさまざまなアプリケーションが存在する．MRIは脳神経領域の画像診断においてなくてはならないツールであるが，状態の安定しない重症例や体内金属インプラントを有する症例では，MRIを行えない場合も少なからず存在する．また施設の都合で夜間・休日にMRIまでできない場合もある．さらに救急医療では迅速な診断と対応が求めら

れるため，よりアクセスしやすいツールとしてのCTの役割は依然として大きい．今後，逐次近似応用再構成・逐次近似再構成，金属アーチファクト軽減機能などが実装され，CTの技術はさらに進歩していくと思われる．CTとMRIの利点，欠点をよく理解し，これらを相補的に有効に活用したい．

文献・参考文献

1) Murayama K, et al：Whole-brain perfusion CT performed with a prototype 256-detector row CT system: initial experience. Radiology, 250：202-211, 2009
2) Siebert E, et al：320-slice CT neuroimaging：initial clinical experience and image quality evaluation. Br J Radiol, 82：561-570, 2009
3) Siebert E, et al：Neuroimaging by 320-row CT: is there a diagnostic benefit or is it just another scanner? A retrospective evaluation of 60 consecutive acute neurological patients. Neurol Sci, 31：585-593, 2010
4) Gibbs JM, et al：Evaluation of cerebral perfusion reserve in patients with carotid-artery occlusion. Lancet, 1：310-314, 1984
5) Nabavi DG, et al：CT assessment of cerebral perfusion: experimental validation and initial clinical experience. Radiology, 213：141-149, 1999
6) Wintermark M, et al：Comparison of admission perfusion computed tomography and qualitative diffusion- and perfusion-weighted magnetic resonance imaging in acute stroke patients. Stroke, 33：2025-2031, 2002
7) Bisdas S, et al：Comparison of perfusion computed tomography with diffusion-weighted magnetic resonance imaging in hyperacute ischemic stroke. J Comput Assist Tomogr, 28：747-755, 2004
8) Parsons MW, et al：Perfusion computed tomography: prediction of final infarct extent and stroke outcome. Ann Neurol, 58：672-679, 2005
9) Silvennoinen HM, et al：CT perfusion identifies increased salvage of tissue in patients receiving intravenous recombinant tissue plasminogen activator within 3 hours of stroke onset. AJNR Am J Neuroradiol, 29：1118-1123, 2008
10) Hayakawa M, et al：Detection of pulsation in ruptured and unruptured cerebral aneurysms by electrocardiographically gated 3-dimensional computed tomographic angiography with a 320-row area detector computed tomography and evaluation of its clinical usefulness. Neurosurgery, 69：843-851, discussion 851, 2011
11) Gervaise A, et al：CT image quality improvement using Adaptive Iterative Dose Reduction with wide-volume acquisition on 320-detector CT. Eur Radiol, 22：295-301, 2012

プロフィール

村山和宏（Kazuhiro Murayama）
藤田保健衛生大学放射線医学教室　講師
専門は神経放射線診断で，主にCTとMRIを用いた脳神経領域の画像診断に携わっています．当院には320列エリアディテクターCTと，3テスラMRIが設置されており，最新の装置で多くの症例を経験することができます．臨床医，病理医，画像診断医が密に連携しており，画像診断を行ううえで恵まれた環境にあると感じています．

片田和広（Kazuhiro Katada）
藤田保健衛生大学先端画像診断共同研究講座

外山　宏（Hiroshi Toyama）
藤田保健衛生大学放射線医学教室

第7章 知っておいて損はない疾患や事柄

1. 画像が診断に重要な中枢神経感染症

山本麻子

> **Point**
> ・急性期の中枢神経感染症には梗塞，血管炎，出血，膿瘍，脳炎のパターンがある
> ・典型的な画像所見，病変の分布から強く疑うことのできる疾患がある
> ・診断には既往歴，生活歴，臨床経過の把握が必須である

はじめに

　頭蓋内感染症は，特徴のある進展経路，画像所見，分布を示すものが比較的多い．その診断には腫瘍や脱髄疾患，自己免疫疾患などの除外が必要となるが，病態の進行が最も早いのは感染症である．感染症の治療を起炎菌の同定を待たずに開始せざるをえない場合も多い．治療指針を立てるにあたり，画像診断，特にMRIは大きな役割を果たしている．今回は救急外来でも遭遇しうる比較的頻度の高い頭蓋内感染症の画像所見，診断のコツを取り上げる．

1. 中枢神経感染症の典型的な画像所見のポイント

1 感染性心内膜炎（infective endocarditis：IE）

　IEは中枢神経感染症のほぼすべてのパターンの所見が混在して認められるため，パターンの把握のために最初に取り上げる．IEでは主に口腔内常在菌により心臓の内膜，弁に疣贅が形成され，脳血管への塞栓をきたす．塞栓部において，血流が遮断されると**脳梗塞**を，周囲の血管壁に炎症が波及すると**血管炎**をきたす．血管炎により脆弱化した壁は動脈瘤を形成し，**出血**の原因となる．また，血管周囲の脳実質や髄膜に炎症が広がると，**膿瘍や脳炎**，**髄膜炎**をきたす．これらの複数の画像所見パターンの混在が感染性心内膜炎を疑う手がかりとなる．ただし，臨床情報がないと画像のみでIEを疑うのは難しい．IEの患者では，CTで20～40％に急性期脳梗塞や出血，膿瘍が認められ，神経学的異常が明らかな患者においては9割以上に何らかの頭蓋内合併症が認められる．また，頭蓋内合併症をもつ感染性心内膜炎の患者では死亡率が上昇することが知られている．

1）脳梗塞

　脳梗塞は感染性心内膜炎において最も多くみられる合併症であり，血管支配に一致しない特徴をもつ（**図1**）．未治療の場合，短期間に反復する脳梗塞がみられる．多発性脳梗塞をきたす症例において弁置換術が推奨されるが，脳梗塞単独の場合と比較し，膿瘍や出血を合併している場合

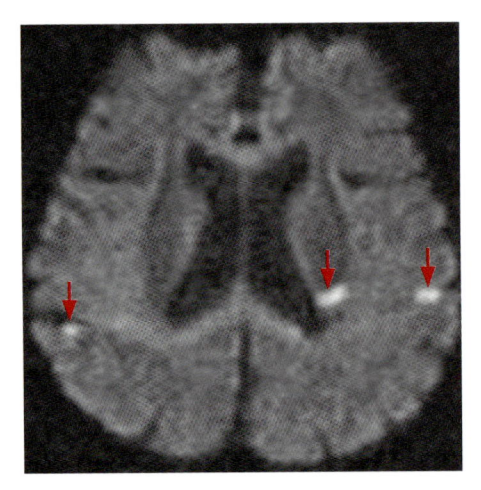

図1 73歳女性．IEによる急性期脳梗塞
拡散強調画像にて両側大脳半球に3カ所の高信号域が認められる（→）

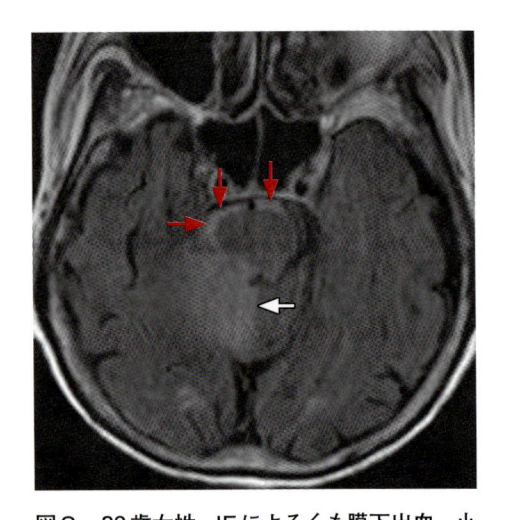

図2 83歳女性．IEによるくも膜下出血，小脳梗塞
FLAIR像水平断にて橋前槽に高信号域が認められ，くも膜下出血の所見である（→）．右小脳半球にも急性期梗塞が認められる（⇨）

には周術期死亡率が上昇するため，MRIにおいて術前に詳細な評価が必要である．

2）出血

　細菌塊の塞栓後，血管炎をきたし脆弱化した血管が破綻することによりくも膜下出血や脳出血が起こる．感染性動脈瘤は通常の動脈瘤よりも末梢に発生し，小さくても破綻のリスクが高いため，MRA（MR angiography）では描出されないことが多い．正常ではFLAIR像で脳脊髄液腔は低信号だが，くも膜下出血では信号が上昇する（図2）．脳実質より高信号を呈する場合には診断は容易だが，微小出血の場合，僅かな信号変化のみのこともあり，注意が必要である．ヘモジデリンの検出にはT2*強調画像が有用である．

3）膿瘍

　血管炎から感染が波及し，硬膜下膿瘍（図3）や脳膿瘍（図4）を形成する．**5**で述べるように，膿瘍は副鼻腔や側頭骨からの炎症波及によるものと，血行性の場合がある．本疾患では血行性感染を反映して，多発性脳膿瘍を認めやすい．T2強調画像で低信号の被膜，内部の高信号，周囲の強い浮腫がみられる．拡散強調画像では高信号を示し，造影後被膜にのみ増強効果がみられる．

●専門家のクリニカルパール

IEと診断された患者には，神経学的異常の有無を問わず，治療前に頭部MRIにて頭蓋内病変を把握しておくことが望ましい．適切な治療がなされれば，感染性動脈瘤は早期に縮小し，出血のリスクは低下する．急性期梗塞の頻度も低下する．逆に，継続して新たな病変が出現する場合には診断もしくは抗生物質選択/投与方法を再確認する必要がある．

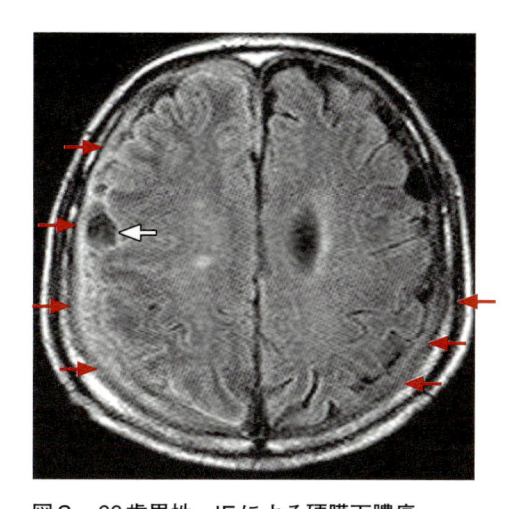

図3 66歳男性．IEによる硬膜下膿瘍
FLAIR像水平断像にて両側大脳半球周囲に脳実質と等信号～高信号を示す領域が認められる（→）．右大脳半球では髄膜に沿った信号上昇がみられ，脳溝内の信号が上昇しており，髄膜炎を合併している．脳表に接して認められる低信号領域は，被包化された脳脊髄液である（⇨）

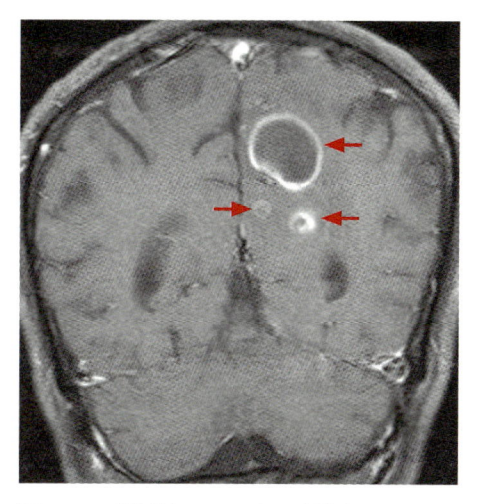

図4 68歳男性．IEによる脳膿瘍
造影後T1強調画像冠状断像．左後頭頭頂葉に合計3カ所のリング状濃染がみられ，内部は低信号を示す（→）．拡散強調画像では高信号を示し（非掲載）膿瘍の所見である

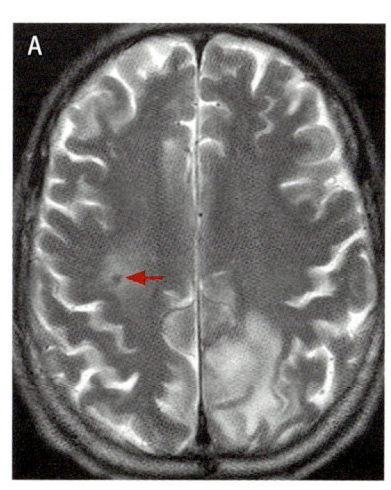

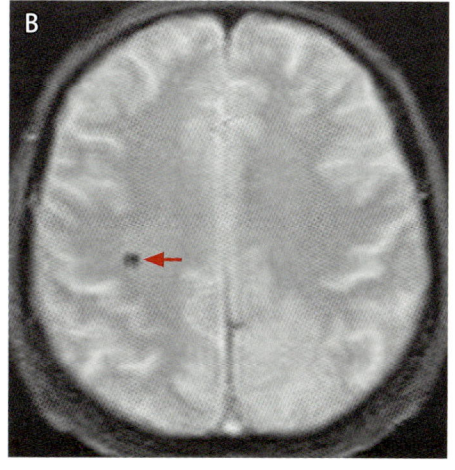

図5 図4と同症例
A）T2強調画像水平断像で右大脳白質に淡い高信号が認められ，内部は低信号を示す（→）．左頭頂葉の高信号領域は膿瘍に伴う浮腫である．B）T2*強調画像水平断像ではT2強調画像で低信号を示していた領域が強い低信号を示す（→）

Advanced Lecture

■ 中心部低信号を伴う高信号病変（図5）

IEに特徴的な所見である．脳溝内や脳実質内にT2強調画像で低信号結節が認められ，周囲の

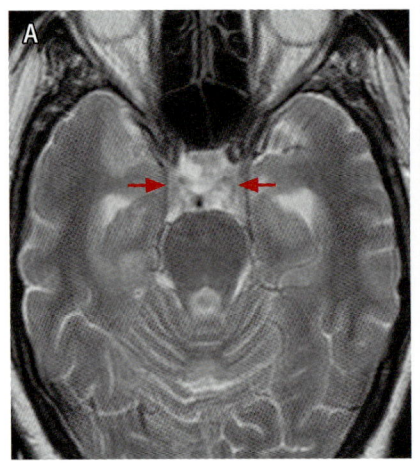

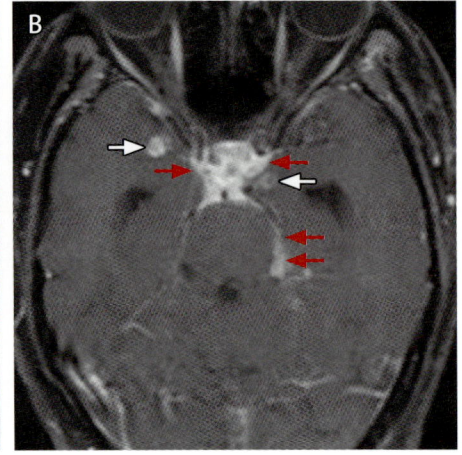

図6　32歳女性，結核性髄膜脳炎
A) T2強調画像水平断像で脳底槽の脳脊髄液腔の信号が不均一に上昇している（→）．
B) 造影後脂肪抑制T1強調画像水平断像で，脳底槽および橋周囲の脳脊髄液腔は強く造影される（→）．両側側頭葉には実質内に造影される結節がみられ，左側ではリング状である（⇨）．結核腫の所見である

脳実質には浮腫や炎症を反映した高信号領域が取り囲む．低信号結節は脳表や末梢血管に塞栓した細菌塊そのものや，血管炎による微小出血などが考えられる．T2*強調画像では中心部は強い低信号を示す．

2 結核性髄膜脳炎（tuberculosis meningoencephalitis）

　結核性髄膜脳炎は，初期症状が乏しく，髄膜脳炎の特徴的な所見を呈すことが少ないため，診断が遅れ後遺症を残すことが多い．MRIでは典型例では脳底槽を中心とした特徴的な分布を呈し，脳脊髄液腔の信号変化，造影増強効果がみられることが診断のポイントとなる（図6）．結核性髄膜脳炎に伴い脳底槽を埋めるようにゼラチン様の浸出液が貯留するため，dirty CSF sign [*1] がみられる．造影後，髄膜には不規則な造影効果がみられる．肉芽腫形成を反映して，髄膜上や脳実質内に粒状，結節状，リング状病変がみられる．血管炎に伴う脳梗塞や脳脊髄液灌流障害による水頭症を高頻度に合併する．

●専門家のクリニカルパール

＊1　dirty CSF sign
膿や血液が脳溝内に貯留することにより，脳溝内の脳脊髄液腔の信号がT1強調画像やFLAIR像で上昇，T2強調画像で低下し不明瞭化すること．ただし，腫瘍による脳溝圧排や高度の脳浮腫，血管炎でも同様の所見を呈することがある[1]．

3 単純ヘルペス脳炎（herpes simplex encephalitis）

　単純ヘルペス脳炎は原因ウイルスが特定された急性ウイルス性脳炎のなかで最多であり，成人では1型単純ヘルペスウイルスが大部分をしめる．発熱，頭痛，精神症状が前景に立ち，特徴的

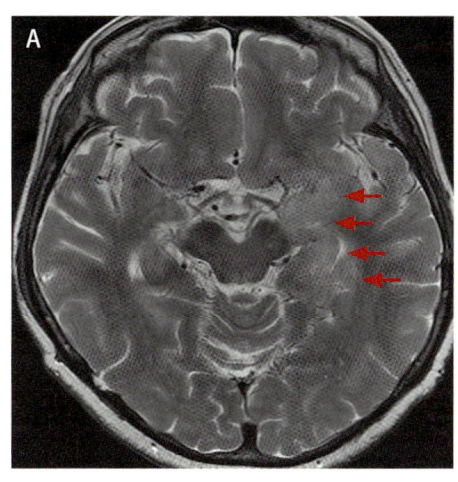

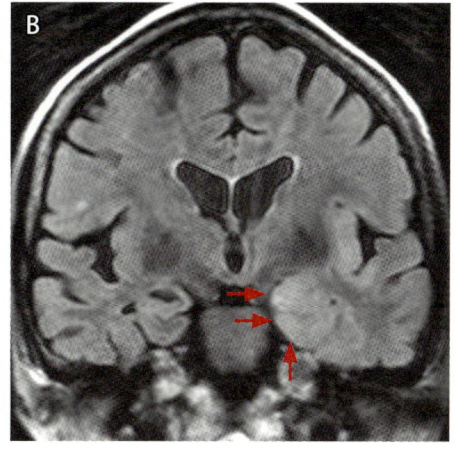

図7 75歳男性，単純ヘルペス脳炎
A) T2強調画像水平断像で左側頭葉内側部に腫脹，信号上昇が認められる（→）．B) FLAIR像冠状断像でも明らかな左右差をもって左側頭葉内側部の腫脹，信号上昇が認められる（→）

な画像所見を呈する．早期診断がなされればアシクロビルによる治療が奏効するため，画像の担う役割は大きい．MRIでは，T2強調画像やFLAIR像で両側側頭葉や前頭葉底部，帯状回に皮質の肥厚，信号上昇が認められる（図7）．左右差を伴う症例も多く，片側性の場合もある．拡散強調画像でも早期から高信号を示す．造影後，皮質に沿った増強効果がみられることがある．

4 トキソプラズマ脳炎（toxoplasma encephalitis）

トキソプラズマは細胞内寄生性の原虫で，免疫不全状態，特にHIV/AIDSにおいて日和見感染症の原因となる．HIV/AIDSではHIVそのものに次いで2番目に多い中枢神経感染症であり，頭蓋内腫瘤性病変では最多である．トキソプラズマ脳炎を契機に発見される症例もあり，本所見から逆にHIV感染を疑うきっかけとなりうる．MRIではT1/T2強調画像で低信号の結節を形成し，周囲に浮腫を伴う．造影後，ターゲット状の造影効果を示すのが特徴的な所見だが，結節状やリング状の場合もあり（図8），悪性リンパ腫との鑑別が必要となる．拡散強調画像において，免疫低下患者では病変内部の信号は一定しない．

●ピットフォール
通常免疫患者では膿瘍は拡散強調画像で高信号（拡散制限）を呈するが，免疫低下患者では高信号〜低信号まで多様な信号を呈しうる．

5 炎症の直接波及による硬膜下膿瘍（empyema）

頭蓋内膿瘍には先に述べたIEに代表される**血行性の病態**と，副鼻腔炎や中耳炎，乳突洞炎，開頭術後感染からの**直接波及による病態**がある（図9, 10）．硬膜下膿瘍を認めた場合には必ず副鼻腔，側頭骨，顎骨のチェックを行う．膿瘍が感染源と連続している場合には診断は容易だが，硬膜下腔は隔壁を欠くため，大脳半球穹窿部や半球間裂に広がる傾向がある．CTでは硬膜下腔に低吸収域として認められ，被膜にのみ造影効果がみられる．MRIでは膿瘍はT1強調画像で脳脊

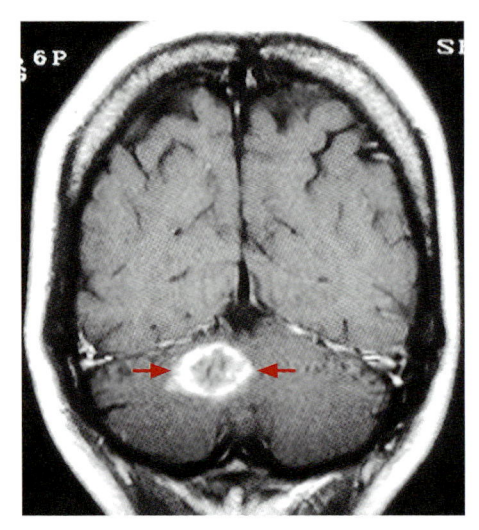

図8 HIV/AIDS関連のトキソプラズマ脳炎
造影後T1強調画像冠状断像．小脳半球にリング状，不整に造影される腫瘤が認められる（→）．東邦佐倉病院寺田一志先生のご厚意による

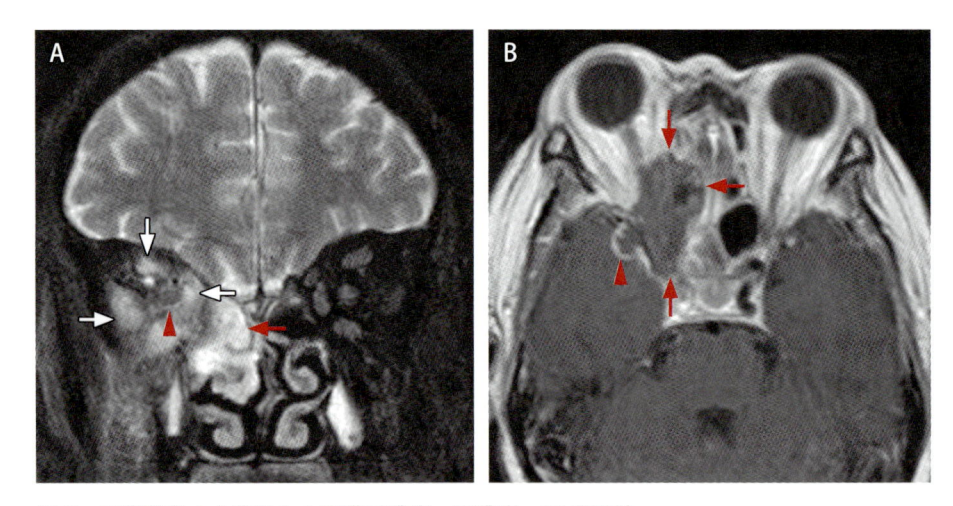

図9 副鼻腔炎から波及した硬膜下膿瘍，脳膿瘍．50歳男性
A）脂肪抑制T2強調画像冠状断像にて右篩骨洞に高信号領域が認められ，副鼻腔炎の所見である（→）．右眼窩内にも炎症波及が認められ，外眼筋の腫大や信号上昇（⇨），視神経周囲の高信号領域（▶）が認められる．B）造影後T1強調画像水平断像では，右篩骨洞から眼窩内，鞍上部，中頭蓋窩に突出する低信号領域が認められ（→），辺縁にのみ造影効果がみられる（▶）

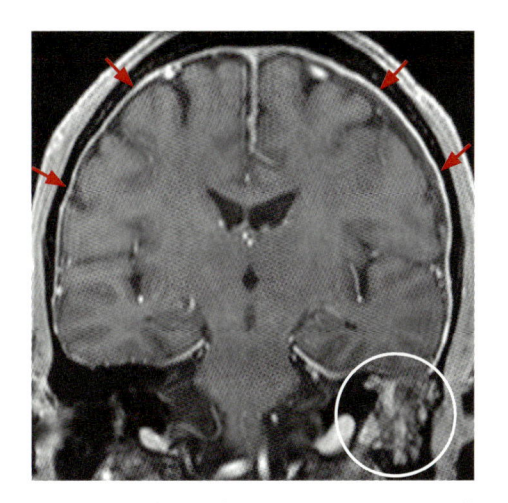

図10 中耳炎，乳突蜂巣炎から波及した髄膜炎．70歳男性
造影後T1強調画像冠状断像で左乳突蜂巣に高信号の充満がみられ（○），髄膜にびまん性の肥厚を伴う（→）．中耳炎/乳突蜂巣炎から波及した髄膜炎の所見である

髄液より高信号，FLAIR像では高信号，拡散強調画像で高信号を呈する．髄膜や脳実質，眼窩内への炎症波及の程度の把握も重要である．

おわりに

　感染症の治療を速やかに行うのは，言うは易く，行うは難し．頭蓋内となると検体の採取も体幹ほど容易ではなく，画像と一般検査からあたりをつけて，広くヤマを張るしかないこともある．感染症と脱髄疾患，腫瘍，自己免疫疾患との鑑別に悩むことも珍しくない．今回は緊急性が高く，日常臨床において遭遇する可能性も高い，特徴的な画像所見を呈する疾患を提示した．わずかな疾患の紹介に留まったが，本稿が明日の診療の一助となれば幸いである．

文献・参考文献

1) Taoka T, et al：Sulcal hyperintensity on fluid-attenuated inversion recovery mr images in patients without apparent cerebrospinal fluid abnormality. AJR Am J Roentgenol, 176：519-524, 2001

プロフィール

山本麻子（Asako Yamamoto）
帝京大学医学部放射線科
専門：画像診断一般
本稿で述べたIEは研修医時代に経験し，画像診断の成否により予後が大きく左右されることを痛感した疾患です．

第7章　知っておいて損はない疾患や事柄

2. 中毒の中枢神経画像診断

鹿戸将史

● Point ●

- 代表的な中毒性疾患の画像診断を熟知する
- 薬物乱用などでは正しい臨床情報が得られない場合がある
- 画像所見が原因特定の一助になる場合がある

はじめに

　中毒とはある種の化学物質が生体内に入り，臓器や組織の正常な活動に障害を生じて種々の症状をもたらすことをいう．中毒は，毒物の生体との接触期間や発症経過から，慢性中毒と急性中毒に大別される．中毒を起こす有害物質としては，医薬品，農薬，工業用薬品，家庭用薬品のほか，動植物毒，細菌毒などがある．中毒性疾患の遭遇頻度は少ないものの，都市部であれば化学工場や薬剤乱用など，地方であれば農薬など，どの地域にも発生しうる．また，薬物の不正使用など犯罪にかかわることがあり，関係者から正しい情報が得られない可能性がある．画像から原因物質を類推することが可能であり，画像診断が原因究明に役立つことがあるため，基本的な画像所見の理解は重要である．

1. 見逃しなく読むための手順・考え方

① 臨床情報，原因物質が明らかな場合

　あらかじめ原因物質が明らかな場合は，過去の文献を当たるなどして画像所見を読んでいけばよい．

② 臨床情報，原因物質が不明な場合－何かおかしいぞ！？

　中毒性疾患の場合，自殺目的，薬物乱用などで患者自身が正しい情報を言わない場合があることを想定すべきである．画像を見て，何かおかしい臨床所見や画像所見を見た場合，年齢や施設の地域特性（都会，地方など）を考慮して中毒性疾患を鑑別に含めるべきである．

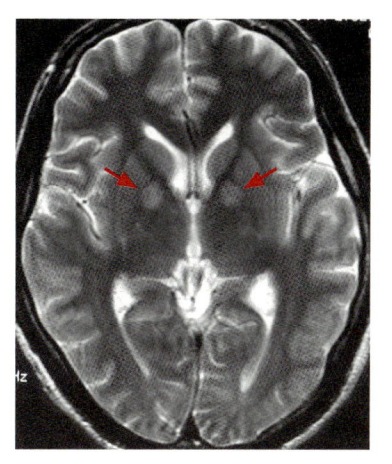

図1 急性一酸化炭素中毒
30歳代，男性．両側淡蒼球にT2強調画像で対称性高信号病変を認める（→）．典型的画像

2. 主な中毒性疾患の典型的な画像所見のポイント

1 一酸化炭素中毒（図1）

　一般臨床の現場で遭遇する中毒として最も多い．暖房などの不完全燃焼や練炭などを用いた自殺が原因となることが多い．一酸化炭素は血中ヘモグロビンと強く結合するため（酸素の250倍の結合力），組織での酸素利用障害が起きる．

　画像所見は**両側淡蒼球がMRIのT2強調画像やFLAIR画像で対称性高信号**を示す（約60％）．皮質下白質に高信号域を認めることもある（約30％）[1]．

2 メタノール中毒（図2）

　工業用の有機溶媒やウインドーウオッシャー液に含まれる．事故や自殺目的で経皮，経口的に摂取される．メタノールは体内に入るとホルムアルデヒド，ギ酸に代謝される．ホルムアルデヒドやギ酸は呼吸の電子伝達系に関与する酵素を阻害するため，組織での酸素利用障害が起こる．特に，乏突起膠細胞が障害されやすい．摂取後，24時間ほどで意識障害，視力障害などで発症する．

　画像所見は**視神経の腫大**が特徴的である．両側基底核がT2強調画像やFLAIR画像で高信号を示し，腫大する．皮質下白質にも病変を認めることがある[2, 3]．

3 エチレングリコール中毒（図3）

　工業用の有機溶媒や食品の保冷剤などに含まれる．摂取後，意識障害にて発症する．画像所見として，**脳幹部や辺縁系，基底核の強い腫脹**を認める[4]．

4 トルエン中毒（図4）

　塗料の有機溶剤に使用される他，問題となるのはいわゆるシンナー遊びによる摂取である．特徴的な画像所見は**両側中小脳脚や内包後脚のT2強調画像における対称性高信号**である．この画像

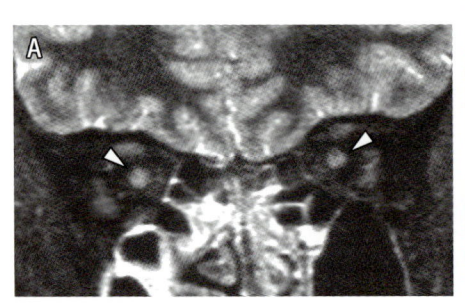

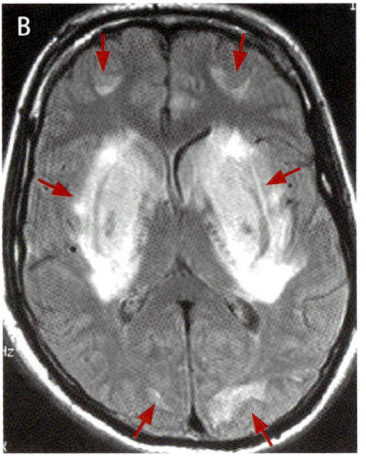

図2 メタノール中毒
20歳代，男性
A）STIR画像では両側視神経腫大を認める（▷）
B）FLAIR画像では両側基底核，皮質下白質に多発高信号病変を認める（→）

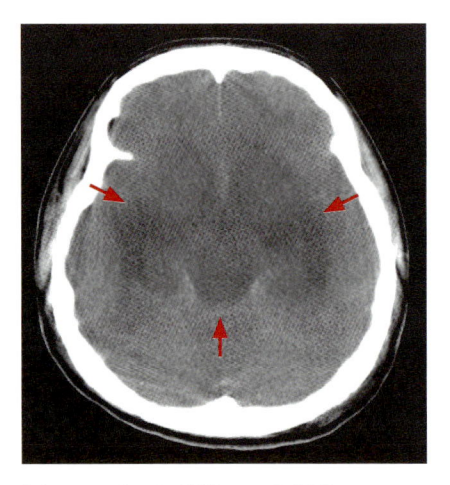

図3 エチレングリコール中毒
20歳代，男性．脳幹，大脳辺縁系および基底核に高度な腫脹を認める（→）．仙台医療センター放射線科 栗原紀子先生のご厚意による

所見は重要で，シンナー遊びの場合，患者は正しいことを言わないので病歴聴取から診断を行うのは難しいが，画像所見から真相に迫れる場合がある．診断は尿中馬尿酸測定によって行うが，摂取直後でないと馬尿酸値が上がらないため，頻回の測定が必要である[5]．

5 コカイン中毒

コカインは血管攣縮作用があるため，脳梗塞をきたすことがある．特に，**両側基底核，脳梁や深部白質**などに脳梗塞を認めることが多い[4]．

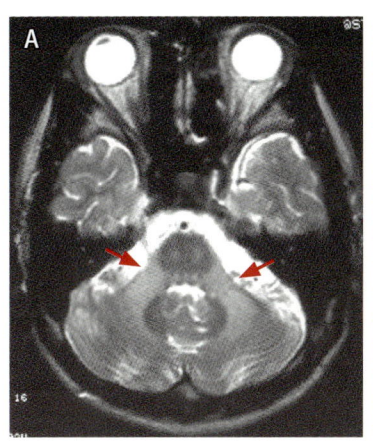

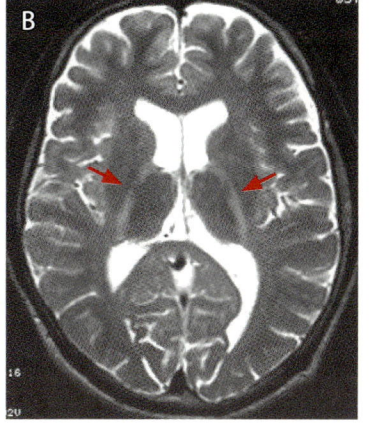

図4　トルエン中毒
20歳代，男性．T2強調画像で両側中小脳脚（A➡），内包後脚に高信号を認める（B➡）

3. 異常所見を見つけるコツ

薬品曝露の有無など臨床情報が大事である．ただし，中毒性疾患の場合は患者が正しい情報を伝えていないことがあるため，臨床情報と画像所見に乖離があると判断した場合（例えば，臨床情報が何もないのに，画像所見がハデである）は積極的に疑うべきである．

4. こんな所見を示す場合もある

一酸化炭素中毒では急性期の意識障害から回復すると，数日〜数週間は神経症状が改善し，その後急激に失見当識，健忘，意識障害などが出現する．**間欠型**と呼ばれ，急性一酸化炭素中毒症例の約10％にみられる．画像ではT2強調画像やFLAIR画像で次第に白質の高信号病変が広がっていく（図5）．これはGrinker's myelinopathyと呼ばれ，脂質過酸化後の白血球遊走による脱髄と考えられている．

5. MRIを撮る？ or 撮らない？

意識障害など何らかの神経症状があり，中毒が疑われる場合は積極的にMRIを撮るべきである．一酸化炭素中毒の場合は前述の間欠型の可能性があるため，長期間のMRIフォローが必要になる場合がある．

おわりに

中毒性疾患の診断には画像が原因物質特定のための重要な役割を果たす．医療従事者はいつ中

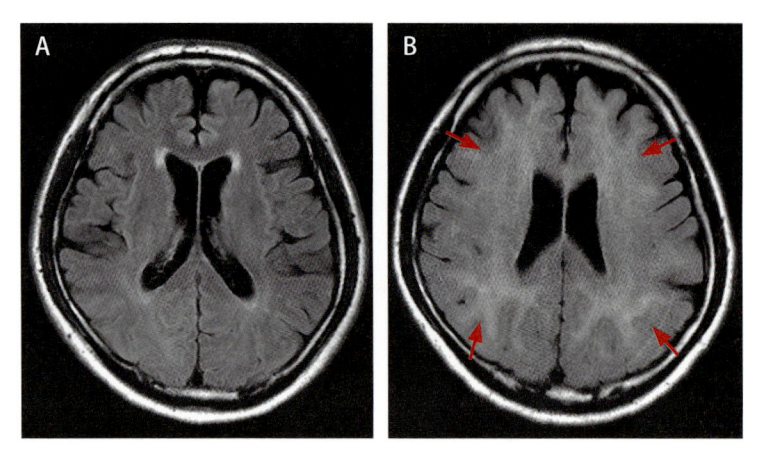

図5 間欠型一酸化炭素中毒
　　50歳代，男性．FLAIR画像では来院当初は明らかな異常所見なく（A），
　　4週間後には両側大脳白質に高信号病変が広がる（B➡）

毒の患者が来てもよいように画像所見を熟知しておくべきである．

文献・参考文献

1) O'Donnell P, et al：The magnetic resonance imaging appearances of the brain in acute carbon monoxide poisoning. Clin Radiol, 55：273-280, 2000
2) Blanco M, et al：CT and MR imaging findings in methanol intoxication. AJNR Am J Neuroradiol, 27：452-454, 2006
3) 鹿戸将史，細矢貴亮：The imaging cases. 日獨医報，49：173-174，2004
4) Sharma P, et al：Toxic and acquired metabolic encephalopathies：MRI appearance. AJR, 193：879-886, 2009
5) 大竹浩也，他：小脳失調，黄斑混濁を呈した慢性トルエン中毒．神経内科，46：102-104, 1997

プロフィール

鹿戸将史（Masafumi Kanoto）
山形大学医学部放射線診断科　講師
画像から病態の真相に迫れる場合があります．
いろいろな画像に触れてください．

索引 Index

数　字

4D-CT ································· 97

欧　文

A～C

abusive head trauma ················ 169
AChA ································· 46
ADC map ····························· 101
AHT ··························· 169, 170
anterior choroidal artery ············· 46
ASPECTS ····························· 91
BAD ······························ 87, 88
basiparallel anatomic scanning
 ······································ 105
Boston criteria ······················· 78
BPAS ································· 105
Branch atheromatous disease ········ 87
Canadian C-Spine Rule ······· 160, 161
CCR ······························ 160, 161
CHADS2 スコア ················· 84, 85
contracoup injury ···················· 181
CT angiography ······················ 61
CT perfusion ························· 189
CTA ······························ 61, 68
CTP ························· 189, 190, 191
CT-perfusion ························· 97
CT灌流画像 ··························· 189

D～L

DAI ·································· 180
diffusion perfusion mismatch
 ································· 104, 105
dirty CSF sign ······················· 200
dome neck aspect 比 ··············· 66
dual energy CT ······················ 194
Dynamic CTA ················· 190, 191
early CT sign ························ 191
Fisher 分類 ··························· 59
FLAIR像 ························ 124, 153
fogging effect ························· 95
hangman 骨折 ······················· 163
Heubner 反回動脈 ··················· 46
HIE ·································· 172
Hounsfield unit ······················· 53
HU ···································· 53
intra-arterial signal ················· 105
Iterative Reconstruction ············· 191
lateral posterior choroidal artery
 ······································· 47
lateral striate arteries ················ 46
loss of insular ribbon ················ 92
LPChA ································ 47
LSA ··································· 46

M～S

medial posterior choroidal artery
 ······································· 47
medial striate arteries ················ 46
minor leak ···························· 57
Monro 孔 ····························· 32
MPChA ································ 47
MR angiography ······················ 61
MRA ······························ 61, 68
MRI ··································· 68
MSA ··································· 46
MTBI ································· 182
National Emergency X-Radiography
 Utilization Study Low-Risk Criteria
 ································· 160, 161
NEXUSの低リスク頸椎撮影基準
 ································· 160, 161
NICE ガイドライン ················· 141
nidus（ナイダス）···················· 79
obscuration of the lentiform nucleus
 ······································· 92
perimesencephalic subarachnoid
 hemorrhage ······················· 57
pseudo-subarachnoid hemorrhage
 ······································· 58
RAH ··································· 46
recurrent artery of Heubner ········· 46
SAH ·································· 171
salt and pepper pattern ············· 149
SBS ·································· 169
SCIWORA ····················· 166, 167
SDH ····························· 169, 170
sentinel headache ···················· 57
shaken baby syndrome ············· 169
spinal cord injury without radio-
 graphic abnormality ········ 166, 167
subarachnoid hemorrhage ·········· 171
subdural hemorrhage ··············· 170
superficial siderosis ·················· 54
swirl sign ···························· 146

T～W

T1強調像 ····························· 125
T2 shine-through ·············· 101, 116
T2強調像 ····························· 124
T2*強調像 ··························· 153
TGA ··································· 47
thalamogeniculate arteries ··········· 47
thalamoperforate arteries ············ 47
thalamotuberal arteries ··············· 47
time of flight 法 ······················ 62
TPA ··································· 47

t-PA ······ 71	急性期脳梗塞 ······ 107, 176	視床動脈群 ······ 47
TTA ······ 47	急性硬膜外血腫 ······ 146, 157	主幹動脈血管支配 ······ 44
tumefactive demyelinating lesion / tumefactive multiple sclerosis ······ 119	急性硬膜下血腫 ······ 147, 157	出血性脳梗塞 ······ 96
	境界領域型脳梗塞 ······ 102	腫瘍出血 ······ 77
	くも膜下腔 ······ 33	上衣下静脈 ······ 49
warning leak ······ 57	くも膜下出血 ······ 145, 171, 177, 198	上衣腫 ······ 135
Willis動脈輪 ······ 39	グリオーマ ······ 122	小児虐待による頭部外傷 ······ 170
	経時変化 ······ 20	小児のMRI ······ 185
	頸髄損傷 ······ 182	小児脳腫瘍 ······ 130
和　文	頸椎硬膜外血腫 ······ 182	小脳出血 ······ 76
あ行	軽度外傷性脳損傷 ······ 182	小脳の血管支配 ······ 48
亜急性期脳梗塞 ······ 107	結核性髄膜脳炎 ······ 200	静脈洞血栓症 ······ 77
悪性リンパ腫 ······ 122	血管奇形 ······ 177	神経膠腫 ······ 122
アテローム血栓症 ······ 102	血管造影 ······ 68	深部静脈 ······ 49
一次運動野 ······ 26	血管攣縮 ······ 156	心房細動 ······ 83, 84, 85, 87
一酸化炭素中毒 ······ 205	血栓性梗塞 ······ 94	髄芽腫 ······ 133
ウインドウ ······ 20	原発性脳腫瘍 ······ 117	髄膜腫 ······ 121
運動性言語野 ······ 26	高血圧性脳出血 ······ 74	星細胞腫 ······ 131
疫学 ······ 21	後交通動脈 ······ 39	生理的石灰化 ······ 80
エチレングリコール中毒 ······ 205	後大脳動脈 ······ 39	前交通動脈 ······ 39
エリアディテクターCT ······ 190	後方循環 ······ 39	線条体動脈群 ······ 46
	硬膜外血腫 ······ 146	前大脳動脈 ······ 39
か行	硬膜下血腫 ······ 147	剪断損傷 ······ 153, 171, 172
外傷性くも膜下出血 ······ 145, 153, 156	硬膜下出血 ······ 169, 170	前方循環 ······ 39
外側溝 ······ 23	硬膜下膿瘍 ······ 201	前脈絡動脈 ······ 46
外側後脈絡動脈 ······ 47	硬膜静脈洞 ······ 49	造影3D-T1強調像 ······ 125
外側線条体動脈 ······ 46	コカイン中毒 ······ 206	造影MRI ······ 124
海綿状血管腫 ······ 179	コンベンショナルスキャン ······ 189	層状壊死 ······ 109
下角 ······ 20		塞栓性梗塞 ······ 94
拡散強調像 ······ 121, 176	**さ行**	側脳室 ······ 31
過屈曲損傷 ······ 164, 165	磁化率アーチファクト ······ 103	側副血行路 ······ 44
過伸展損傷 ······ 164, 165	磁化率強調画像 ······ 154	
下垂体腺腫 ······ 122	軸索損傷 ······ 171, 172	**た行**
家庭内事故 ······ 170	軸椎関節突起間部骨折 ······ 163	第三脳室 ······ 32
感覚性言語野 ······ 26	軸椎歯突起骨折 ······ 163	大脳基底核 ······ 27
環軸椎亜脱臼 ······ 163	視床灰白隆起動脈 ······ 47	第四脳室 ······ 32
環軸椎脱臼 ······ 162	視床膝状体動脈 ······ 47	脱臼骨折 ······ 164
感染性心内膜炎 ······ 197	視床出血 ······ 75	単純ヘルペス脳炎 ······ 200
偽性くも膜下出血 ······ 58	視床穿通動脈 ······ 47	中心溝 ······ 23

中大脳動脈 …………………… 39	脳アミロイドアンギオパチー ……… 77	半球間裂のSDH …………………… 172
中毒 ……………………………… 204	脳炎 …………………………… 177	皮質脊髄路 ……………………… 27
中脳周囲くも膜下出血 …………… 57	脳幹出血 ………………………… 76	皮質動脈 ………………………… 39
中脳水道 ………………………… 32	脳幹損傷 ………………………… 180	微小塞栓性梗塞 ………………… 102
超急性期脳梗塞 ………………… 107	脳幹の血管支配 ………………… 47	非弁膜症性心房細動 …………… 84
聴神経鞘腫 ……………………… 122	脳梗塞 ……83, 84, 85, 86, 87, 88, 197	びまん性軸索損傷 ……… 153, 180, 181
鎮静 …………………………… 185	脳梗塞様病変 …………………… 174	表在静脈 ………………………… 48
椎骨動脈 ………………………… 39	脳挫傷 …………………… 149, 157	頻度 …………………………… 21
椎骨動脈損傷 …………… 164, 166	脳室 ……………………………… 31	ペナンブラ …………………… 105
椎骨脳底動脈系 ………………… 39	脳室内出血 …………………… 146	ヘリカルスキャン ……………… 189
転移性脳腫瘍 …………………… 124	脳出血 ………………………… 198	ヘルペス脳炎 ………………… 179
頭蓋咽頭腫 …………………… 136	脳静脈性梗塞 …………………… 97	ペンタゴン …………………… 52
頭蓋内静脈系 …………………… 48	脳底静脈 ………………………… 49	
頭蓋内動脈系 …………………… 39	脳底穿通動脈 …………………… 44	
頭頂後頭溝 ……………………… 23	脳底動脈 ………………………… 39	**ま行**
動脈解離 ………………… 67, 181	脳動静脈奇形 …………………… 77	慢性期脳梗塞 ………………… 108
トキソプラズマ脳炎 …………… 201	脳動脈瘤 ………………… 44, 61	慢性硬膜下血腫 ……………… 148
トルエン中毒 …………………… 205	脳内出血 ……………………… 157	メタノール中毒 ………………… 205
	脳軟髄膜血管吻合 ……………… 44	毛様細胞性星細胞腫 …………… 131
な行	脳膿瘍 ………………… 177, 180	
内頸動脈 ………………………… 39	脳表ヘモジデリン沈着症 ………… 54	**ら行**
内頸動脈系 ……………………… 39	脳浮腫 ………………………… 174	流出静脈 ………………………… 79
内側後脈絡動脈 ………………… 47	脳ヘルニア …………………… 149	流入動脈 ………………………… 79
内側線条体動脈 ………………… 46	膿瘍 …………………………… 198	漏斗状血管拡張 ………………… 64
内大脳静脈 ……………………… 49		
内膜剥離術 ……………………… 86	**は行**	**わ行**
二次性脳出血 …………………… 74	胚腫 …………………………… 137	ワーラー変性 ………………… 115
乳幼児揺さぶられ症候群 ……… 169	白質裂傷 ………………… 171, 172	

■執筆者一覧

■編　集

山田　惠	京都府立医科大学放射線治療診断学

■執筆（掲載順）

山田　惠	京都府立医科大学放射線治療診断学
小西淳也	神戸大学大学院医学研究科医療システム学分野
村上　優	産業医科大学放射線科
林田佳子	産業医科大学放射線科
興梠征典	産業医科大学放射線科
麦倉俊司	東北大学病院放射線診断科
高橋昭喜	東北大学病院放射線診断科
坂本真一	大阪市立大学大学院医学研究科放射線診断学・IVR学／放射線腫瘍学
山元龍哉	福井大学医学部病態解析医学講座放射線医学領域
横田　元	千葉大学医学部附属病院放射線科
井上明星	滋賀医科大学放射線科
北原　均	滋賀医科大学放射線科
永金義成	京都第二赤十字病院脳神経内科
戸村則昭	一般財団法人脳神経疾患研究所附属総合南東北病院神経放射線診断科
高木　亮	日本医科大学放射線医学
渡邉嘉之	大阪大学大学院放射線医学講座
金柿光憲	京都大学医学部附属病院放射線診断科
明石敏昭	奈良県総合医療センター放射線科
外山芳弘	香川大学医学部放射線医学講座
早川克己	京都市立病院診療部
村上佳菜子	福岡赤十字病院放射線科
安池政志	京都府立医科大学放射線医学教室
齋藤尚子	埼玉医科大学国際医療センター画像診断科
酒井　修	ボストン大学医学部放射線科
相田典子	神奈川県立こども医療センター放射線科
鈴木卓也	聖マリアンナ医科大学放射線医学教室
中村尚生	聖マリアンナ医科大学放射線医学教室
西村　陽	京都第一赤十字病院新生児科・総合周産期母子医療センター／京都府立医科大学小児科
村山和宏	藤田保健衛生大学放射線医学教室
片田和広	藤田保健衛生大学先端画像診断共同研究講座
外山　宏	藤田保健衛生大学放射線医学教室
山本麻子	帝京大学医学部放射線科
鹿戸将史	山形大学医学部放射線診断科

編者プロフィール

山田　惠（Kei Yamada）

1989年	京都府立医科大学卒業，同学で研修医
1991年	聖マリアンナ医科大学研修医
1994年	米国メリーランド大学リサーチ・フェロー
1995年	米国ロチェスター大学クリニカル・フェロー
1997年	米国マサチューセッツ総合病院クリニカル・フェロー
1999年	京都府立医科大学病院助手
2012年	京都府立医科大学病院教授

米国で学んできた教育方法を可能な限り原形に近い状態で日本に再現しようと思い，教授に就任してからの2年間，医局を運営して参りました．この方針のもと朝8時からのモーニングレクチャー（月～金）と夕方4時半からケースレビュー（月～木）を部内で運営しているほか，他科とのカンファレンスはそれ以上に多く存在します．これらカンファレンスと質の高いOJTにより本医局の所属員は超一流の教育環境にいるものと信じます．随時見学を受け付けておりますので是非ともご訪問ください．

レジデントノート　Vol.16　No.8（増刊）

わずかな異常も見逃さない！
救急での頭部画像の読み方
解剖をふまえた読影の手順からMRI適応の判断まで

編集／山田　惠

レジデントノート

2014年8月10日発行〔第16巻　第8号（増刊）〕

Vol.16　No.8（増刊）　2014〔通巻192号〕

ISBN978-4-7581-1537-7

定価（本体4,500円＋税）（送料実費別途）

発行人　一戸裕子

発行所　株式会社　羊　土　社
〒101-0052
東京都千代田区神田小川町2-5-1
TEL　　03（5282）1211
FAX　　03（5282）1212
E-mail　eigyo@yodosha.co.jp
URL　　http://www.yodosha.co.jp/

装幀　野崎一人

印刷所　広研印刷株式会社

広告申込　羊土社営業部までお問い合わせ下さい．

© YODOSHA CO., LTD. 2014
Printed in Japan
郵便振替　00130-3-38674

本誌に掲載する著作物の複製権・上映権・譲渡権・公衆送信権（送信可能化権を含む）は（株）羊土社が保有します．
本誌を無断で複製する行為（コピー，スキャン，デジタルデータ化など）は，著作権法上での限られた例外（「私的使用のための複製」など）を除き禁じられています．研究活動，診療を含み業務上使用する目的で上記の行為を行うことは大学，病院，企業などにおける内部的な利用であっても，私的使用には該当せず，違法です．また私的使用のためであっても，代行業者等の第三者に依頼して上記の行為を行うことは違法となります．

JCOPY ＜（社）出版者著作権管理機構　委託出版物＞
本誌の無断複写は著作権法上での例外を除き禁じられています．複写される場合は，そのつど事前に，（社）出版者著作権管理機構（TEL 03-3513-6969，FAX 03-3513-6979，e-mail: info@jcopy.or.jp）の許諾を得てください．

増刊 レジデントノート

1つのテーマをより広くより深く

☐ 年6冊発行 ☐ B5判

Vol.16 No.5 増刊（2014年6月発行）
病棟でのあらゆる問題に対応できる！
入院患者管理パーフェクト
編集／石丸裕康
☐ 定価（本体4,500円＋税）
☐ ISBN978-4-7581-1534-6

Vol.16 No.2 増刊（2014年4月発行）
疾患の全体像「ゲシュタルト」をとらえる
感染症の診断術
臨床像の核心とその周辺がみえてくる！
編集／西垂水和隆, 成田 雅
☐ 定価（本体4,500円＋税）
☐ ISBN978-4-7581-0565-1

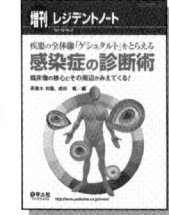

Vol.15 No.17 増刊（2014年2月発行）
見逃さない！
救急CTの読み方
急性腹症や頭部疾患などで誰もが悩む症例から学ぶ
編集／早川克己
☐ 定価（本体4,500円＋税）
☐ ISBN978-4-7581-0562-0

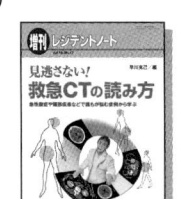

Vol.15 No.14 増刊（2013年12月発行）
意外と知らない!?
日常治療薬の基本と新常識
編集／仲里信彦
☐ 定価（本体4,500円＋税）
☐ ISBN978-4-7581-0559-0

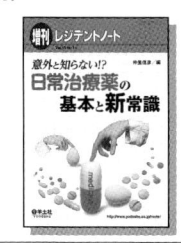

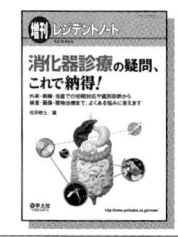

Vol.15 No.11 増刊（2013年10月発行）
担当医が絶対知っておきたい
がん診療のキホン
がん患者の診かた・支え方、化学療法の副作用対策や緩和医療、緊急事態への対応がわかる
編集／勝俣範之
☐ 定価（本体4,500円＋税）
☐ ISBN978-4-7581-0556-9

Vol.15 No.8 増刊（2013年8月発行）
消化器診療の疑問、これで納得！
外来・病棟・当直での初期対応や鑑別診断から検査・画像・薬物治療まで、よくある悩みに答えます
編集／花田敬士
☐ 定価（本体4,500円＋税）
☐ ISBN978-4-7581-0553-8

Vol.15 No.5 増刊（2013年6月発行）
あらゆる科で役立つ！
麻酔科で学びたい技術
手にとるようにわかる、麻酔の基本概念と手技・周術期管理のポイント、知っておくべき病態の知識
編集／萩平 哲
☐ 定価（本体4,500円＋税）
☐ ISBN978-4-7581-0550-7

Vol.15 No.2 増刊（2013年4月発行）
輸液スーパー指南塾
経過を追う症例問題で実践力を鍛える！
編集／長浜正彦
☐ 定価（本体4,200円＋税）
☐ ISBN978-4-7581-0547-7

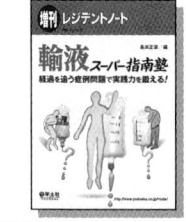

Vol.14 No.17 増刊（2013年2月発行）
外科の基本
―手術前後の患者さんを診る
手術の流れや手技、周術期管理が身につき、外科がわかる、好きになる
編集／畑 啓昭
☐ 定価（本体4,500円＋税）
☐ ISBN978-4-7581-0544-6

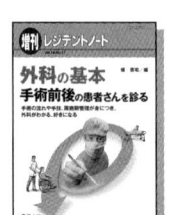

Vol.14 No.14 増刊（2012年12月発行）
循環器診療の疑問、これで納得！
何となくが自信に変わる、現場で知りたいホントのところ
編集／村川裕二
☐ 定価（本体4,500円＋税）
☐ ISBN978-4-7581-0541-5

発行 **羊土社 YODOSHA**

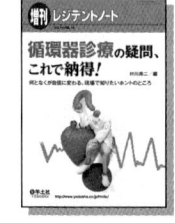

〒101-0052 東京都千代田区神田小川町2-5-1 TEL 03(5282)1211 FAX 03(5282)1212
E-mail：eigyo@yodosha.co.jp
URL：http://www.yodosha.co.jp/

ご注文は最寄りの書店、または小社営業部まで

Iomeron

処方せん医薬品：注意―医師等の処方せんにより使用すること
非イオン性造影剤 ［薬価基準収載］

イオメロン® 300 注 20mL／50mL／100mL
350 注 20mL／50mL／100mL
400 注 20mL／50mL／100mL
〈イオメプロール注射液〉

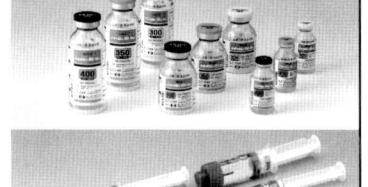

処方せん医薬品：注意―医師等の処方せんにより使用すること
非イオン性造影剤 ［薬価基準収載］

イオメロン® 300 注シリンジ 50mL／75mL／100mL
350 注シリンジ 50mL／75mL／100mL／135mL
〈イオメプロール注射液〉

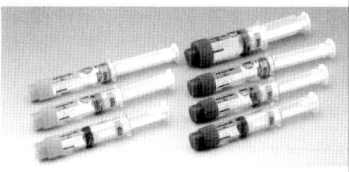

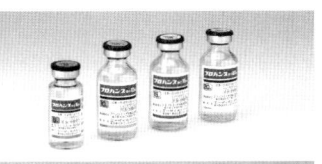

ProHance

処方せん医薬品：注意―医師等の処方せんにより使用すること
非イオン性MRI用造影剤 ［薬価基準収載］

プロハンス® 静注 5mL／10mL／15mL／20mL
〈ガドテリドール注射液〉

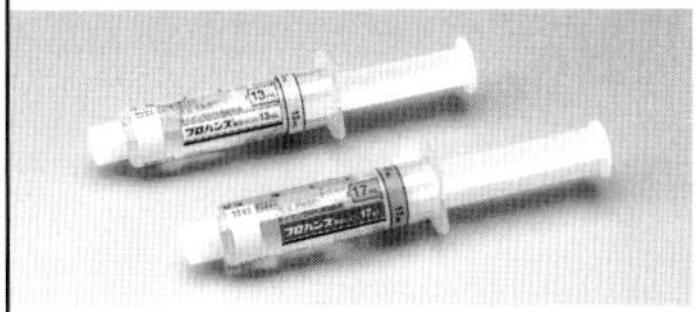

処方せん医薬品：注意―医師等の処方せんにより使用すること
非イオン性MRI用造影剤 ［薬価基準収載］

プロハンス® 静注シリンジ 13mL／17mL
〈ガドテリドール注射液〉

●効能・効果、用法・用量及び警告、禁忌、原則禁忌を含む使用上の注意等については添付文書をご参照ください。

製造販売元　ブラッコ・エーザイ株式会社　東京都文京区大塚3-11-6
販売元　エーザイ株式会社　東京都文京区小石川4-6-10
提携先　ブラッコ スイス株式会社

製品情報お問い合わせ先：エーザイ株式会社　お客様ホットライン　フリーダイヤル 0120-419-497　9〜18時（土、日、祝日 9〜17時）

CM1210M02

MRIに絶対強くなる
撮像法のキホンQ&A
撮像法の適応や見分け方など日頃の疑問に答えます！

山田哲久／監，扇　和之／編著
定価（本体 3,800円＋税）　A5判　246頁　ISBN 978-4-7581-1178-2

MRIにたくさんある撮像法，使い分けが知りたい！／この疾患にはCTとMRIどちらがよい？／造影は必要？／T1強調画像とT2強調画像はどう見分ける？など，本当に知りたかった，実践で即役立つテーマが満載！

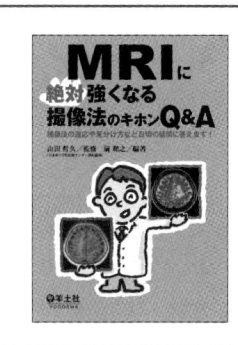

圧倒的画像数で診る！
頭部疾患画像アトラス
典型例から応用例まで、2000画像で極める読影力！

土屋一洋，山田　惠，森　墾／編
定価（本体 7,500円＋税）　B5判　430頁　ISBN 978-4-7581-1179-9

疾患ごとに複数の典型例を掲載！バリエーション豊富な典型所見と鑑別所見で，実践的読影力が身につく！よく出会う95の頭部疾患を，充実の約2,000画像で解説．多くの症例を見て読影力を上げたい方におすすめ！

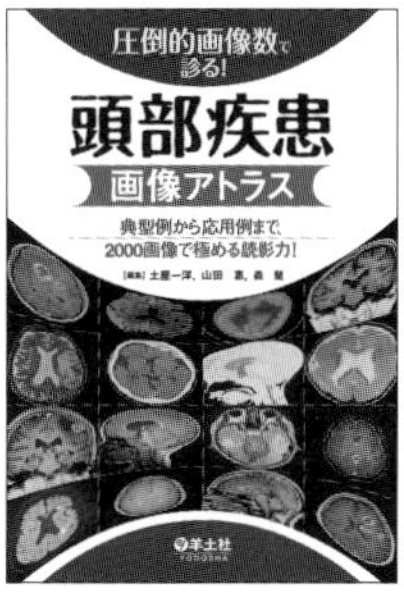

発行　羊土社
〒101-0052　東京都千代田区神田小川町2-5-1　TEL 03(5282)1211　FAX 03(5282)1212
E-mail：eigyo@yodosha.co.jp　URL：http://www.yodosha.co.jp/

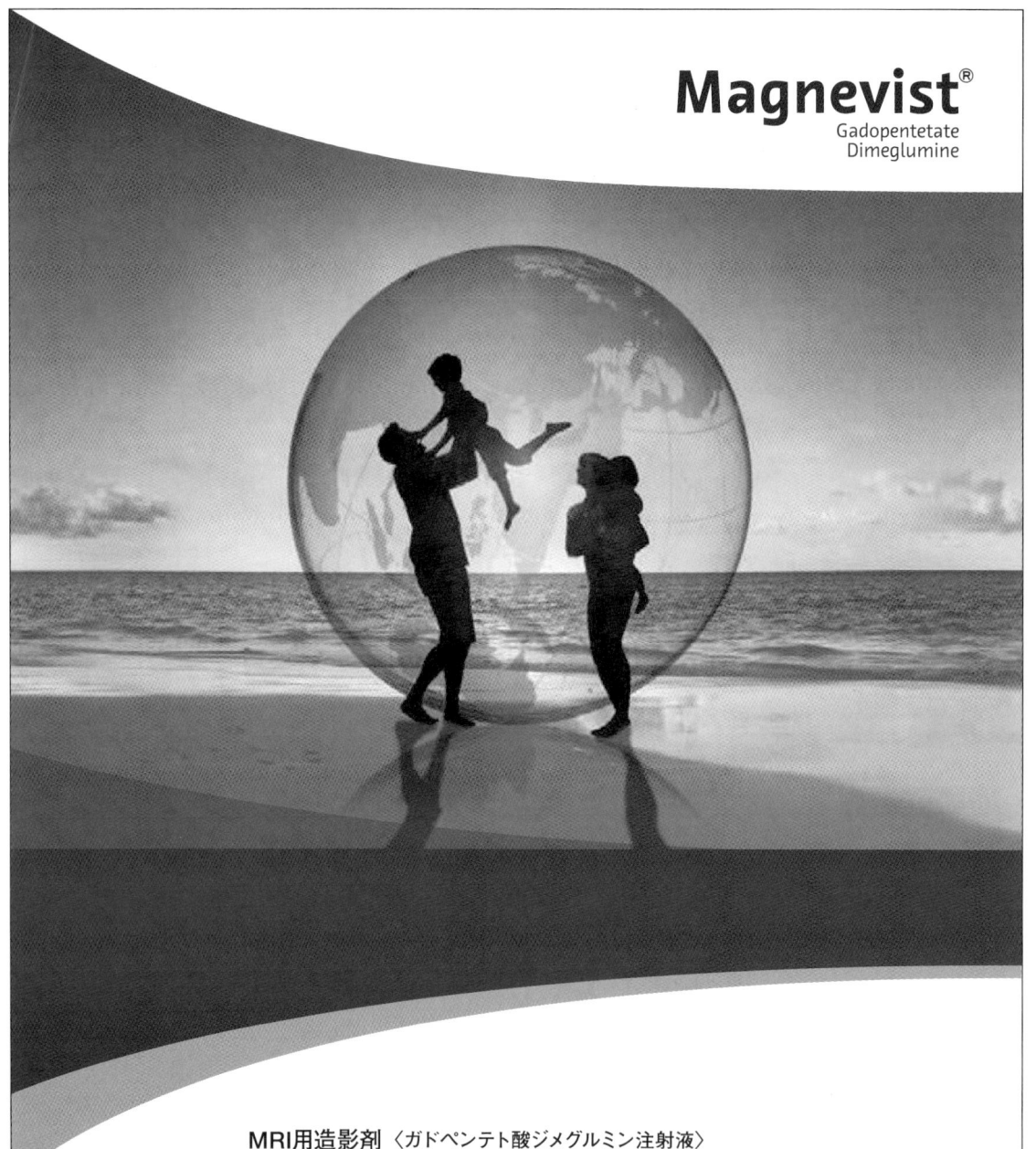

Magnevist®
Gadopentetate Dimeglumine

MRI用造影剤〈ガドペンテト酸ジメグルミン注射液〉

マグネビスト® 静注
静注シリンジ

処方せん医薬品（注意—医師等の処方せんにより使用すること） 薬価基準収載

■効能・効果、用法・用量、警告・禁忌・原則禁忌を含む使用上の注意等については、添付文書をご参照ください。

資料請求先
バイエル薬品株式会社
大阪市北区梅田2-4-9 〒530-0001
http://www.bayer.co.jp/byl

（2011年7月作成）